長寿の研究

楽観論者のエッセイ

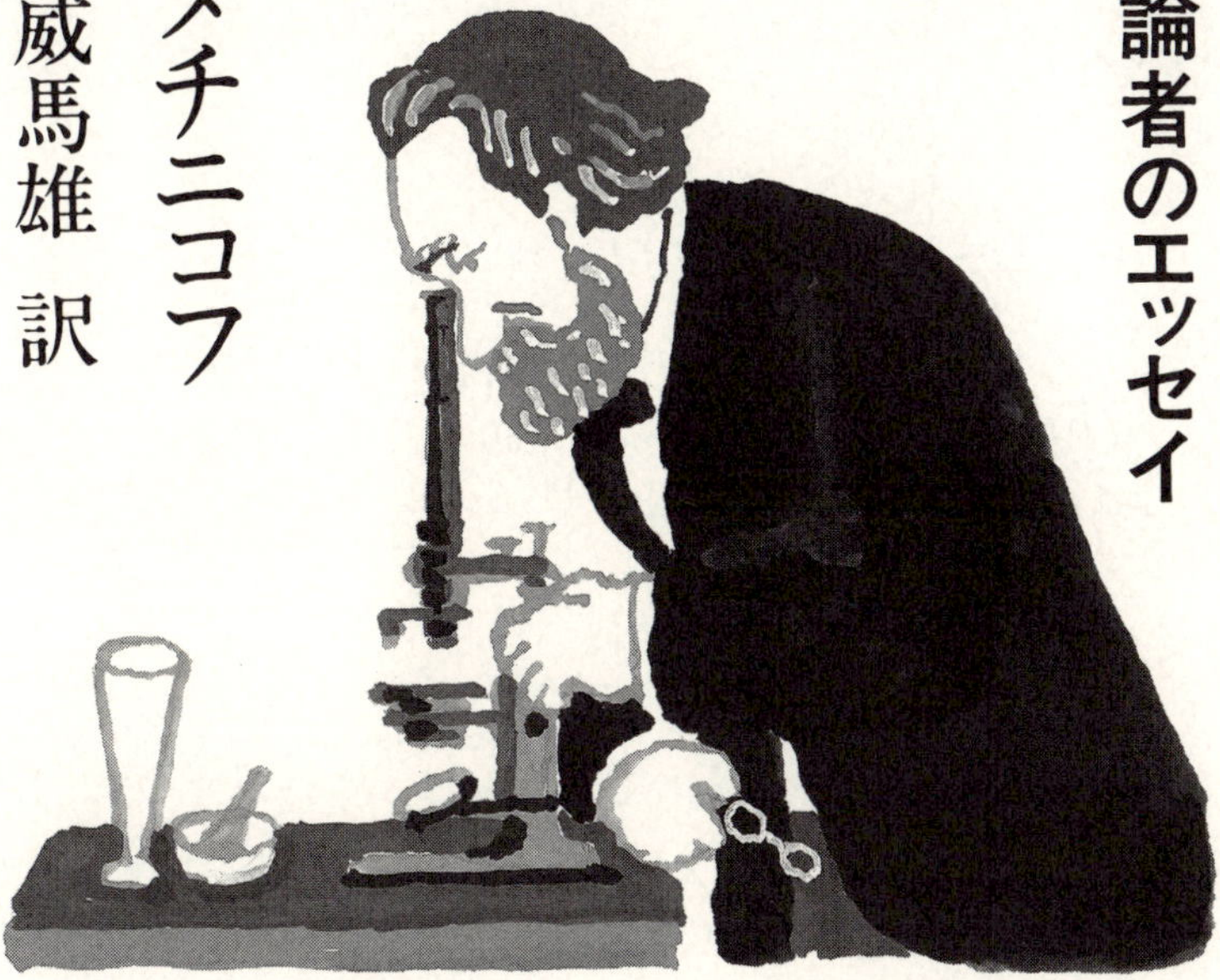

E・メチニコフ

平野威馬雄 訳

幸書房

復刊序文

二十世紀の初頭、「免疫食細胞」でノーベル賞を受賞したメチニコフは、晩年、老化の研究を開始し、ヨーグルトをよく食べているブルガリア人に長寿者が多いことに着目し、「乳酸菌による不老長寿説」を唱えたことは有名です。この説は、人間の老化は腸内腐敗菌がつくる毒素による自家中毒が原因だと考え、老化を予防するにはヨーグルトに含まれる乳酸菌を腸管内で繁殖させ、腐敗菌の働きを抑えればよいと考えたのです。このことは「老衰」から「楽観論・悲観論」「科学と道徳」にまで九章にわたって論述したメチニコフの著書"The Prolongation of Life: Optimistic Studies. Elie Metchnikoff, The English Translation edited by P. Chalmers Mitchell, University Press of the Pacific Honolulu, Hawaii (1908)"の中の一章を割いて詳しく述べられています。この著書の和訳書が、『長寿の科学的研究』E・メチニコフ著、平野威馬雄訳（一九四二）科学主義工業社刊です。腸内のビフィズス菌を増やすのに乳酸菌やオリゴ糖・食物繊維が必要であることがわかったのはつい最近のことですが、メチニコフは百年も前にそれに気づき確かめ予言していたのです。メチニコフこそは腸内フローラの重要性に気づいた最初の科学者だったのです。

強固な信念に基づき、研究一筋の生涯を送ったメチニコフの人間性については、本書の訳者平野威馬雄氏の「訳者まえがき―オリガ・メチニコフの『メチニコフの生涯』を抄しつつ―」にも一部紹介されています。その原本、オリガ・メチニコフ著・宮下義信訳『メチニコフの生涯』上・下巻（岩波新書、一九四二年）は、現在、絶版となっていますが、その上巻には、生来、繊細で好奇心が強いメチニコフの生い立ちから、地元の学校で教育をうけ、夢を抱いて外国へ留学、ハリコフ大学で学び研究生活を送り、再び外国留学、比較発生学の研究に没頭し、帰国してオデッサ大学講師に就任、結婚し、免疫食細胞説を提唱するまでが書かれています。下巻では、一八八八年、ロシアからパリに移住し、パスツール研究所でさらに食細胞の研究を続け、晩年、老化と腸内フローラの研究に転換し、『人体の細菌群』、『人間性の研究（人生論）』、『ヨーグルト不老長寿説』などを次々と発表、一九一三年心臓病の発作に襲われ、一九一七年の終焉までの伝記が記されています。この伝記には、当時の社会・戦争・人生の不安、医学の無力さなども交えながら、偉大な科学者メチニコフの心の動きが克明に描写されており、百年も経った今日でも、単に学者・研究者のみならず、現代を生きる一般の読者に深い感銘を与えてくれますので、併せてぜひ、御一読をお奨めします。

ここで人物記を参考に訳者について少し触れておきます。訳者平野威馬雄氏には多数の翻訳・著作書があり、しかも多彩であります。それらの中でファーブルとその昆虫記に関するものが少なくありません。訳者はそれらを通じて生物の不思議さに魅せられ、メチニコフが長寿の有り様を論じた本著書に興味を抱かれたのではないでしょうか。比較生物学的な論述で生物の寿命を語り、さらに、生物の命が燃えつきるまでの過程から、ヒトにおける身体的、精神的な状況を科学的に考究し、寿命を全うした理想的な完全死のために日常をどのように過ごすべきかを問うこのメチニコフの著書は一種の哲学書の印象を感じさせます。昭和十七年という戦時下において、訳者がこのような不朽の著作の翻訳に取組まれ、また、当時、理化学研究所関係の出版社であったと聞く科学主義工業社がそれを出版された意図は何処にあったのか、本書の内容とその折の社会動静を想像すると、これらのことにも興味がわいてきます。

いずれにしても、このたび『長寿の科学的研究』が『長寿の研究―楽観論者のエッセイ』と改題し復刊されたことは腸内細菌を研究する者にとって欣快にたえません。なお、この改題の理由は、原著の標題は"ESSAIS OPTIMISTES"（楽観論者のエッセイ）となっており、平野威馬雄訳では、この標題が『科学的楽天論』として本文のはじめに挿入されていましたが、本書では原著にならって標題に入れることにしました。

最後に、この出版の労をとっていただいた財団法人日本ビフィズス菌センター常務理事　総務局長　檀原宏文、総務主幹　川島拓司の両氏ならびに幸書房の夏野雅博出版部長および関係の方々に深く感謝申し上げます。

二〇〇六年五月

東京大学名誉教授

光　岡　知　足

メチニコフの予言

イリヤ・メチニコフの名は、今やわが日本において蘇りつつある。なぜなら、わが国は空前の「食と健康」ブームで、その中で「乳酸菌、特にプロバイオティクスと健康」は最も科学的で実証的なものであるからである。そして、メチニコフは百年前に最初にそのことを提唱した科学者である。

私がメチニコフを知ったのは大学院生の頃である。私の専門は乳の生化学であったから、ヨーグルトの生理作用に興味をもつのは当然のことであった。ブルガリアに長寿者が多いのはその独特のヨーグルトによるものであるとのメチニコフの主張は特に魅力的であった。

つぎに「免疫学者メチニコフ」に出会った。三十代の中頃である。当時から免疫に興味をもち、食と免疫の研究を始めていた。この時、メチニコフが免疫学者で食細胞の研究でノーベル賞を受けていることを知った。ヨーグルトの効用は免疫学的考察の帰結であったのだ。その後、私は免疫・アレルギー、そして特に腸管免疫の研究に従事、さらに腸内細菌と免疫の研究に従事している。この間、メチニコフのヨーグルトを実見しようとブルガリアの訪問までしている。そして、現在、財団法人日本ビフィズス菌センターの理事長を勤めさせていただいている。

今から考えると、知らぬ間にメチニコフに憑かれて、彼の掌のなかで蠢いていただけではないかと恥ずかしい思いもする。そして本書『長寿の科学的研究』である。

百年前に出版された本にも関わらずなんと新しく示唆に富んでいることか。その内容は当時の「長寿の科学」を幅広く論じているのはいうまでもなく、腸内細菌の重要性、すなわち腸内細菌は寿命を左右すると力強く述べている。

特に「動脈硬化は細菌による炎症が原因」とする卓見は、最近の動脈硬化炎症説の予言ではないか。それ以外でも多くの興味ある考えを述べている。百年前の科学の状況を考えるとその洞察力にはただただ頭が下がるだけである。メチニコフは天才以外の何ものでもないと感じた。

今、腸内細菌のもつ生理的意義は様々な生命科学的研究手法の驚異的な進展により明らかにされ、先にも述べたようにメチニコフの多くの予言は確認されつつあり、そしてその輝きを増しつつある。この状況は将来も続き、この分野の研究者に多くの示唆を与えることになると思われる。是非とも本書を熟読玩味して欲しいと願っている。

最後に、本書の再出版は本財団総務主幹である川島拓司先生の発案とご努力によるものであり、本書が出来上がるまでに井上雅弘氏、難波勝氏、内田慎輔氏、夏野雅博氏のご支援をいただいたことを記して深甚の謝意を表したい。

二〇〇六年五月

財団法人　日本ビフィズス菌センター　理事長
上野川　修一

メチニコフの予言

この拙き訳業を

恩師　高村光太郎先生に

捧ぐ

原著者序

『人間性の研究』と題した一巻の書物を私が世に出したのは今から四年前のことである。これは、楽天説の提要であった。人間性がその起源を動物に発している、極めて複雑した諸要素の間口にあって、もしも、不幸というものが不調和な要素に基づくものだとしたならば、一方では、人間の生活をもっともっと幸福にしてくれる調和した要素もあるはずではあるまいか。

私の考えは、非常に多くの反対をかもし出した。多くの反対説に対して私はさらに議論を発展させながら答えて行こうかと思った。私がこの書物を綴ったのはそうした目的にもよるのであって、この一巻は私の説の根拠に直接な関係のある研究の一連なのである。

私の共同研究者たちであるとか、私自身であるとかによって樹立された多くの新しい事実の上に、我々の推理を基礎づけることがたとえ可能であるにせよ、それでもなお、仮定に頼らなければどうにもならぬ多くの点がのこっている。われわれはわれわれの書物の発表をのばすよりは、この不完全な方法に従う方を選んだのである。

現在でもなお、私を健全なそして論理的な推理の出来ない人間と見ている多くの批評家がいる。私が出版をおくらせればおくらせるほどそれだけ私は次から次と続出する新しい反対者たちの批判にさらされることになるであろう。

前半に掲げた研究は、私の考え方を、「個人的な先入主」を一歩も出ていないという反対者の批判に対する反駁に供せられるべきである。

早老の現象を非常に真近に観察するように誘われた一生物学者が、その原因の研究に手をつけはじめたという事はきわめて自然なことである。だがこの研究が、すでに何年も前から老衰の途についていたオルガニズムの消耗を食い止めようなどという大それた意図を持つものでないことは言うまでもない。

もしも、我々の研究のうちに述べられている思想が、老衰の進行にいささかでも改変をあたえることができるとしたら、それは、それによって何らか利するところあらんと欲する若年者たちに限って適用することが可能であろう。

なお、この書物は『人間性の研究』と同様、早老しはじめた人たちよりも、そんな心配のない青年男女に対して書かれたものである。長生きをし、長年働いて来た人々の経験は、おそらく有益な教育資料たるに足るものと我々は考えている。

この書物は『人間性の研究』のあとを承《う》けるものであるが、既に、前書に於いて十分論じられ扱われた諸点についてはここに反復するの煩を避けた。

われわれはこのエッセイの中で、我々の研究の発表以来絶えず追求して来た仕事の結果を一括した。本書中のある章には多くの講義の主題目となり、少し変改した形式の下に既に他で発表済みのものも含まれている。人間の未発育状態にある心理に関するエッセイは一九〇四年の『心理学一般研究所冊子』(Bulletin de L'Institut général psychologique)、動物社会についてのエッセイは一九〇四年の『ボルドー及び南西地方好学同人雑誌』(Revue Philomatique de Bordeaux et du Sud-Ouest) および同年、F. Finot 氏の雑誌で発表済みのものである。

そしてそれはまた、オストワルト教授の『自然哲学年報』(Annalen der Naturphilosophie. Prof. Ostwald) によって独逸《ドイツ》語に翻訳発表されている。酸乳に関する章はパンフレットの形式で一九〇五年に発表されている。自然死に関するエッセイの結論は昨年の一月にニューヨークの『ハーパー月刊マガジン』(Harper's Monthly Magazine) に出ており、動物の自然死に関する章は一九〇六年の『ルヴュ・ド・モワ』(Revue de Mois) の第一号に出ている。

私はこの研究を、新しい事実を得、または有益な教えを与えてくれた同僚と学者諸賢に対する感謝とともに世におくるものである。本文中重要な一人の名前が漏れている。それは Docteur yf. Goldschmidt である。同博士は絶えず私を激励し、この仕事の完成に便宜を与えられた貴重な共同研究者なのである。

私はまた、特に私の友にして、原稿の訂正と校正の労をとってくれた Em. Roux 及び Burnet 博士ならびに Mesnil 氏に深い謝意を呈するものである。

一九〇七年二月七日　巴里《パリ》にて

研究所《パストゥール》にて　エリ・メチニコフ

訳者まえがき

――オリガ・メチニコフの『メチニコフの生涯』を抄しつつ――

《伝染病における免疫性は細胞の生理、すなわち細胞内消化によって病原体の吸収される現象に帰せしめることが出来る。そしてこの作用は（腸管内における食物の消化と全く等しく）究極は物理化学的現象に他ならない。しかも依然としてそれは生活細胞の営む真正なる消化である。……すなわち免疫性の研究は最も広範な意味での消化作用の分野に入りこむのである。》

と、その著『免疫性』によってはっきりと闡明《せんめい》したメチニコフはその結論として、

《下は不適当な生活環境に慣れて生存を続けるところの単細胞生物から、上は正義人道を信じないことにさえも慣れている文化人に至るまで、習慣性のあらゆる段階が生活物質の同一なる根本的性質に依存していることは、頗《すこぶ》る有り得べきことであると考えられる。》

と述べています。

かくて、食細胞説擁護のための戦いによって起こったさまざまの心痛とつづけざまなる不幸な出来事とによっていちじるしく健康を害したメチニコフは、さらに今度は一八九四年にロシアをおそった大飢饉によって物質上の保証を危うくされ、一八九四年には恩師パストゥールが重態となり、程なく逝去し……と言った

具合にこうした重ね重ねの不幸ですっかり憂鬱にされてしまった彼は、さらに以前わずらった心臓病と不眠症の再発になやまされ、一時研究を中止して休暇の一部を山間に過ごしました。けれどもゆっくり落ちついて滞在しようともせず、中止された実験のことがひっきりなしに頭を去来し、ただ一日も早く研究室へ帰ることばかり考えていたのでした。

ちょうどこの頃です。老年性萎縮（老衰性退化現象）の理論的考察がようやく熟して来て、思考はひたむきに老衰の問題に向かって詳細な研究をうながしたのは！　かくて、もうその頃の彼の思索はその現象の心理的方面に固定するに至ったのです。

《自らの感情を分析した結果、五十三歳となった彼は自分が強烈な生存の欲求を感じていることを知ったのであった。》

と、未亡人オリガが良人の生涯のこの一エポックに有力な裏付けをしているように、メチニコフは、老衰と怖るべき死にむかって刻一刻近づいてゆくことは避けようともどうすることもできない事実であるにもかかわらず、こうした強い生の本能の存在を見て、彼はほんとうにしみじみと、人間性の不調和に想い到ったのでした。

けれどもその時にはこうした暗い思いに満たされていたとはいえ、すべての不調和は科学の力によって矯正され得るという揺がぬ信念に支持されていました。したがって彼はすこしもひるむことなくさかんに研究をつづけました。

彼は自分で一つの衛生的な食養法を案出しました。

それは自分の病的状態のみならず一般に老衰の原因が腸内の細菌による慢性中毒であるとの意見に基づいたものでした。

彼の食養法は腸内に有害な細菌をとり入れる虞《おそ》れをなくすために、生な食物を摂らないで有害菌に対する有効な競争者であるところの凝乳中の乳酸菌を飲用するということでした。

この食養法は実にすばらしい効果がありました。そして今でも世界各国で乳酸菌製剤として、液にしたり乾かしたりして用いられています。日本ではビオフェルミンなどがそれです。

『免疫性』の著述を終えるとようやくのこと、かねがね希望していた新しい問題――老衰と死の研究に移ることができました。

メチニコフは一九〇一年マンチェスターで試みた《人体の細菌群《フローラ》》と題する講演（ワイルド講演）の中で自分の意見の要点を述べています。

まず、細菌群の大体を説明した後、細菌、殊《こと》に、大腸内のものが有害な作用をおよぼすことを述べました。つまり、われわれの身体細胞は体内の細菌毒素によりて慢性中毒を受け、そのために漸次衰弱をきたすことを説明したのでした。さらに彼はその対策をも示唆しました。

すなわち一方で、例えば微量の特異性細胞毒素《シトトキシン》を服用することなどによって衰弱せしめられる細胞の活力を旺盛にするかたわら、腸内の細菌にむかって直接の方法を講ずるのです。

そして彼は

《われわれの生命があまりに短くてその目的に到達するにさきだって失われることの主因は腸内の細菌群《フローラ》にある。早い死がいかに不都合であるかは人間の良心がすでに正確に物語っているところである。科学はこの救済にむかって全力を注がなくてはならない。しかも科学は必ずやそれを成就するであろう。われわれは来るべき後々の世紀において、この大問題の解決を見るにいたることを希望しなければならない。》

と結論しました。

メチニコフは腸内の微生物による慢性中毒はわれわれの細胞をおとろえさせるものと考えたのですから、したがって明らかに組織の衰弱から来る老衰現象もまた同じ原因によって起こるものと想像しました。

老衰の最初の徴候の一つは毛髪の白化です。そこで彼はまずその機構をあきらかにしようとしました。すべての退行現象には食細胞作用がいちじるしい働きをしているということから、彼は毛髪の細胞内に微粒となってふくまれている有色物質の破壊もまた食細胞の作用ではあるまいかと考えました。

結果ははたしてその通りでした。すなわち、アメーバ様細胞が活動を始めて、その原形質の突起を毛髪の周縁部にさし入れて、色素粒を捕食し、一部分はその場で一部分は毛根に運ばれてから消化してしまうのでした。また、毛の周囲にある皮下の結締組織内で消化されることさえもしばしばみられました。

色素が次第次第と破壊されてゆくにしたがって毛髪は脱色して白くなるのです。

色素を食う細胞（食色素細胞《ピグマトファージュ》）は一般に体内のすべての衰弱した細胞を摂取する大食細胞《マクロファージュ》の種類に属すべき

ものです。

メチニコフは自分の研究や門下の人々（サリムベニだのワインベルグ）との協同研究によって、他の様々な老年性進行もまた同様な現象に属すべきことを証明しました。

毛髪の白くなるのが食色素細胞によってその色素が破壊されるためであるのとまったく同様に、皮膚に皺の寄るのも、筋肉が弱くなるのも、骨が脆くなるのも、その他諸臓器が衰えてくるのも、結局は弱くなって防御力が乏しくなった細胞が、遙かに抵抗力に富み且つ強力な大食細胞の餌食となって、容易に破壊されることに原因するのです。

かくのごとく老衰は、概括的に言えば一つの退行（萎縮）に過ぎない。しからば結局何によってこの萎縮が起こるのでしょうか？

それはわれわれの大腸内で増殖する腐敗性細菌の作用にほかならないのです。

彼らはたえず徐々にわれわれの身体を毒する原因となっています。

この事実をもってしただけで、われわれの組織が衰退する主な原因の一つを説明するに充分であると彼は思ったのです。

細胞はそれぞれ抵抗力のちがったものであります。従ってすべての細胞が同時に衰えるわけではありません。弱者が戦いに敗れて強者のために破壊されることは惨酷な自然の法則です。

毒物に対してより抵抗力のある大食細胞は他の細胞の衰弱につけこんでこれを捕食する――これが老衰の一原因となるのです。

以上のような考察と、それを証明する生物学的研究とによってメチニコフは歩一歩と一つの哲学説をうちたてることができました。これをまとめて発表したのが、一九〇三年に出た『人間性の研究』（人性論）と題する著述です。

彼は老衰をもって一つの病理的現象であると考えました。そしてもっとも重大な人間性の不調和の一つは老衰も死もともに、自然本能を伴わないことであるのをみとめました。

すべての生理的機能を遂行した後にはかならず疲労と飽満と休息の欲求が来ます。

一日の活動をおえると人は誰でも本能的に休息と睡眠の欲求を感じます。

けれども壮年になったとて年をとる欲求を本能的に感じるというようなことは決してありません。たとえ老いたとて死の欲求など感じません。死をこいねがうことなんぞ、ほとんどないか、きわめて稀にしかありません。

また、年をとりたいと思うものもありますまい。こんな事実は他の自然の現象と矛盾するところのものです。そして、それがわれわれの精神生活に絶大な役割を演ずることに思い到ると、いよいよもってはなはだしい不調和であると言わねばなりません。

人間性に関する意見の概略を述べてから、メチニコフは生物学的見地からのその分析を試みました。すなわち彼は幾多の不調和を指摘して人間の本性なるものは完全の域からはまるで遠いものであるとの結論を下しました。

彼には人間性の不調和はわれわれの動物的祖先からの遺産であると思われたのです。

新しい人類の生存状態にはまったく不用なばかりではなく、しばしば幾多の害悪の源とさえなるような一連の痕跡器官をわれわれは祖先からうけついでいます。

なかんずく哺乳動物の祖先からの遺産である大腸のごときは、有害器官の最たるもの、われわれの動物的祖先にとってはこの食物残渣の貯蔵所は生存競争上きわめて有用なものでした。かれらはそのおかげで敵の追撃をうけても途中に立ち止まったりしなくてもよかったのです。まったく生活状態を異にする人類になると、かほどの容量を持った大腸は以前程有用でないばかりでなく、かえって緩慢な持続的中毒の源泉となって、老衰や尚早の死を惹《ひ》き起こす原因となります。

人類は将来さらに向上発展をとげた後には、かかる苦患を研究し、その対応策と苦痛の緩和にむかって努力を集中するにちがいありません。多くの宗教や哲学体系の創立されたのもこの目的のために他ならないのであって、人類はその中に慰安を求めようとしたのでした。それでも駄目だと知って人は科学に赴きましたが、初めのうちはその疑いを晴らすことも苦しみを除くこともできませんでしたが、科学は合理的な研究方法をわれわれに教えてくれました。そのおかげで人類は次第に進展し一連の真理をつかむに至ったのでありました。そして、少しずつはある種の禍《わざわい》に対して戦い、課せられた問題の若干をでも解決することができるようになりました。

科学はすでに、人類の惨害の最も大きいものの一つなる病患を軽減するために大いなる貢献をしてきました。多くの病因は科学によって闡明《せんめい》され、ある物にむかっては予防や治療の方法も発明されました。外科学、消毒法、血清療法、予防接種等はすでに確実な結果を与えています。衛生学や予防法も今や進歩の途中にあって、前途に広大な展望が開けようとしています。けれどもわれわれにとって、もっとも重く且つ万人に共通な禍である老衰と死についてはごく僅かにしか研究が積まれていません。

老衰についての自分の研究を説明しそれが病理的現象であることを明らかにした後、メチニコフは病気に対すると全く同様に老衰に対してもたたかうことができるに相違ないと推定しました。

尚早な老衰の主な原因は酒精（アルコール）中毒、大腸内微生物による慢性中毒及び黴毒《ばいどく》を先頭とする各種の伝染病です。そして必ずやこれらの害悪に対する有効な手段を見出すでしょう。

われわれの身体の貴重な細胞を強壮にすること、有益な細胞を移植することによって腸内の野生細菌群《フローラ》を培養された細菌群に変更せしめること、伝染病や酒精中毒に対する戦い――これらの方法が成就すれば病理的にして尚早な老衰にも対抗し得るにちがいない。もし老衰が生理的となって、苦痛を伴うことがなくなれば、それは人生の他の年齢におけると同じような気持ちになり、われわれを恐怖せしめることもなくなってしまうであろう――と考えついたメチニコフは

《しからば、この普遍的で避け難い死という現象に対する恐怖はどう説明すればよいか？　何故死には自然的本能を欠いているのか？　かくのごときわれわれの不調和は老衰の場合と同じく死に対する自然的本能が発達するのを待たないで、あまりに早く死に到達するためだ……》

と、メチニコフは想像しました。

実際稀な高齢に達した人々はしばしば生存について、ちょうどわれわれが一日の活動の後に眠りの要求を感じるように死の欲求を感じるという事実のあることは、この推察を確かめるものでなければなりません。それゆえ、科学の進歩によって、寿命の限界を延ばすことができれば、死の本能はその間に、正常に発育をとげてわれわれの今日感じるような恐怖心にとってかわることができると想像してもいいはずです。こうなれば、死も老衰もともに生理的となり、人間性の最大不調和は克服されるに至るでしょう。

こう考えて来たメチニコフは正常なる生活圏——彼のいわゆるオルトビオーズ（Orthobiose 健康生活）を完成せんがためには大いにわれわれの生活法を改善し、すべては合理的な科学思想によって導かれねばならぬ——と説きました。

この目的にむかって押し進んでゆけば、道徳の基礎にまで影響するに至るでしょう。オルトビオーズは人類がもっと知的に向上し、もっと良心的となり、もっと責任感が強くなり、社会状態がもっと穏やかになった上でなくてはすべての人のものとなるわけにはいかないでしょう。その暁には、人類はもはや祖先より自然的に継承したもののみをもっては満足しないでしょう。人はその不調和を矯正するためにさかんにそれに手を加えるにいたるでしょう。

《動物や植物の本性を変更せしめたと同様に、人類はみずから本性を矯正して、より調和あらしむべく努めるであろう。》（『人間性の研究』より）

一つのあたらしい品種を得んがためにはまずこれが変改しようとする生物についての理想を頭に描かねば

なりません。

《人間性を矯正するにあたっても同様に、まずもって達成しようとする理想を定め、然《しか》る後その結果を持ち来すために、ありとあらゆる科学的知識をつくすべきである。

もし未来の宗教とも言うべきものをもって、人類を統一することができるという理想が可能であるならば、それは科学的原則の上に土台を据えるものでなくてはならない。そしてしばしば言われるように信仰なしには生きられないということが真実であるならば、それは科学の威力への信仰を措《お》いて他にはないのである。》

以上の言葉をもってメチニコフは人間性に関する彼の著書を結んでいます。

ところが大衆や、多くの批評家たちはメチニコフの思想の深い全般的な意義を理解しませんでした。彼らはそれをもって充分に高くない理想を掲げるものとして彼を非難しました。彼らは晩《おそ》く老衰し、もっと長寿を保ちたい要求以外の何ものをも彼の理論の中に認めようとはしなかったのです。

それが完全への熱望であり、またすべての人類がただに肉体的のみならず、精神的にも苦しまねばならぬところの天性の不調和に対する反逆であることを理解しなかったのです。

そしてその目的を達成するには人類文化と社会状態との根本的な改善が必要であり、従って多様な道徳と強いエネルギーと偉大な自制とがなければならないということを彼らは考えてもみなかったのです。

また、単に生活の仕方ばかりでなく人の本性そのものの完成を冀求《ききゅう》する理想がいかに高くまた力強いかが彼らにはわからなかったのです。

彼らはまた、こうした戦闘計画の勇壮な美しさも、人間の意志と精神とは掲げられた理想にしたがって悪を変じて善となし得るものであるとの確信から来る祝福をも理解しなかったのです。

けれども知識の全能と、《苦しめる（苦しんでいる）人類にむかって救いの道を示し得るものは科学のみである》との信念を抱いてメチニコフは静かに研究をつづけたのでした。

老衰の最も著明な徴候の一つは動脈硬化です。したがって彼はこの現象の機構を明らかにしようと考えました。老衰の場合には多くの未知の要因が入り混じって作用するのですが、黴毒にしばしば見られる動脈硬化症は明らかにその病原体が原因しています。そこで、メチニコフはまず黴毒の研究にとりかかりました。

この場合には実験の方法をとり得る見込みがありましたので、特に好都合でした。

人類の疾病研究には普通の試験動物は不適当なので、人にもっとも近縁な動物、すなわち類人猿を用いることが必要だという意見をずっと以前から彼は抱いていました。そしてパストゥールにもそのことを話したのでしたが、当時は研究所の費用が少なくて、こうした高価な動物を購《あがな》うことができませんでした。

一九〇三年、メチニコフはマドリードの学会で五千フランの資金を得て、それで二匹の最初の類人猿を手に入れることができました。同年に、やはりパストゥール研究所にいたルー博士が十万フランのオシリス賞を得て、同じ目的に投資することになりました。そこで二人は協同で黴毒の研究にとりかかることに決めました。

この他にもモスコーのモロゾフ家から三万フラン、同市の皮黴科学会から二五〇ルーブルの研究費をもらいましたので、いよいよ総ての計画を実現するに充分な資金が調《ととの》ったのでした。

黴毒に関するメチニコフの研究はやがて本筋にかえって再び老衰と腸内細菌群《フローラ》の問題を研究しはじめました。腸内細菌の生物体に及ぼす作用については多年多くの研究を積んだのでした。

『人間性の研究』に述べたところの推論を確かめることができましたので、一九〇七年には、いよいよ、『楽観論者のエッセイ』（楽天論）と題する著書を公にしました。

この著書（本書）において彼は従来の思想を新研究によって補足し、前著に対する反対論に答えたりして一段とそれを展開させて行ったのです。

『楽天論』のなかでは、まず、生物界の諸段階において様々な度合にあらわれるところの老衰の現象を考察して、その寿命を比較しています。

そして寿命の長さと腸内細菌群《フローラ》との間には疑うことのできない関係があるとの結論に達しました。

腸が短かければ短い程その中に含まれる細菌数がすくなく、したがって相対的の寿命がいよいよ長いということ。たとえば鳥や蝙蝠《こうもり》などは割合に著しく長命であり、空中生活に適したこれらの動物では、できるだけ目方が少ないことが必要です。それ故彼らはきわめてしばしば腸の内容を排出します。したがって腸が食物残渣の貯蔵場となるようなことありません。発達が少なければ従って微生物の含まれることも著しく少ないわけです。従って緩慢な持続的中毒の源である細菌の充満した大腸を所有している普通の哺乳動物に較べると飛翔動物の寿命は遙かに長いのです。

寿命論の次にメチニコフは死の問題を論じています。

生物の大多数は疫病または外因による災厄のために死亡するものです。そこで人は期せずして問うでしょう、しからば自然死――すなわち全然、生物体それ自身に起因するところの死が果たして存在するだろうか？……と。

既存の事実を通覧すると次の様に決論せねばならなくなります。下等な単細胞生物には自然死などというものが無く、ただ災厄によって死ぬだけです。彼らの個体としての生命はごくみじかいのです。それは一個体が二つに分裂すること、すなわち増殖によって終わってしまいます。しかし初めの個体性の滅亡には死骸の痕跡をすらとどめません。

高等植物にあっては樹木のあるものは幾世紀の間も生存しておどろくべき大きさに達するもの（龍血樹、槲《かしわ》、糸杉等）があります。

これらはまさしく外因によって死ぬのであって、必然的に自然死が来なければならぬような内因がその生体に現われることはありません。

これに反して多くの他の植物の寿命はごく短いのです。そして一般に、その自然死は種子の成熟期と時を同じくしています。結実を妨げて植物の枯死を免れせしめる観察をさえもメチニコフはつづけました。たとえば成熟に先だって草を刈ると青々として生きているのに、花を開き実をむすぶままに放っておけば黄色くひからびてしまいます。

人も知るごとく果実や種子にはしばしば有毒なものがあります。それ故、メチニコフは植物の枯死は種子を保護して子孫を未来に確保するために自ら産出するところの毒物による自家中毒に起因するのではなかろうかと想像しています。

自然界では個体はどうでもいい、種《しゅ》が問題なのです。ひとたび種の存続が保証されれば個体はもう滅びてもいいのです。

自家中毒と同様な現象は下等植物の醸母（酵母）や細菌にも見られます。乳酸菌を発見したパストゥールは、その微生物が自ら乳酸の生産者でありながら、遂に生産物の過剰のために死滅するのを見ました。酵母菌も自体の生産物であるアルコールがある程度以上に強くなれば、それに耐えることができません。

かくのごとく植物界は自然死の全然ない場合と一種の自家中毒による自然死がある場合とをわれわれに示しています。

動物界に於いてもまた自然死の例が見出されるのですが、それはまったく例外と言ってよい程せまい範囲においてであります。

輪虫《ロタトリヤ》（下等な淡水産の動物）の雄と蜉蝣《かげろう》とにその好適な例が見出されます。

彼らの成体としての生活は性的行為以外にはないのであって、すぐさまそれにつづいて何ら外因のない死が来ます。

彼らはもはや食物をとらないでもいい位に短命であって、内部の器官などは満足に発達していないのです。ただそれだけの欠陥をもってしても彼らは必然の死——すなわち自然死をまぬかれることはできません。

人類においては稀にしか自然死を見ることはできません。非常な高齢に達した老人では、時として死が静かな最後の眠りの形であらわれる場合があります。それが真の眠りに酷似していることは実におどろくべきものがあります。それで、メチニコフは両者のオルガニズムの相似をもととして次のように仮説を立てることが出来ると信じたのです。

《プライエル（Preyer, Wilhelm Thierry. 1841—1897. ドイツの生理学者、心理学者。イエナの生理学教授。睡眠生理、児童心理等の研究で有名な学者です。）の学説によれば、疲労と睡眠は体内に行われる生活作用の生産物による周期的の自家中毒だという。そしてかかる生産物は睡眠中に酸化作用によって破壊されてしまう。そこで、疲労が去って覚醒する。自分の考えでは、自然死の機構もまた、全生涯を通じて次第に蓄積された有毒物質による一種の自家中毒らしく思われるのである。》

睡眠と自然死との類似は進んで次のような想像を逞しくさせます。

すなわち《われわれが眠りに入る前に本能的に休養の欲求を感じるのと同様に、自然死のおこるに先立って本能的な死の欲求が感じられるに違いなかろう》……そして、それに具体的な例をあげて、この想像をたしかめています。その例というのは、九十三歳になったある老女が次のような言葉をもって彼女の曾孫にその欲求を言い表わしたことです。

《おまえがもし、ひょっとしてわたしのように年をとったら、きっと眠りたくなると同じように死ぬのが願わしくなることがわかるだろうよ。》

これと同じ考えを聖書の長老たちものべています。

《生きることに倦きて彼は永遠の眠りに入れり。》

***

将来科学が進歩して死の本能が充分に人類の間に発達するに至った暁には、人々はこの老人たちと全く同じ平静さをもって死に対するようになるでしょう。そうすれば死が悲観の最も大きな原因の一つであることもなくなるでしょう。この故にわれわれは如何にしても生命を延ばし、すべての人間をして完全に天寿を全うせしめ、それによって精神的平衡を保たせるように努力せねばなりません。

メチニコフは心理学的観察の結果、悲観に陥るのは壮年や老人よりも青年に最も多いことを知りました。

彼はその事実をもって生の本能の緩慢な発達に原因するものであるとしました。

《その本能は壮年になって初めて完全となり、人は生活を真に味わい得るようになる。そして経験によって賢明になり、気むずかしさが少なくなり、従ってより平静な気分になる。》

メチニコフはこの結論を実例について適用して見ました。彼はファウストのなかに反映しているゲエテの魂を分析して、一人の《親しい友》の場合として述べています。

これらの例によって見ても、今日でもすでに自然的な心理的発展は実際に於いて結局はどちらかと言えば楽観論に到達するものであることを証明しています。

けれども、老衰が病的であり、死が早過ぎるものである限り、人の心には危惧の念が湧いて楽観論の正当な発達が妨げられます。

これら理実の害悪に対してかち得た勝利は正常な人生行路をとり戻すでしょう。そしてそこには正常にして活動的な長年の生活が生まれるでしょう。年齢に応じての個人的及び社会的の職能を果たすことも必ずや有効に実現されるでしょう。また死の本能が発達する暇が充分にできて、人は正常なる生活圏を完結することが可能となり、何ら怖れることなしに静かな永遠の眠りに入るでしょう。

＊＊＊

メチニコフはオルトビオーズに立脚した、きわめて明るく朗らかなモラルを樹立し、一九〇一年に出版された『人類の細菌群』の中で明瞭な形でその独自の楽天論を示し、その最後の論文『人生と医学』には人間性の不調和に対する捷利《しょうり》によりてもたらさるべきオルトビオーズを、楽観論者の高調された究竟の階音を、高らかに鳴りひびかせています。

道徳及び人生の問題を総括すべきメチニコフの終局の定式は次のようなものです。

《倫理の問題は要するに最大多数の人間をして人生の目的、すなわち合理的な生活圏を完全に完了して自然的な終わりに達せしめるにある。

われわれはそこに到るには前途なお遼遠である。この理想に到達する方法については今のところごく大体の見取図を作り得るに過ぎない。その決定的な実現にはなお少なからぬ科学的研究を必要とし、そのためには能《あた》う限り続く且つ自由なる躍進が学問の研究に与えられねばならない。その時には人間生活も多くの点において変化するであろうことが予想される。オルトビオーズは活動的な健康な真面目な生活を要求する。一切の贅沢や過剰は除去されねばならない。

また現に行われている風習にも変化を来し、今日甚大な禍の源となっているさまざまな個人主義的思想も絶無となることが必要である。時の経過とともに科学が現在の禍根の一切を拭い去り、近親者の生活や幸福について憂慮する必要が最早なくなり、個人の生活が正常な道を辿ることが出来るようになったその時にこそ、人間は今よりも更に高い水準に達し、崇高な目的に向かって献身することも今までよりもずっと容易になるであろう。

その時には純粋な芸術と科学とは当然それの占めるべき地位を占有するのである。多事多端な現下の状態では、とてもそれ程には恵まれていないのである。

人類がその真正の利益を理解し、オルトビオーズの進歩に貢献する日の来たるべきを、われわれは希望しようではないか。

絶大の努力と自制とがもちろんそれには必要である。しかしその辛労は人類生活の真の目的に向かって

精進しつつあるとの自覚によって慰められるであろう。》

一九一六年五月のはじめ頃、合理的人生観探究の聖者は、遂に最後の病床に就《つ》き、七十一回の誕生日を待ち焦がれながらも苦しい心臓の発作と肺梗塞と不眠とにさいなまれつづけ、夜半いたましい発作の後、彼はあともう何日だ、何時間だ、もう何分だと幾たびその日の来るのを指折り数えて待っていました。

ついにその日、五月十六日が来ました。

彼は当日次のように手帳に記しました。

《五月十六日。全く予期に反して私はこの日まで生きた。私は七十一歳に達した。永らく病むことなしに急速に死にたいと言う私の夢は実現しなかった。私はもう五ケ月以上も病床にある。頻脈症《タキカルティ》の度重なる発作があってから、喘息《ぜんそく》を伴う軽い流感の後に、肋膜の滲出を伴う肺の充血があった。三回にわたって、その滲出液を一リットルにも及ぶまで抽出せねばならなかった。その後病態は緩和したとは言え、発汗に次いで呼吸困難、咳嗽《がいそう》等の襲来に苦しめられた。

こうした発作は特に夜分に甚だしく私を苦しめた。そのために不眠症が起こり、その対応策としてはパントポンに頼るの他はなかった。

私の心の状態は二重である。一方では私はたしかに癒《なお》りたいと思う。しかるに他方ではこれ以上生き永らえても意味はないと思う。病気が死の恐怖を招来することはなかった。けれども従前よりも著しく生の喜びが奪い去られた。春の到来にも完全に無頓着である。恢復の途上に感じられる喜びも、また一般にいかなる歓喜も私には問題であり得ない。近親者の病気を治す上に医術が無力であるのに当面して私の感じる不幸な気持ちには、自分らの病気に対する医学の無力に対する感情が加わっている。また治りたい命をつづけたいと言う願望には実利的な原因も混じっているものと信じる。……》

以上が彼の自ら手帳に記入した最後の文句でした。彼の手は次第に弱って顫《ふる》えるようになり、疲れが早く来たので、オリガ夫人が彼の口授を筆記しました。

彼の最後の口授は六月十八日（荼毘《だび》の日に先だつ一ケ月前）でした。

そして彼は次のように語ったのです。

《病に臥してよりすでに七ケ月である。自然私は不断に私の病状の重いことに考えが及ぶのである。そして長い過去の年月の間に感じた満足の情についても常に考える。

生の本能は数年この方減退し始め、その消失は今や確然たるものがある。《快楽》はすでに過去の領域に属する。

数年前に感じたような愉快の度合を今は最早感じない。近親者への愛情は今ではより多く彼らの病気や悩みによって惹起されるところの心配や苦痛として現われ、彼らの悦びや正常な生活によって感じる愉快の感情として現われることは少ない。私の感情の告白をきいた人々は生の飽和は私の年齢では正常ではないと言う。

それに対して私は次のように抗弁するであろう。

長寿は少なくともある程度までは遺伝的である。すなわちすでに私は私の七十歳誕辰《たんしん》(誕生日)の時の談話に述べたように私の両親、私の姉・兄らは私の現在の年齢に達する以前に死んでいる。私は祖父母の一人をも知らない。そのことは彼らが非常な高齢で死んだのではないことを示している。

次には職業である。職業はそれが確立されるや、これまた寿命に影響する。パストゥールは七十二歳でなくなったが、その前既に長い間科学的研究に従うことができなかった。コッホは満六十七歳には達しなかった。

他の細菌学者たちも私よりずっと若くして死んだ。(デュクロー、ノカール、シャムベラン、エールリッヒ、ブフネル、レッフラー、ファイフェル、カール・クレンケル、エムメリッヒ、エッシェリッヒ等。)

私と同時代の細菌学者中の存命の人々の大多数は既に研究を止めている。すべてこれらの事実は私の研究生活が了《おわ》ったことを示すものである。それは同時に私の「オルトビオーズ」が真に望ましい限界に到達したことを証明するものであろう。》

こうして彼は自分の一見早過ぎる終わりが自分の学説に矛盾しないことを示そうと努め、その原因が更に深い遺伝にあり、また合理的食養法の施行が遅すぎたことにあると考えました。

彼は漸《ようや》く五十三歳になって、その養生法を守るようになったのです。

彼の言ったことが間違いでなかったことは、その死後に於いて示されました。すなわち死体解剖の結果、その心臓障害が頗《すこぶ》る旧《ふる》いものであることが示されたからです。

彼自身はそれが少なくとも一八八一年に極めて重篤な回帰熱を患ったときに遡るものと考えていました。医師達は、心臓がこれ程悪くなっていて、よくもこんなに長く生きることが出来たものだと訝《いぶか》った程でした。そのことは彼の晩年に養生法が厳重に守られたことによってしか説明がつきません。

さらに彼がいかに闘士であり、いかに熱情的で、言わば絶えず沸騰していて、烈《はげ》しく活動し、強く感じたかを考えるならば、彼の生涯こそ実際普通の一生の遙かに長いものに相当したことを認めねばなりますまい。

死に直面して彼のように冷静を失わない例は慰めであり励ましであるという点を彼は甚だ重要視しました。なぜならそのことは、人間が生活圏を完了すると死を怖れなくなる、つまり死はその刺《とげ》を失うということを証明するからです。

目次

第Ⅱ章　動物類の長寿

第Ⅲ章　自然死の研究

第Ⅳ章　人間の生命の延長をくわだつべきか……160

Ⅰ……160

人間の寿命の短さについての苦情――人類の退行変性の原因としての「医学的淘汰」の学説――人寿延長の有用性

Ⅱ……165

延寿のために昔の人が用いた諸方法――養老――道教の不死の仙丹――ブラウン・セカールの方法――Spermine de Poehl《ポエルのスペルミン》――ウェバー博士の進言――世紀の流れに沿っての長寿者の増加――実行すべき衛生の掟――皮膚癌の減少

Ⅲ……177

長寿の一法としての伝染病に対する処置――黴毒に対する予防手段――人体組織《オルガニズム》の高等な要素を強化する目的の下に血清を準備する試み

Ⅳ……184

人間にとって大腸は無用である――六ケ月間大腸の作用が停止した婦人の例――

大腸の一番大きな部分が完全に除かれた例――大腸の内容物を消毒するための試み――腸内の腐敗を避ける方法としての長時間の咀嚼

V …………………………………… 194

人間における腸内フローラの発生――滅菌食餌の無害――腐敗した食物の危険――食物の腐敗を避ける方法――乳酸醱酵とその抗腐敗作用――人間とはつかねずみに関する実験――酸い乳で栄養をとる人々の寿命及び種々なる酸乳の研究――ブルガリア菌の特性――細菌の助力による腸内腐敗をさける方法

第V章　人間の心理的未発育状態について …… 224

I …………………………………… 224

人間の起源が猿に類するものであるという事を否定する批判に対する回答――実際に存在する未発育器官――人間の感覚器官の構造の整復――人間のヤコブソン器官（鼻腔から切歯管に連なる管）とハルデル氏腺（哺乳動物の瞬目膜にある葉状線。人においては時として涙阜に存在す。）の萎縮

Ⅱ …… 233
類人猿の心理的特質——その筋肉の力——恐怖の表示——恐怖の場合人間があらわす潜在的本能

Ⅲ …… 244
ヒステリーの動機としての恐怖——自然の夢中遊行——二重人格——夢中遊行者の例——夢中遊行的表現と類人猿の生活との間の類似性——群衆心理——人間の起源の問題の解決にとってのヒステリー研究の重要性

第Ⅵ章　動物社会史の諸点について …… 260

Ⅰ …… 260
人類における種族の問題——下等な生物群における個体性の消滅——中間動物粘菌類及び腔腸動物くだくらげ——ほやの群体における個体性——社会生活を営む個体の発達過程

Ⅱ …… 269
昆虫の社会生活——動物における個体保存の発達——ある種の昆虫の作業におけ

第Ⅶ章　悲観論と楽観論 …… 281

になったある学者の話――老ショーペンハウエルの悲観論――生命の知覚の発達
――盲人の知覚の発達――妨害の知覚

第Ⅷ章　ゲエテとファウスト……320

Ⅰ……320
若きゲエテ――若きゲエテの悲観論――ウェルテル――自殺への傾向――仕事と
恋愛――ゲエテの壮年時代の人生観

Ⅱ……335
ゲエテの楽天時代――この時代のゲエテの生活様式――芸術的創造における恋愛
の役割――芸術的傾向は副次的な性的性質の範疇に入れられるべきである――ゲ
エテの晩年の恋愛――天才と性的作用の関係

Ⅲ……350
ゲエテの老年――老人の肉体的及び知的な逞しさ――生命に対する楽天家の抱懐
――人生の晩年に楽しく生きる喜び

Ⅳ　ファウストはゲエテの自伝である――ファウスト第一部の三つのモノログ――ファウストのペシミズム――恋愛にその薬を求める頭の労れ――マルガレエテとのロマンス及び不幸な終焉……359
Ⅴ　ファウストの第二部は老年期恋愛を内容とするものである――老人の愛欲――老ファウストの謙譲な態度――ヘレエネへのプラトニックな愛――老ファウストの人生観――その楽観主義――この作品の一般的思想……374

第Ⅸ章　科学と道徳

……399
Ⅰ　道徳の問題のむずかしさ――生体解剖者と生体解剖反対者――合理的道徳の可能性に関する研究――功利主義的及び直観的道徳論――それら二つの不適性……399
Ⅱ　人間性の法則を道徳の基礎とする試み――カントの道徳的義務の理論――カント……411

哲学の理論の批判――道徳的行為は理性によって導かれるべきである
III……421
個人の道徳――同条件で育てられたが、行為は全然異なっていたという二人の兄弟について――生命の知覚の遅々とした発達――同情の進化――道徳的行為における利己主義の役割――キリスト教の道徳――ハーバート・スペンサーの道徳――利己主義の誇張した表現の危険
IV……433
人間性は理想によって変えられるべきである――植物と動物の性質の変化の比較――シュランシュテットの裸麦――バーバンクによる培養植物――オルトビオーズの理想――無智の非道徳――社会生活における衛生の役割――道徳的行為における利他主義の地位――オルトビオーズの理論における形而上学的概念の欠乏
主要人名訳註 449
小引 467
索引 502

科学的楽天論

メチニコフ略伝

メチニコフは言うまでもなくロシアの生物学者でウクライナのカルコフに生まれ、郷里及びドイツのギッセン、ゲッチンゲン、ミュンヘンの諸大学に学び、一八七〇年オデッサの動物学教授となる。一八八二年同大学を去り、地中海沿岸に於いて発生学上の研究をつづけていた。一八八三年食細胞現象 Phagocytosis（細胞内消化の研究により、ヒトデの幼生その他の海産動物でその遊離細胞が外物を摂取すること）を発見した。

一八八八年巴里《パリ》に赴きパストゥールの下で細菌学、病理学の研究に入り、フランスに帰化した。一八九二年パストゥール研究所長、免疫学に於いて食細胞説をとなえ、老衰の原因を腸内細菌毒素の中毒にありと喝破した。

本書『楽天論』はその『人間性の研究』とともに、メチニコフの代表的な著書である。

第Ⅰ章　老衰の研究

Ⅰ

未開諸国における老人の取扱い方――文明諸国における老人虐殺――老人の自殺――老衰者の救護――百歳の長寿者――ロビノ夫人・百六歳の夫人――老衰の主なる特徴――老いたる哺乳類の例――老いたる鳥と老いたる亀――下等動物の老衰による退行変化

『人間性の研究』で、我々は人体の老衰の内部機構に関する説を述べた。我々の思想は、一面に於いて色々な反対に出遭ったが、他面、該題目に関する多くの新しい研究を示唆した。老衰の研究は学説として非常に興味があるのみではなく、同時に実際的にも大いに重要なことでもあるがゆえに、我々はそれを新しく吟味する事を有用と考える。

老人を除去することをもって、老衰の問題を最も単純に解決する方法だと考えている人種がまだ今日も存在するが、文明圏では、この問題は、高尚な感情と全般的な秩序の考察が介入して来るので、非常にこみいっている。メラネシア人は、彼らに役に立たなくなった老人を生きながらにして埋めてしまう風習がある。

フエゴ島の住民は、もし飢饉にさらされると、犬よりも先に老女を殺して食べる。なぜそんなことをするかと聞けば彼らは誰でも「犬ならば海豹《あざらし》を捕えることが出来るけれども、老いぼれた女はそれが出来ないからだ。」と答える。

文明人種は、フィジー島の人々やその他の野蛮人のようなことはしない。老人を殺したり食べたりなんかしない。が、その代り、老人の生活はしばしば非常に辛いものになる。家庭にも社会にも何一つ役立つ仕事は出来ないで、やっかいものあつかいされる。そして、もし、厄介払いをする権利がない時には、早く居なくなってしまってくれればいいと思い、その時期が早く来ないのにがっかりしてしまう。

伊太利《イタリア》人は、老女には七つの生命があると昔から言いならわしている。ベルガム（イタリアの古王国、ミラノの東北四〇キロメートルの地点、人口四万）人たちは、老女には七つの魂がある、いや、さらに八つも、それからごく小さいのが、さらにその半分余計にくっついていると信じ切っていた。リスアニア人は、老女には粉砕機にかけても砕かれぬ生命があることを嘆いている。ヨーロッパで最も文化の高い国でも老人の殺害という蛮行がしばしばある。

そうした輿論《よろん》は、ヨーロッパの最も文化の高い国々においてさえ、老人の殺害という犯罪行為が頻発する事実のうちに、その反響が認められる。

この犯罪行為の動機は誰でも容易に説明することが出来る。多勢の老人を殺害したためにカラフト島に流刑された一犯人が、その刑務所付の医者に、赤裸々に打ち明けた所によると「老人どものことを不憫《ふびん》になんか思うことがあるものか。彼らはもうすでに老いぼれて、わざわざ殺さなくったって、間もなく死んでしまうのだもの」(1)と言ったそうだ。

ドストイエフスキーの有名な小説『罪と罰』の中で、居酒屋での若者たちの議論が我々を思わず知らず夢中にさせてしまう。会話の最中に、一人の学生が、一人の呪われた老女を爪の垢ほどの良心の苛責《かしゃく》もなしに殺害したあげく、窃盗出来るぞと言った。(2)


しかも、彼はさらにつづけて、《まあ、話せばこうだ。年とった女ほど馬鹿で無分別で、無意味で、たちが悪く、故障だらけなものはありはしない。そして居なくなったって誰も困りはしない。世界中で最も有害で、しかも自分自身何のために生きているのか知らないで、明日になれば恐らく立派に死ぬんだ。そんなのが居るのに、一方では、若々しく、新鮮で、しかも、誰一人助けてくれる者もなく、ただ貧しいだけでむざむざと死んで行く有為な若者が、何千何万いることだろう。そして何処《どこ》へ行っても同じようなことはくりかえされているのだ。》と言う。

老人はただこうした暗殺の危険にさらされているだけでなく、しばしば自殺することによって早く生涯を片づけてしまう。


生きてゆく方法がなくなったり、重病にかかったりすると、彼は辛い生命をつづけるよりも死を選ぶのである。

新聞の記事には、多数の老人が苦しみつかれて、暖炉に火をつけ、窒息して死ぬ例が沢山出ている。

老人の自殺の頻度は、統計的に示され、たしかな数字もわかっている。この結果はずっと以前から知られている。新しい事実はそれを一層確認するだけである。プロシアでは一八七八年に十万人中で百五十四人の自殺者が二十歳から五十歳までの間にあり、その約二倍の二百九十五人は五十歳から八十歳の間の年齢の人によってなされている。デンマークは昔から自殺の多い国であるが、同様の法則性がある。コペンハーゲンでは一八八六年から一八九五年までの十年間に、いずれも十万人中三百九十四人が三十歳から五十歳の間の人の自殺で、六百八十六人は五十歳から七十歳の老人である。

成年者の自殺は自殺総数の三六・五%であり、一方老人の自殺は六三・五%の比率である。

かかる状態だったから政治家と博愛主義とが貧しい老人たちを助けようと如何《いか》に苦心して来たか容易にうなずけるだろう。

ある国ではすでに同様な配慮の下に法律を適用している。一八九一年の六月二十七日付のデンマークの法律は老人のための強制的保護法を設けた。それは六十歳以上の人々は誰でもこの権利を有するというのである。すなわち、必要にせまられれば直ちに援助が与えられるのである。一八九六年に三万六千人以上（三六、二四六人）の人々がこの法律に均霑《きんてん》（平等に利益を得ること）され、合計五百五十万フランばかり（五、四〇七、九二五フラン）が支給されている。(3)

ベルギーでは六十五歳以上の貧しい老人が扶助を受ける資格を与えられた。

フランスでは、つい最近になり《身寄りのない老人を保護するために、地方長官（知事）は、地方の収容所へ収容出来るように》という配慮から乞食に対する罰則を減じた。が、それは一九〇五年七月十五日付の法律の適用によって止めになった。すなわち「資力を失った、或いは生存に必要な仕事で暮らしてゆけぬ全フランス国民は、七十歳以上の老人か、または弱身或いは不治の病にかかった者に限り、この法律によって指定された援助を受ける事が出来る」というのである。

この法律は一般から至極当然なことと認められた。そして、同年輩位の他の健康な老人達が仕事によって、まだ十分生計を立ててゆかれるのに、同じ方法(仕事)で、老衰を退けることが出来ないかしらと審《は》かりもせずに、自余(それ以外)の国民に同法律を課すことを一般は承認したのである。

老衰は正確な科学的方法によって研究される一つの現象であり、その科学的研究によって現に今日では社会的慈善事業に縋《すが》らなければならない年齢が、いつかは、健康と元気とを保存することの出来る法則を見出すことが可能になるはずだ。

そうした目的によって、我々は老人の活動性を保存させるためのすぐれた制度と条件とを確立し、老衰に対する系統的研究を組織することが必要である。

老人の保護所には七十五歳から九十歳までの多数の人が収容されているが、百歳の人は極めてまれである。男子の保護所が設けられてこのかた今日まで私はまだそんな例外的な高齢者を知らない。女の方にしても、男子よりは多少長生きするにはするが、やはり百歳以上は非常に稀である。また、硝石製造所でも非常に多数の老女を収容している保護所があるが、百歳の人は偶然、たった一人いたに過ぎない(4)。

従って、かかる老衰の研究に対して非常な興味を提供する高齢者は一般家庭の方にいるわけだ。

我々が観察出来た百歳の老人の大部分は、ほとんど、精神上の老衰の徴候があまりにはなはだしいため、いきおい、その研究は、どうしても純粋に生理的（肉体的）機能と特性とに限られ、それ以上にわたることが出来ない事を示している。

数年前のことであるが、百歳に達した女がいるというのでとても得意だった硝石工場があった。その老女はもう全然使い道のない、衰え切った百歳女で、朝から晩までずっと、ベッドの上に横たわっていた。肉体的に甚だしく衰弱していた彼女は問われる質問にはごく簡単に答えたが、その質問の意味がはっきりのみこめないらしく、答はとんちんかんだった。

ルーアンの郊外に住むある婦人が百歳に達したのはそう遠い昔の話ではない。地方新聞は、その機会に、彼女のために熱狂的讃辞を発表したものだ。その中で彼女の肉体力と同様に智力の完全なことを述べていた。そこで、我々は彼女を実地にもっと深く観察して見ようと思って早速その町へ出かけて行った。ところが、いざ彼女を前にして調べて見ると、新聞記者の叙述はこの百歳女の実際の状態を甚だしく歪曲したものだということがわかった。肉体的状態は比較的よく保たれているにもかかわらず、智力は一寸《ちょっと》重要な研究的質問さえも出来ない程衰え切っていることを示していた。

我々の知っている高齢者《サントネール》の中で最も興味があったのは、百歳を超えた人で、現在で百七歳になっている。一新聞記者フラマン氏が、我々をこの高齢者、ロビノ夫人の許へ案内してくれたのは今から約二年前のことである。夫人は巴里《パリ》郊外に住んでいた。

我々が会って見ると、非常に老い込んだ、小柄で痩せた老女で、すっかり背が丸く曲がり、歩く時は杖にすがっていた。肉体的の状態は実際は百六歳に相当しており、（ロビノ夫人は一八〇〇年の六月十二日生まれである。）非常に衰えて（退化現象による）いた。歯は一本も残っていない。そして二三歩あるくと、もう歩けない。どうしても坐らずにいられなくなる。椅子をふんわり、居心地よくととのえてやれば、そのまま横臥せず、どうやら一寸長い間腰かけていられた。しかし、彼女は日が暮れるか暮れないうちにもうさっさと寝床に引っ込み、長時間ねたきりになっていた。顔貌（第一図参照）はいかにもこれだけの高年者に相当であるが、皮膚はそんなに硬《こわ》ばっていない。手の皮膚はとても透きとおっていて、骨格や静脈や筋が見えるほどである。

ロビノ夫人の感覚は著しく衰えていた。彼女は片眼しか見えない。嗅覚や味覚は発育不全の状態で保たれているにすぎない。比較的よく外界の事に反応し得るのは聴覚だけであった。ロエウェンベルグ医師は耳病の専門家として知られているが、この医師が語るところによれば、

「ロビノ夫人の耳は非常に高度の退歩を示している。この聴力の減退は老衰の徴候である。鋭い音は全然きこえず、低い調子なら少しはきこえる。」という状態である。

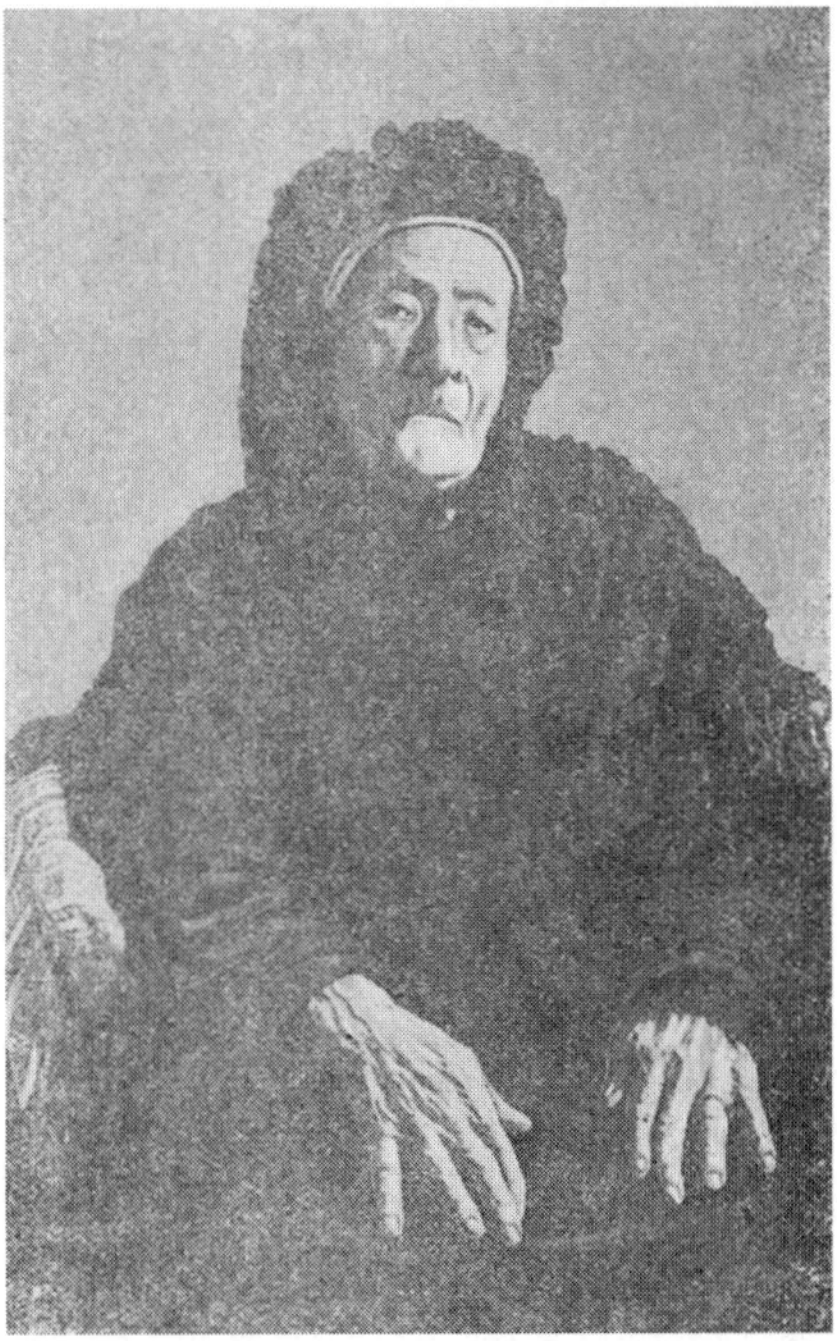

第一図　ロビノ夫人
この写真は百五歳の誕生日に撮影した。

ロエウェンベルグ医師は耳の老年の退行変性は老衰の程度をはかる尺度であり、聴覚神経器官はどんどん悪くなって、音を伝える作用がなくなってしまうということを研究によって発見した。

ロビノ夫人の智力は肉体の衰態に反して非常に高度に保たれている。そして非常に洗練された感情を示した。極めて優しい心で、しみじみさせられるような親切ぶりを示してくれた。

一般に言われている老人のエゴイズムに基づく感情などというものは微塵も見えず、かえってその反対に、ロビノ夫人はその同胞に対して思いやり深い配慮を見せるのだった。彼女の会話は理智的で、論理的にも一点非の打ちどころもない。

このお婆さんの身体的機能の検査は非常に興味がある。アンバール医師によると、聴診上では、心音は通常であり、少しばかり調子が強く脈搏は規則正しく、七〇から八四を打ち、張度（シュバヌングのこと）も通常である。血圧は一七〇。肺には異状を認めず——これらの全徴候は、健康状態の良好なことを示している。彼女にはかかる高齢者にいちじるしい動脈硬化がないので、今でもなお広く行われている意見とは反対に、老年の正常な特質を構成している。

何度もくりかえしておこなった尿の分析によって、腎臓は慢性の疾患におかされているが、あまり重篤な性質のものではないことがわかった。(5)味覚はかなり弱っているが、ロビノ夫人は、なかなか旺盛な食欲をもっていた。

食べるし飲むがいずれも少量だ。彼女の食物は変わっている。肉屋で売る肉や、鳥類の肉は少しも食べないが、卵や魚や澱粉《でんぷん》質のものや野菜、それから煮た果物をしばしば摂る。そして飲み物は砂糖水に少量の白葡萄酒《ぶどうしゅ》を入れたものである。ロビノ夫人は食事の後でデセール（デザート）の時、少量の葡萄酒をむしろ好んで飲む。消化と腸の作用は概ね正常である。

世の中には長寿は子々孫々まで遺伝する特質であると考えている人々が相当いるらしいけれども、この婦人の場合は全くちがう。彼女の両親はあまり長生きせず、家族に百歳まで生きた人は知られていない。だからロビノ夫人の長寿は一つの獲得形質である。彼女は生涯を通じて地味な生活をしている。亭主は材木商であったが、彼女は家業とは無関係に、ごく気楽に暮し、巴里近郊に長いこと住んでいた。

彼女の性質はおとなしくて親切で、家内のことをきりまわし、家庭《ホーム》に閉じこもっていることを好み、そう人との交際も繁くはなかった。

百六歳以後のロビノ夫人の智力はとみに衰えを加えて来た。そしてほとんど記憶力は喪失し、しばしば辻褄《つじつま》のあわぬ事をやってのけるようになった。けれども、おとなしい親切な性質は渝《かわ》らずに残っていた。

すべての老人の外貌は、詳細な叙述を要しない程に、誰もがあまりにもよく知っている。まあ、言って見れば、顔の皮膚はかさかさで、こわばり、大てい青白く、頭髪と毛は白く、腰は多少ともに曲がっている、歩行はのろく、困難で、記憶力は弱い――のが老人の最も一般的な特徴だ。しばしば頭の禿げる事を以て老衰の特徴と考える人がいるけれども、その考え方は間違っている。と、いうのは、若い時からすでに禿げはじめる事がままあるのだから。高年になると、なるほど頭が禿げては来るけれども、若い時に頭髪が禿げはじめない人は老衰期になっても禿げないのが一般である。

老人の身長は低くなってくる。多くの測定の結果、五十歳から八十五歳までの間に、男は三センチメートル（三・一六六）ほど身長がつまり、女はもっと著しく、四・三センチメートルほどつまり時によると六センチメートルから七センチメートルに及ぶこともめずらしくないということがわかっている。

体重は一般に老衰とともに減じる。ケトレエによると、体重が最もふえるのは男では四十歳で女では五十歳である。六十歳になると、減少しはじめ、八十歳になると平均六キログラムの減少を示す。

身長と体重の減少は老人の身体の全般的萎縮を示すものだ。体の柔軟な部分である筋肉も内臓も年齢とともに軽くなってゆくが、それだけでなく、老人の骨格も軽くなる。これは鉱物質の物質が減ずるためである。老人の、この脱石灰現象は、骨格のすべての部分にひろがっていて、骨格が折れ易くなるために、往々にして死の原因となる事がある。

筋肉も老衰とともに萎縮を来す。筋肉は容量が減じ、筋肉組織は非常に弱くなる。筋肉束間の脂肪は量が減じ、ほとんどなくなっている事もある。運動も非常に遅くなり、筋肉の力は弱まる。手と胴体の力の測定はダイナモメーター（力量計）ではかると、老人では減退の進む事がわかる。この弱り方は女より男の方が著しい。

器官によって程度はまちまちだが、内臓の容量と重量もやはり減少する。

哺乳類の老衰は、ちょうど人類のそれと同じである。我々が『人間性の研究』の中に描いた老犬の図によってさらに二例を加えることが出来る。

象の研究家エヴァンス氏の老象に関する記述によると、

「全体として実にみじめな姿である、頭はこちこちに瘠せ、骨ばかりとなり、頭蓋は、辛うじて皮膚が蔽う程度に見え、眼の上には深い窪みが出来、この窪みはしばしば頬の上にもひろがる。額を包む皮膚に大ていの場合亀裂が縦横に走り疣《いぼ》が一面に現われている。時には眼の中を不透明なくもりが蔽い、どろんとしている。眼からは異常に多量の涙が流れ出している。

耳のふちは殊《こと》に下の方が裂けており、薄っぺらになっている。鼻の皮膚は粗く、硬く、疣があり、軽々と動かすことも出来なくなっているように見うけられる。体全体を蔽う皮膚はつやつやとして、縮んでいる。四つの足は若い時分からみるとぐんと細くなり、その当時見られた大きな筋肉の塊はもうすっかり消えてしまって見ることは出来ない。肢体の輪郭はちょうど脚の下のところでかなり変化を見せている。爪のぐるりの皮膚は疣だらけで、一杯の亀裂だ。尾はさながら鱗のようになり硬化し、その先端はしばしば脱毛している。(6)」

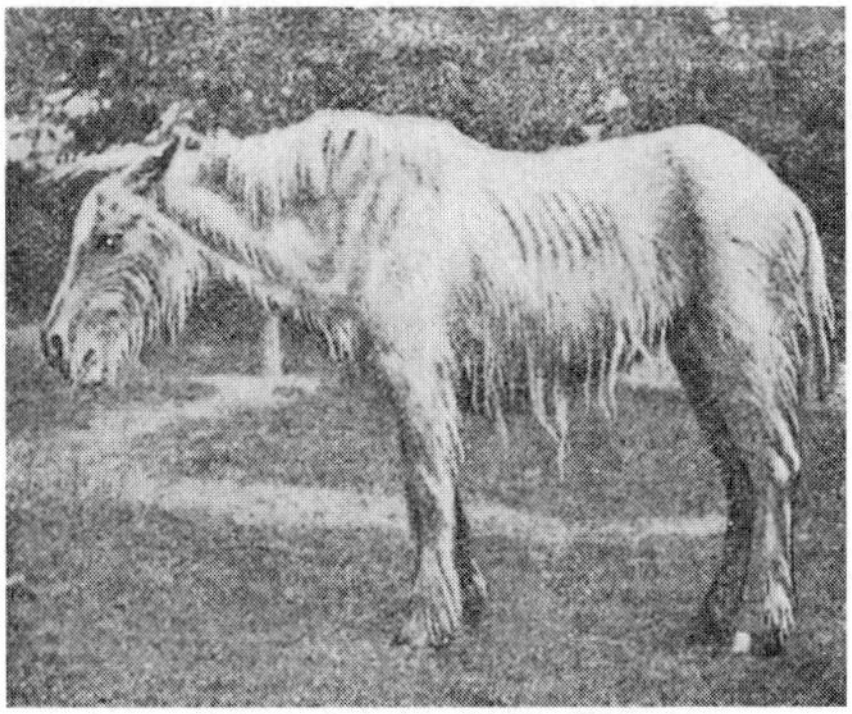

第二図　三十七歳の牝馬

同様な外貌は、老馬の特徴でもある。馬は象よりずっと早く老衰するけれども、つぎに挙げた図（第二図）は非常に稀な例の写真であって、三十七歳の牝馬である。これはマイエンヌにいるメテエヌ氏所有

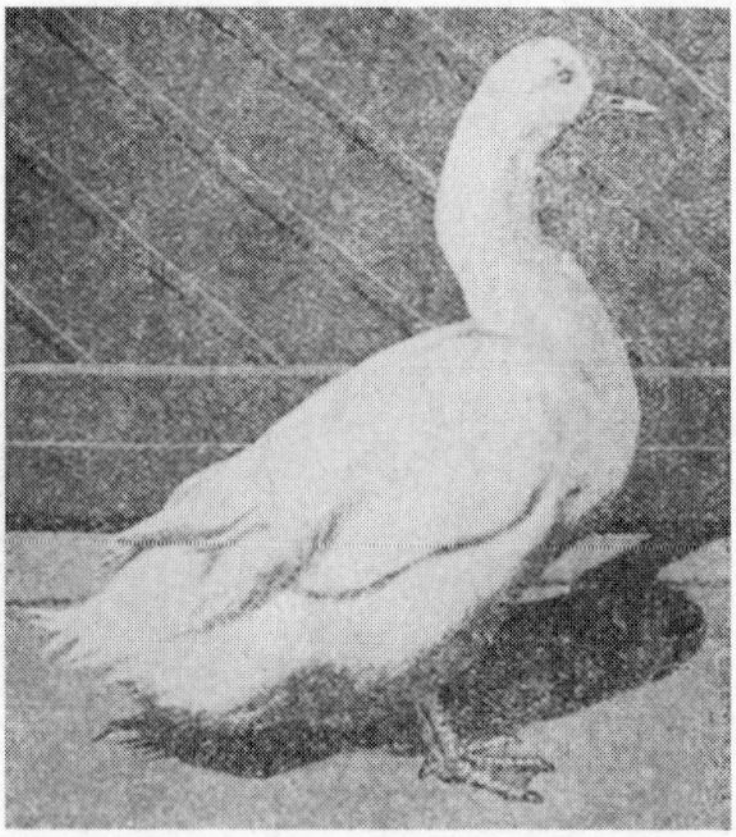

第三図　二十五年以上生きた白家鴨

の馬である。写真によってもわかると思うが、この馬は所々毛がはげていたり、長い毛で蔽われたりしている。皮膚は明らかに萎縮している。この動物の全体から受ける感じは、体の全般的衰弱である。ところが、鳥類の場合だとその位の年齢ではまだまだ元気なものだ。平常の姿を保っている。その例もまた、二十五歳の家鴨《あひる》の写真によって見ることが出来よう。これはジャン・シャルコー博士の愛飼しているものである（第三図）。

しかし、非常な高齢になると、非常に老いた鸚鵡《おうむ》に於いて時として見うけられたと同じように、老衰はまず体の衰弱した態度や、羽毛の貧弱さや、関節に出来る瘤《こぶ》などによってその兆候を見せる。

これに反して、観察に供せられた老爬虫類《はちゅうるい》は、同種の成年時代と少しも変化していないことを示す。我々は一匹の牡亀（Testudo mauritanica）を、ラボー、コールリイ二氏の好意によって手に入れたが、この亀は少なくとも八十六年間は生きていたとのことである。それだのに一寸も老衰の徴候を見せず、如何なる同種類の亀とも同じように生きている。三十一年前に鶴嘴《つるはし》で叩かれたため大きな疵《きず》が出来て、それ以来、その傷あとは今日でもなお甲羅の右側に一部欠け落ちた箇所としてのこっている（第四図）。この亀は、この三年の間、モントーバンの庭園で生きており、二匹の牝と同居させている。ところがこの牝がいずれも沢山にいい卵を産んだ。この老牡亀は恐らく八十六歳は越えているると聞いているが、いまなお性的機能がさかんである。

我々はレイ・ランケスター氏の非常に興味ある書物から図（第五図）と、モーリス（モーリシャス）島の巨大な亀の記事を借用する。《それは恐らく地球上で一番年をとった動物であろう。[7]》

この亀は一七六四年にモーリス島から、セイシェル島に運ばれて、その時からずっと総督の庭園で飼われている。捕えられたときすでに百四十歳であったと言われているので、正確に見ても、少なくとも百五十歳にはなっている。ところが、そんな高齢にもかかわらず、この亀の様子はてんで老衰しているらしくも見えず、そんな長寿を保っているとすら見うけられない。

我々がこれから、それによって結論しようとしているこれらの例は、同じ脊椎動物の中に、人間よりもずっと時間的影響に堪え得る動物のある事を示すものである。人はこの事実から老衰を結論して、早期老衰ということは人生の最も大きな不幸、災禍の一つであって、それが最初にあらわれた高等動物の体の中に決して深く根ざしているものではないとする権利がある。この結果は、もし、老年性の退行変性が生物体に不可避的に結ばれた現象だとしたなら、もっと全般的な問題に関

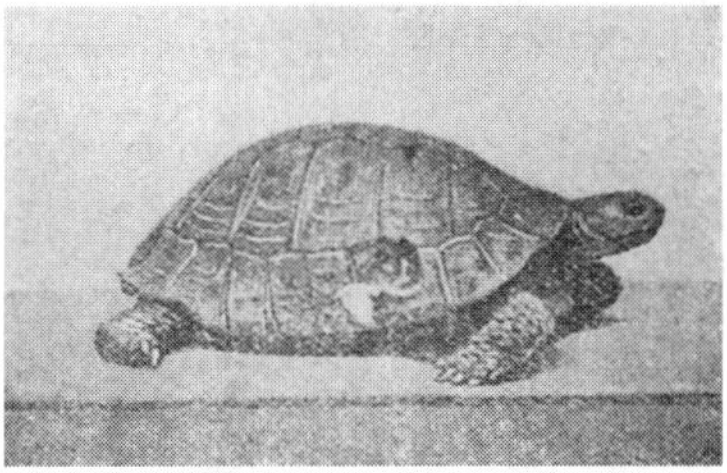

第四図　老　地　亀

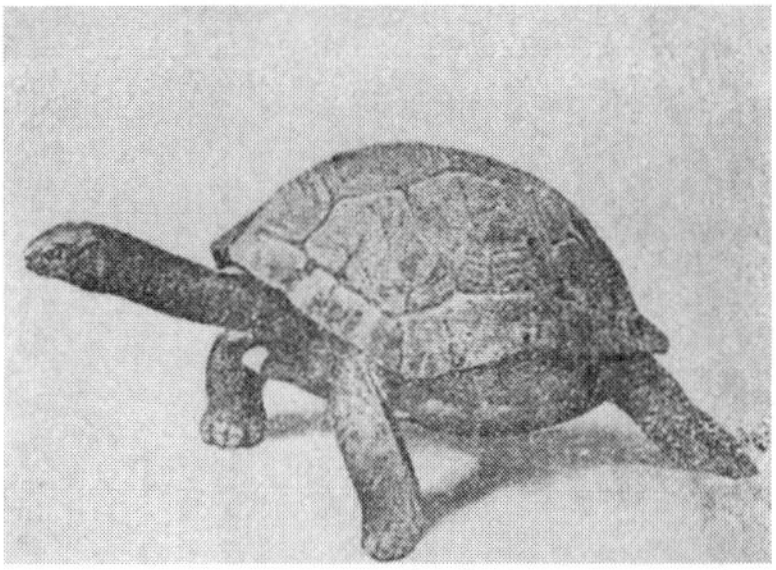

第五図　百五十歳以上の水亀
（E. R. ランケスター氏による）

する議論について長々と伸展させる事を我々にゆるさないわけだ。

我々は既に『人間性の研究』の中で、我々の身体の老年性の退行変性と、モーパ氏によって記された若返りを伴った現象である滴虫類（インフュゾリア Infusoria は滴虫亜門に属する原生動物であって、多くは游泳生活をしているが、付着生活、寄生生活をするものもある。模形的繊毛類は球形あるいは楕円形であって一端に口、他端に近く収縮胞を有し、繊毛列口より発して、縦走し他端におわる。口縁部の糸体は無数。往々キチン質であって内質に達する管を形成するものもある。糸胞は短く顕著にして全表面あるいは一定域に分布している。）の老衰との間には、差異のあることを指摘した。多くの研究家の新しい研究によると、この差異は実際極めて大きいものである。

アンリケは滴虫類を七百代まで老衰を示すことなしに飼育することが出来た(8)。それは人類での条件とは非常に遠いものである。

下等動物の世界に最も精通している研究者の一人なるR・ヘルトウィヒは、最近最も単純な微小動物である放散虫《アクチノスフェリウム》が、真の退行変性を受けることを認めた。彼は、培養中のこの根足虫類《リゾポーダ》が、豊富な栄養分があるにもかかわらず時として急に全滅するのを見た。

この造詣深いミュンヘンの動物学者は、この現象を次の様に説明した。《放散虫の体組織が、先代の時期《エポック》に於いて非常に強大な生活力を発現したために、今の代になって弱まったものである。(9)》

ところで我々は、何か伝染性の疾患の侵入によって、これら下等動物または植物の培養がほとんど全滅に帰したものと考える方がはるかに簡単にうなずけるものと思う。

この考えはヘルトウィヒ氏のそれとは異なる。ヘルトウィヒ氏は、放散虫の中に無数の微小な寄生虫の顆粒が含まれていることを調べなかったのである。とにかく、彼の説明したごとくに、低い階級の動物に真の老衰性の退行変性をみとめることは不可能である。

上述の諸例によって、この章の結論をまとめ上げると、人間は非常な高齢に達して、肉体的には非常に衰えるにもかかわらず、智力は保っていることが出来ると考えることがゆるされよう。また、一方現在の条件の下に於いてでは、ある種の脊椎動物は、人類よりはるかに長時間、時間的に影響される事が少ない（すなわち、老衰がおそい）ということを、否《いや》が応でも認めずにはいられない。

Ⅱ

老衰の原因の仮説——この原因は細胞の分裂能力の減退によると見ることは出来ない——老年における頭髪、毛及び爪の成長——組織の老衰の内部機構——マリネスコ氏の反対にもかかわらず Neuronophage《ヌウロノファジュ》 は真の食細胞である——細胞の分裂能力の衰退にもとづく老衰の説に対立する論拠としての毛髪の白化と細胞の破壊

もしも有機体が老年性衰退を不可避的に蒙るということが証明されないならば、人類と人類に最も近いものがその退行変性を受けるものであるという事より以上に真実味の少ないものはない。従って、何が我々の老衰の原因であるかをはっきりとさせる事が最も重要である。

それについては沢山の仮説があるけれども、これらは殆《ほとん》ど全部が欠点のある実験材料である。ピュチュリの意見のように、細胞の生命は活性のある特殊な酵素《フェルメント》によって保たれ、これは細胞の増殖とともに段々とつかいはたされてしまうものだという考え方は、単に気の利いたシンプルな見方であるにすぎない。人はそのフェルメントなるものを何処《どこ》にも見ることも出来なければ本当に存在するかどうかも知らない。もっとも広く行われているのはワイスマン教授の説である。

教授の説によると、老衰は、細胞分裂には限度があるので、我々の身体をつくり、我々の全生存期間中に

失われる細胞の消耗を補うことが十分に出来ないために生ずる機能障碍にほかならないというのである。老衰は、種属が異なるか、或いは個体が異なれば、いちいち異なった年齢に於いて現われるのであって、ワイスマンはある細胞がつくり得るジェネラシオン（子孫）の数（世代の数）は場合によっていちいち異なると結論した。ただ、彼は、あるものでは細胞分裂がある数で止むのに、他のものではずっと沢山になる、それが何故かということを説明することが出来なかった。

これによく似た説は、アメリカの学者マイノットの説である[10]。これは前者のそれを一層発展させたものである。マイノットの説は、正確な方法により、ある動物をその繁殖の過程で、出産を遅らすことによって樹《た》てられたものである。細胞の繁殖力は生涯の経過中次第と弱まり、失われた部分を補うことが出来ず、萎縮し、退行する状態に必ず立ち至るというのである。この説はビューラー博士によって最近とりあげられた[11]。

細胞が強い生活力をもって発生の中途で再生されることは争われない事実である。やがて後には、その再生と分裂は緩慢になる。けれども、それは決して一生涯の間つづけられるものではない。ビューラーは、老人の場合だと傷の治りが困難である事を細胞の再生機能障碍に帰した。彼はまた、皮膚の剥落した部分を補う表皮の予備の細胞の生産もまた、老年になると非常に減ずると考えた。この説に従うと、学説的には表皮の中で細胞分裂が中止する時期を予見する事は容易である。表層の部分での乾燥と、剥落が絶え間なくつづくので結局表皮が全然消滅するようになる事は明らかである。同じ法則は、ビューラーによると、生殖腺にも筋肉にも、その他すべての器官にあてはめることが出来る。

これらの学説的な考察は、しかしながら、老衰に於ける細胞分裂の全般的消耗説の味方として決して弁護せぬよく知られた事実と牴触《ていしょく》する。

頭髪・毛・爪は表皮の瘤であるが、これらを構成する細胞の再生のおかげで全生涯を通じて生えつづける。これらの部分の発育に於いては毫《ごう》も中止をあらわさない。たとえ最もいちじるしい老衰期に於いても同様である。それどころか、老いれば老いるほど、そうした部分はますます発育が速くなり、身体のある部分を蔽う毛は老人になると数と長さを増すことが知られている。ある劣等の種族、モンゴール族のごとき種族では、口鬚《くちひげ》と顎鬚《あごひげ》は年をとるとともに増すが、若い人たちは僅かな口鬚と、全然皆無か又はほんのちょっぴりの顎鬚があるだけである。白色人種の婦人に於いても同様の現象がある。

若い婦人の上唇や下顎や頬を蔽うほとんどあるかなしかのこまかい絨毛《じゅうもう》は、老人の口鬚や顎鬚や頬髭《ほおひげ》を構成する真正の毛に変化する。

ポール博士は頭髪や毛に関する専門的研究家であるが、ある状態に於ける毛髪の成長の速さを測定した。彼の測定によると、六十一歳の老人で毛髪は一ケ月に一一ミリメートルのびる。次に十一歳から十五歳の男児で、同じ部分の毛髪は同じ期間に一一から一一・八ミリメートルのびて、およそ同じ数を示す。故にポール博士によって研究された二種の対象の間の年齢の大きな差異にもかかわらず、老人の細胞増殖に関しては大した生産の減退を見せない。要するに、毛髪減退の緩慢という事実は明らかな事柄である。

この観察者は、若者の毛髪が二十一歳から二十四歳の間では毎月一五ミリメートルの割合で伸び六十一歳の年令では一一ミリメートルに過ぎないという事を明らかにした。実際、最初の数字は毛深い皮膚の色々な部分に関するものであり、第二の数字は顳顬《こめかみ》の毛に関するものであるに過ぎぬ。ところで、ポール博士自身によって、この第二の場所（こめかみ）に於ける毛髪は、他の場所のそれよりもはるかに発育がおそいということが、いみじくも立派に証明された。さらに同じ観察者は、他方では、十一歳から十五歳の男児に於いて毛髪の成長速度が常に一五ミリメートル以下であることを示しており、しばしば六十一歳の老人に於いて見られる一一ミリメートルよりも以下であることさえも示されている。

我々は非常な高齢になっても、爪はのびると断言出来る。また、百歳以上の人、ロビノ夫人でも、手の中指の爪が三週間のうちに二ミリメートルものびている。三十二歳の婦人でもこれと同じ指の爪が二週間に三ミリメートルのびている。差異は年齢の大きなへだたりに相当したものよりもずっとかけはなれている。この老女の爪の成長は彼女に時々爪を切る事を余儀なくさせている。

頭髪と毛とは老人でも成長するが、老年の退行変性を受けて白くなる。頭髪や毛が長さを増している間に、色素は稀薄になって、ついには完全になくなってしまう。毛が白くなることの機構は『人間性の研究』に於いて述べてあり、明確に決定された事実として考えられなければならぬ。その標題で、我々の身体の老衰の内的現象の説明に基礎を供する事が出来る。

多くの著書の中で私はこの問題に関する項目《テエゼ》を、毛髪の色素が食細胞《ファゴシート》によって破壊されるのと同様に老いた肉体に於ける、細胞その他の器官の萎縮が主として貪食な細胞、マクロファージュ（大食細胞）によるものとして発展させた。我々の身体の高等な部分である神経や筋肉や肝臓の細胞を破壊するのは食細胞で、我々の説、特にこの部分に関する説は、特に神経組織の老衰に於ける大食細胞《マクロファージュ》の役割について諸方から強い反対を惹起した。

我々の見解に反対したのはすべて神経学者たちであった。何年も前からマリネスコ氏は我々の老衰に於ける神経細胞の萎縮に関する説に反対を唱えた。

まず彼は老人、あるいはひどく高齢な老人に於いてさえも、脳細胞をとりかこんでそれを貪食する食細胞の存在を誰にも証明出来ない場合がしばしばあるときっぱり言い切ったのである。[12]

自分の断定を支持するために、マリネスコ氏は親切にも、私に二人の老衰者の脳に関する標本《プレパラート》を二個送ってくれた。詳細にこれをしらべて見ると、私はすぐに私の反対者マリネスコ氏の意見が正確でないことを知ることが出来た。百歳以上の二人の人間の脳の中に（一人は百十七歳で死んだ）、非常に多くの脳細胞が食細胞にとりかこまれ、そしてそれによって破壊されかかっているのを認めた。ただ切片の染色が非常に弱く、我々の研究所でつくった標本よりも不明瞭にしか所見が得られなかった。私は『人間性の研究』の第二及び第三版の中でこの事実を基礎として私の見解を確定しておいた。

私の回答を聞かないうちにマリネスコ氏は『老衰の機構についての組織学的研究』という題をかかげて、私の説に対する新しい批評を発表した。[13] たとえ、神経細胞を貪食する食細胞の事を Neuronophage《ヌウロノファジュ》という名称でよぶことはマリネスコ氏によって始められたとしても、彼はその著書の中で、我々が引用するようになった如き異物を捕食する要素をもつという可能性を顧みようともしないでいるのだ。全然この重要な点を見棄てているのだ。彼の説では神経細胞はそれをとりかこむエレマン（要素成分）とは関係なしに萎縮するのである。食神経細胞は成長する神経細胞の場所をせばめたり（すなわち成長の余地なからしめたり）、栄養を欠かしめ、萎縮させたりするようなことはほとんど出来ないのだ。

マリネスコ氏の説では神経細胞を構成する部分が食神経細胞の内部にあるのでは決してなく、食細胞と同様な方法ではあり得ない。言いかえれば、接触したものを内部に吸収する能力のある貪食性のある要素と同様の方法が可能ではないというのである。

レリ氏もかかる見解を、最近の精神病学及び神経病学の学会で発表したその報告『老人の脳に関する報告[14]』の中で述べている。彼にとっては《ある破壊しかかった神経細胞をとりかこむ核は、ただ食神経細胞の役割をなすだけで》ある。同じ意見はサンド氏の個人研究《モノグラフィ》『食神経細胞[15]』によって長い間支持されていた。この著者は次の事実に拠っている。すなわち、《いわゆる食神経細胞なる要素は最もしばしば薄い膜を有《も》っているにすぎない箇所から、原形質《プロトプラズマ》を奪い取る。決してアメーバ状の突起を見る事も出来ないし、細胞体の中に含有物を証明することも出来ない。》というのである。ごく最近、レエニエル・ラヴァスティヌ氏及びヴォワゼン氏[16]の発表論文の中で、同様の考えが支持されており、いわゆる食神経細胞なる要素は食細胞のような作用をしないという主張をもって結論している。

たとえ、ここでは我々の批評に於ける意見の詳細な反駁に入ることは不可能であるにしても、我々は彼らの推理中に流れ込んだ大きな誤解に関して読者の注意を喚起したいと思う。

神経系統の内部構造を研究するために、これらの事はまず第一に組織を完全に且つデリケートに保つことが困難なる種々の反応のために、あらゆる種類の変化を受けているという事である。そして又、判定を下す時にはそれらのしばしば避け難い変化を見落としてはならぬ。しかるに、それらの標本《プレパラート》で食神経細胞がうたがう余地もないほどひどく損なわれていることを確かめるには前述の著者たちによって与えられた『フィグユール』を一瞥するだけで十分だ。レリ氏が「ある神経細胞をとり囲む核」のことを話した時に、あるいはサンド氏がこれらの要素に「原形質を奪い取る」と述べた時、または、「薄い膜」を有するにすぎぬとした時に、それは人工的操作によってそこなわれた細胞に関することであるにすぎぬ事は明らかである。マリネスコ氏の記録に於ける『形体《フィグユール》』も同様プレパラートにする時に肝腎の食神経細胞は、そのプレパラート作製の方法によってはなはだしい変化を受けたことを示している。

しかるに、核は組織の中で自由に活動せず、又、もし、核が原形質を奪いとって存在しているならば、それは専ら技術上の欠陥に帰すべきである――という考えが最も一般的の考え方となっている。実際に、食神経細胞は一つの核及び一つの薄膜によって例外的に構成されているどころではない、全くその反対に、他の細胞と同様に原形質をも含んでいるのである。

ただ、しばしば組織学的技術の操作中乱暴な扱いによって消えてしまうのである。

私の説の反対論者の推理は、ある医学生の回答に似たりよったりのものだ。すなわち彼は教授が《結核の細菌とはどんなものか?》と質問したのである。すると学生は《それはとても小さな赤い黴菌《ばいきん》です。》と答えた。

実際に、結核菌は大部分の細菌がそうであるように、無色であって、ただ顕微鏡的に見る時には誰でも赤色でもって見易くする事が習慣である。学生は染色してからのプレパラートでこの細菌を識《し》っているにすぎないので、かかる間違った考えを持ったわけである。(17)

適当な方法で扱えば食神経細胞は完全な細胞の体裁をしており、多量の原形質をもっていることがわかる。さらに含有物を溶かさないように処置したら、神経細胞の内部に証明されると同様な顆粒の形成を含むことを完全に明らかにすることが出来る。

食神経細胞の問題を研究する目的で、パストゥール研究所のマヌエリアン氏はプレパラート作製の技術を完全にした。彼はまず第一に恐水病にかかった人の神経細胞の破壊の中にこれらの含有物がまわりをとりかこむ食神経細胞によって吸収されることを示すことに成功した[18]。そして同氏は、『恐水病に於ける人間の脳脊髄神経節細胞に関する研究』の中で、議論の余地がない方法で、「それは大食細胞の部分に神経細胞の食細胞作用がある事を示した。」と結論した。

そして次のようにつづけている。

「神経節細胞の大部分はその原形質の中に多数の黄色の或いは褐色がかった又は黒色の色素顆粒を含み、顆粒は最もしばしばかたまった群をなしている。これらの顆粒は神経細胞が破壊して消失する時に果たしてどんなものになるのであろうか？　もし、マリネスコ氏の断言したごとくにこの現象は侵入する要素の一部分である食細胞に帰せしめず、単に純粋に機械的作用の結果であるとしたならば、これらの顆粒がとりかこんでいる間質組織の中にばらまかれてあって決して侵入してゆく要素の中には無い事を証明する必要がある。しかるに、これとは全然反対のことになったのである。これらの顆粒は真の巨大食細胞である細胞によって独占されているのである。」

神経細胞の顆粒が食神経細胞によって包含されてしまうことはすでにマヌエリアン氏が特別巧緻な方法によって、老犬の脳の標本を用いて確かめている。

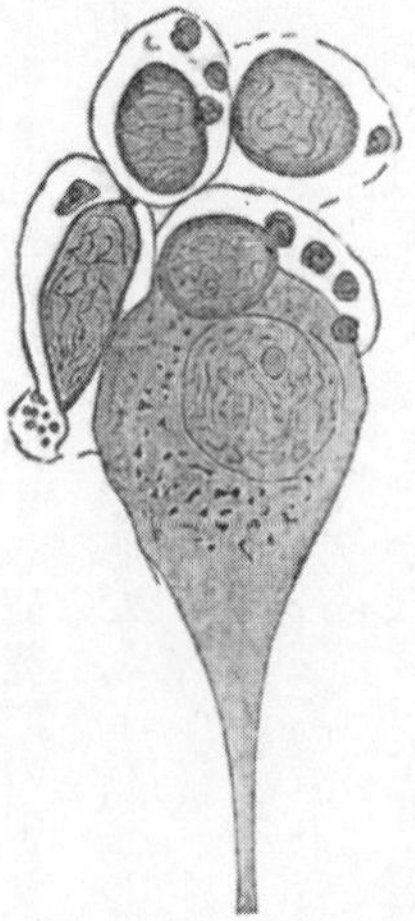

第六図

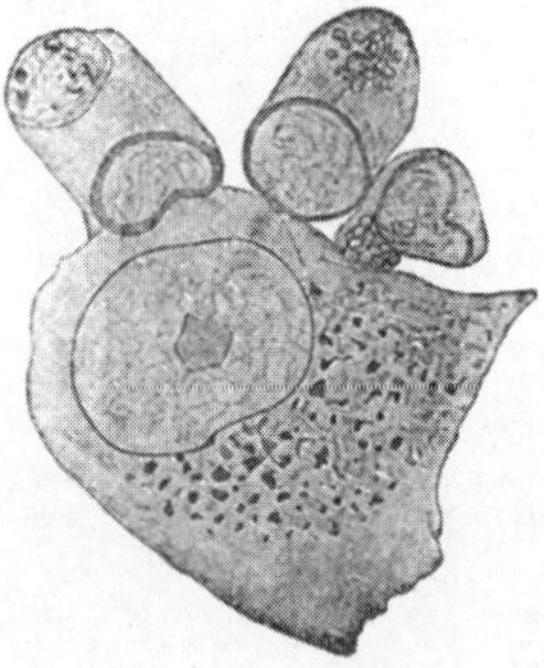

第七図

六も七も、十五歳の老犬の脳皮の神経細胞。神経要素の周囲に多数の肉芽ができている。（マヌエリアン氏のプレパラートによる）

我々はマヌエリアン氏のプレパラートを研究して見た。そしてこの観察者の正確なることを保証する。（第六・七図参照）

ここまで究めて来るともう疑問の余地はないわけだ。老年の退行変性で神経細胞はその含有物を吸収する食神経細胞にとり囲まれ、多かれ少なかれ、完全に萎縮してしまう。食細胞作用を遂行するために食神経細胞は必然的に神経細胞の内部へ入り込まねばならず、それにしては、これは極めて稀にしか観察されないという事を考える。

しかし、それはよく識られており、ある赤血球の食細胞作用の過程に典型的の例を示す。すなわち、細胞の幾分を吸収するために、食細胞は常に必ずしも細胞全体を含む必要もなければ又は自身の内部へ導く事も必要ではない。そしてその役割をはたすためには、とり入れようとする細胞の含有物を徐々に小断片ずつ取り入れてゆく。

食神経細胞によって蚕食《さんしょく》されかけている神経細胞を認める如き状態について、多数の論議が行われた。

かくて、次の如き事実に気づくのも道理というべきだ。すなわち、これらの要素は多かれ少なかれ退行変性を食細胞のみに独占されることなく受ける事はあり得る。実際、往々老人の脳の中で食神経細胞の餌食とならないで色素に充《みた》された神経細胞に出遭うことがある。また、他方では吸収されようとしている神経細胞が、正常の構造を保っている。食神経細胞の干渉を来す条件を一つの方式で十分確実に決定することは不可能であり、この問題に関してこれ以上論議することは無益である。

食神経細胞による老人の脳の神経細胞の破壊が一般的な事実であるにしても、これらの成分が完全な形で老人に残されている例を認めることが出来る。また、ある高齢者に於いて大脳の細胞が食神経細胞から免れていて智力を不完全ながら保っていることもあながち不思議ではない。しかし、これらの例は例外であって、一般法則としては、老人の脳の中で強力な食細胞作用が用《つか》われていると思われる。「かかる現象の欠如」に関してサンド氏の意見を承認出来ないのは以上の如き理由からである。しかも、彼の意見は老年者の二例の研究に過ぎないのである。

我々の脳の老衰性退行変性の機構の説に対して放たれた反対論の分析は食神経細胞の重要な役割に関する我々の意見を更に確実にするにすぎない。そしてそれはこの問題に関するワインベルグ氏と我々の共同による新しい調査がある以上、それだけ完全に我々の以前の結論を十分に確証することが出来るであろうし、又すでに十分それを果たしているのである。

老年者の毛髪が白くなることと、脳の萎縮とは、細胞の要素の分裂機能の減退によって老衰性退行変性の説明にまで及んだ我々の説に対して重要な議論を提供する。毛髪は成長をつづけながら老衰し、そして白くなるのだ。神経細胞に関してはどうかというと、神経細胞は若いうちにも再生はされぬ位なのだから、決して本質的に再生するものではない。従って年をとってはじめて再生する能力がなくなってしまうという必要はないわけだ。

III

高等な身体の要素破壊の際における巨大食細胞《マクロファージュ》の役割――筋繊維の老衰性退行変性――骨格の萎縮――動脈壁の軟化機構と動脈硬化――脈管腺の変化の結果としての老衰の説――巨大食細胞の破壊に抵抗する器官の組織

我々の身体の老衰の機構を特性づけるために、我々が選んだ例は、単に食細胞の重要な作用を示すだけのものではない。毛髪が白くなることで我々は食色素細胞（Chromophage）《クロモファージュ》の破壊者としての役割を目撃した。脳の萎縮に於いて我々の身体中最も高等な要素すなわち脳細胞を破壊するのは食神経細胞であった。食細胞のこれら二つのカテゴリーのほかに、巨大食細胞《マクロファージュ》に属し、老人の組織中にはこばれて我々の研究（『人間性の研究』第三版、三二四頁）において問題となった腎細胞だとか、肝細胞その他高等な細胞を破壊するこれと類似した他の多くの要素を数えることが出来る。

老衰性萎縮の諸例の中で、食細胞作用の現象が伝染病の多くの場合の様にそれほど顕著でないのは、付近にある高等な細胞の含有物を単に小部分ずつしか吸収するにすぎない巨大食細胞の特性によるのであって、卵子の周囲をとりまいている巨大食細胞が卵子の中にはいっている顆粒を捕食してそれを非常に遠くに運ぶことを、我々は、卵子萎縮の際にはっきりと看取出来る。卵子を構成する部分は、その付近の食細胞によっ

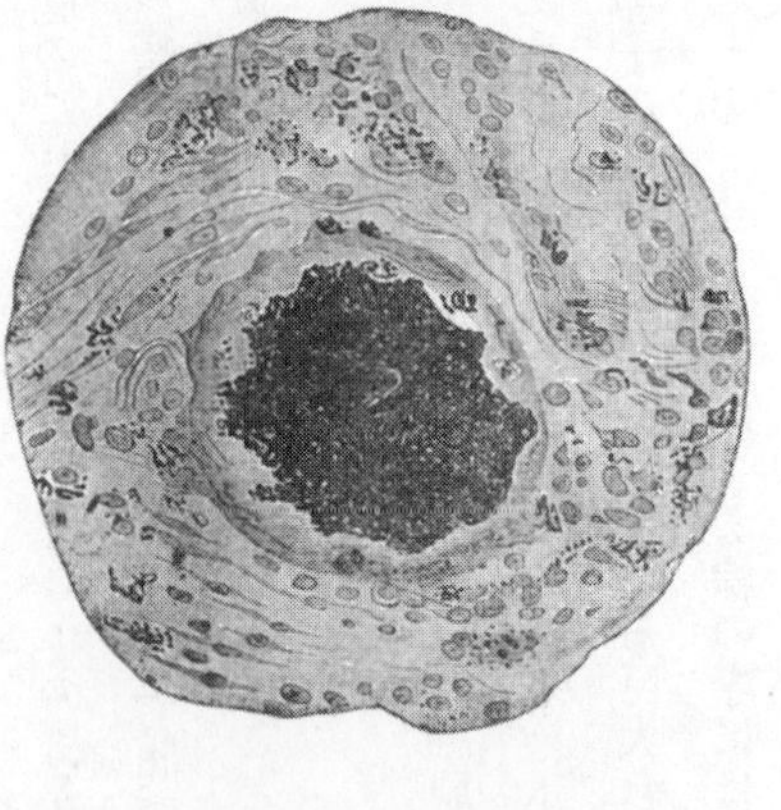

第八図　食細胞によって破壊されつつある脂肪性肉芽に満たされた雌犬の卵子（マッチンスキイ氏による）

て片っ端から吸収され、卵子は一つの畸形《きけい》な塊になってしまい、単に残骸として残るか、あるいは全然無くなってしまう。（第八図参照）

マッチンスキイ氏は私の研究所でこの現象を観察した。そして私自身も雌性の生殖エレメントの萎縮に於いて巨大食細胞の重要性をはっきりと知ることが出来た[19]。

しかしながら、一般には萎縮現象の場合、特殊なものとしては老年の退行変性現象の場合、組織破壊の他の例にぶつかる。この場合、食細胞の特性である捕食作用が卵子の萎縮の時よりもはるかに多く隠れており、より多く変形されている。

老年に最も著しい徴候の一つは筋肉の弱くなることであるということは広く一般に知られている。若い時と同様な筋肉の効力を発揮することが出来ないということがわかっているので、六十歳に達した人に労働させることをしない。筋肉の運動は弱まり、急に疲労から衰弱を来すのである。そして歩行は遅くなり、おぼつかなくなる。老人はなお智識的の活力がすぐれていても早くも筋肉の衰弱がかなりの程度で現われるものだ。この状態に相当して筋肉組織の真の萎縮があることもかなり以前から注意をひいて来た。組織学の創設者ケリカーがこの問題を研究してからすでに半世紀たっている[20]。ここに彼が筋肉組織の老年に於ける変化を述べた箇所を掲げておく。

「老年になると筋肉は真の萎縮を蒙る。筋束はかなり細くなる。さらに、その濃厚層の中にしばしば非常に著しい黄味がかったか、或いは褐色の顆粒の沈殿を見る。と同時に小胞性の核群の沈殿を見る。この核はしばしば中断しないで一連の長い列を形成するが、これは内因的の増殖のあらわれが非常に活動的であり、ちょうど胎児のそれと同様であることを示す。」

同様の現象は、ずっと後になって他の多くの研究者によって観察されている。

ヴュルピアン[211]もまた同様に「筋肉の核の増殖」を非常に高齢の人の萎縮した筋肉に認めており、ドゥオー[212]も同様の事実を確かめている。

筋肉組織の老年性退行変性は老衰の機構の研究に非常に重要な現象であるから、自分はワインベルグ博士とともに老人及び老動物の筋肉の萎縮の多数例を調べて見た。我々は容易に我々の先人が報告した事実を認めることが出来た。老衰性退行変性に於いてはつねに筋束が絶えず増加する核によって充たされており、収縮性物質は全然または殆《ほとん》ど消失を来す。(第九図)

線状の構造を長い間保っている筋繊維は失われてしまい、増殖した多数の核の中に変形されたかたまりとして含まれるに過ぎなくなる。

我々がこの事実を重要な事柄として観察し認知する以前、学者達はこの事実を単に興味のある事柄として報告していたにすぎない。そしてこれに関して何の説明もしていない。この老衰の徴候として第一に著しく

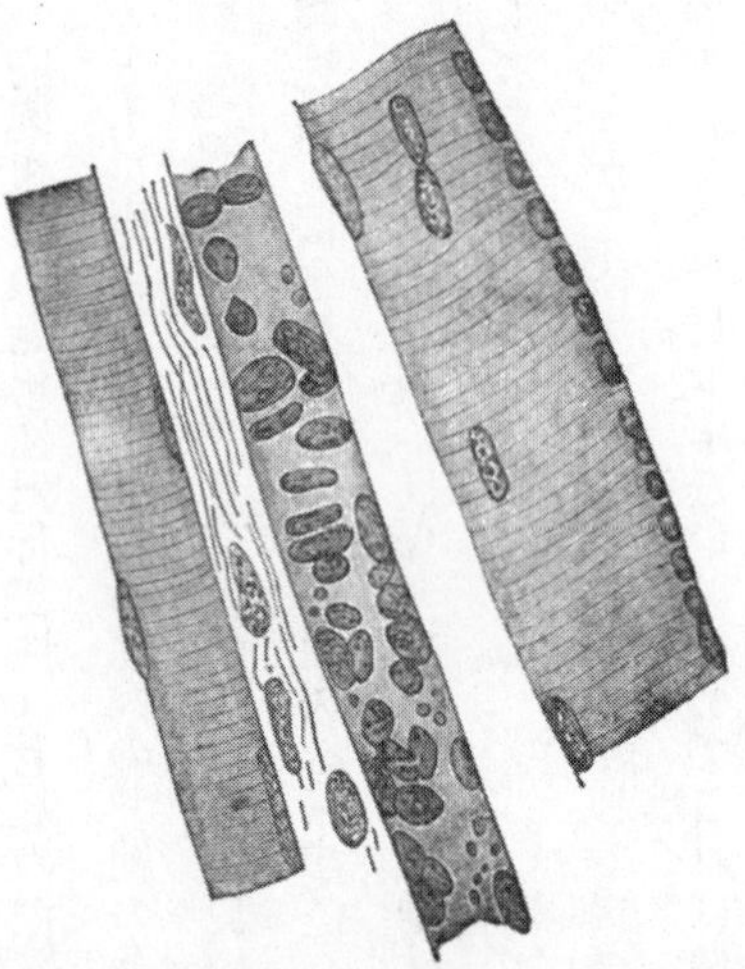

第九図　八十七歳の老人の筋肉の退行変性による横紋筋萎縮（ワインベルグ医師のプレパラートによる）

あらわれる核の増殖は、多数の老衰の機構の説が承諾するがごとき細胞の分裂能力の減退にのみ関係がある。筋肉の萎縮ではこの筋肉の減弱の代りに、これとは反対に分裂の力を強く示している。

我々の組織の老衰性退行変性に於いて細胞の再生能力とは無関係に特別の現象が現われることを示す新しい例を、我々が毛髪の白化及び神経細胞の萎縮に与えた例に添えて示すのはこの故である。脳の萎縮の時と同様にネウログリイ、すなわち、食神経細胞を供給する組織が認められ、筋肉の萎縮の時と同様に筋肉の核の増殖にぶつかる。ただ核の数と同時に筋繊維の原形質（これはSarcoplasme《サルコプラスマ》と呼ばれる物質であるが）の量も増加するのである。これは食細胞現象のカテゴリーに入れるべき一つの過程を通して筋肉の線状物質であるミオプラスマ（myoplasme 筋原形質）と交互に替る。しかるに、正常の筋肉組織ではこの二つの物質（ミオプラスマとサルコプラスマ）及び、サルコプラスマに属する核は完全に平衡状態にあり、老人では核をふくんだサルコプラスマは収縮性物質を減少させながら、次第と増殖してゆく。すると、平衡状態が破れ、筋力の減退が来る。かかる条件下に於いては、サルコプラスマはミオプラスマの食細胞となるわけだ。ちょうど食色素細胞が毛髪の色素の食細胞であり、ヌウロノファジュが神経細胞の食細胞であるように。

筋肉の萎縮の他の例に関する研究、特に蛙《かえる》のおたまじゃくしの尾の筋肉の萎縮は我々が老年者に於いて観察した現象の意味づけに些《いささ》かの疑点も残さない。この二つの場合では、特別な食細胞の芯である myophage《ミオファジュ》による筋肉の収縮性物質の破壊が関係している。

老年性萎縮がもつさまざまの怪奇さの中にあって、自分はそこに特に一つの特筆すべき事実を指摘せねばならぬ。それは、多くの器官が硬化し、それと同時に我々の身体中最も強固な部分である骨格が硬度を減じ、そのために老年期の人々にとっては致命的なものとなるがごとき骨格の脆弱化を来すという事実である。

老年になるにつれて、骨質は減少してゆく。そして粗骨となり、重量を失ってゆく。巨大食細胞には神経細胞や筋肉の収縮性物質の伸展性要素を破壊する力があるにしても、一方、鉱物の塩の浸透した骨質のような固い物質を崩壊させる力はなかろうと考えずにはいられない。

実際骨質の萎縮の機構は多分我々が調べた器官とは別の食細胞現象のカテゴリーに入るものであろう。けれども、ある種の巨大食細胞に非常によく類似した細胞の干渉がここにも関係しているのである。

これは多核細胞であり、オステオクラスト（Osteoclaste 食骨細胞）の名称で知られている。オステオクラストは骨の薄層の周囲で増殖して、骨を溶解に導く。ただ骨質の破片をきりはなし、自分の内部に包摂して溶かす能力に欠けている。

たとえオステオクラストの破壊作用の内部的機構はまだ十分に明らかにされていないとは言え、おそらく

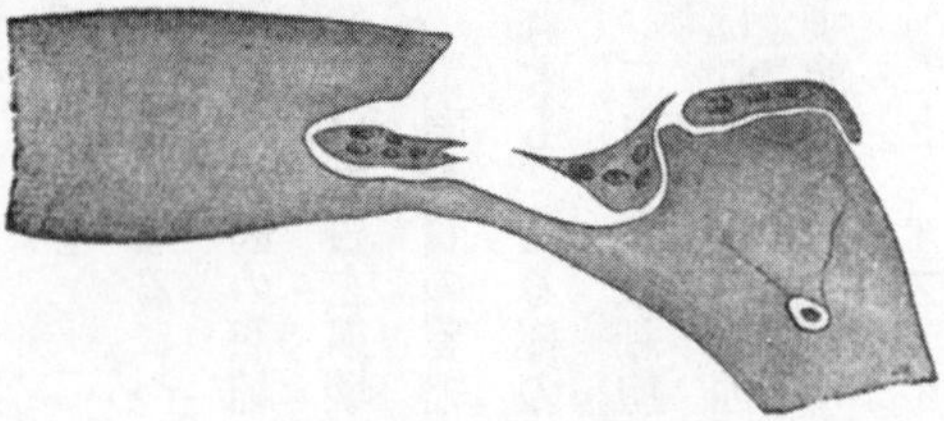

第十図　八十一歳の老人の胸骨中の骨質がオステオクラストによって破壊されている状況
（ワインベルグ医師のプレパラートによる）

分泌細胞の如きものであって、酸をつくり、そのつくった酸で石灰の塩を溶解し骨質を軟化せしめるものであることは考えられる。この現象は骨疽《カリエス》のすべての例に於いて観察され、また第十図が示すごとく老人の骨の萎縮に於いても観察できる。

老人になるとオステオクラストのような変形された巨大食細胞の活動力により、我々の骨格中の石灰の部分が溶解して循環器の中に入ってしまう。老人の体内の各種の組織に容易に沈着するのは多分この石灰分と思われる。しかるに骨が稀薄になると軟骨が化骨して脊椎間の円板に石灰塩が滲みこむ。かくして老人の背骨は変形してゆくのだ。

老人の体内の石灰の移動は特殊なある方法で血管にまで拡がってゆく。たとえ、動脈のアテローム（粉瘤）が必ずしもすべての老人にあるとは限らないとは言え、少なくとも老衰者には非常にしばしば見られる。かかる血管の退行変性のフォルムの中で、石灰塩は変化した部分に沈着し、動脈を硬化させ脆化する。

多くの学者の様々な発表の中で我々のデュラン・ファルデルとソヴァジュのを引用すると、彼らは、「動脈のアテローム変性をした場所と、老人の骨の変化した場所は一致している。特に頭蓋骨に於いてそれは一層明らかである。すなわち脳膜の動脈は蛇行状となり、アテローム性となる。

頭蓋骨の内面にある溝は硝子質《ガラス》の膜の萎縮及び真の側面隆起の構成作用（これは顱頂部《ろちょう》萎縮を伴う隆起に類似している）によって一層深くされ拡がってゆく。[22]」

と記している。

老年期に於いて、我々の骨組を見捨て、それをより一層脆く、弱くさせ、血管に沈着してその弾力を奪い、血管をして、我々の身体の栄養をつかさどるに不適当ならしめる石灰塩は、老人の体性に非常な不調和を生ぜしめるようになる。ここに於いて、我々の身体を構成する細胞の作用に著しい異常が起こるのである。

この動脈のアテロームは動脈硬化と非常に密接な関係がある。動脈硬化は必ずしもすべての老人にあるとはきまらないが、一般には実に夥《おびただ》しく老人に多い病気である。この、管脈の変性の問題は非常に複雑しており、大して満足とまではいかない程度にさえもその性質を明らかにすることが困難である。一つの総括した著作の中に要約し得る前には、実に多くの新しい探求が今なお要求されている。

アテロームと動脈硬化とはともに動脈の病気であって、いずれも原因は同一だが、性質の異なるものであることはたしからしい。ある場合には細菌及びその毒素によって生じた炎症が関係する。また、ある場合には黴毒性《ばいどくせい》の動脈硬化がそれで、これは特別の細菌（シャウディン氏スピロヘータ）が管脈の壁に入り込んで、早老の一大原因を構成する非常な変化を招来させる。しかし他の場合では動脈は、むしろ血液循環にとっては厄介な石灰の板《ブラッツ》を形成するようになる所の退行変性の現象を起こす。

最近行われた研究はある種の動脈のアテロームの原因に関して興味のある発見をした。だが、実験的方法によって動脈の病気をひき出そうとした多数の試みはいずれも不完全な結果しか得られなかった。ジォズェエ氏は副腎の毒素を注射して兎に真正の動脈のアテロームを起こさせることに成功した[23]。この毒素はアドレナリンである。この経験は何度も何度も確かめられ、ここに全く画期的な、そして歴史的なものとなった。それからずっとおくれてポヴリ氏[24]は煙草の毒であるニコチンの注射の結果、同様な結果を得た。故に、次の様に結論することが許されるわけである。

すなわち、老人に於いて非常に大きな役割をする動脈の病気の中には細菌に原因する慢性炎症があり、それから一方には内因性（アドレナリン）の、或いは外因性（ニコチン）の中毒によって起こされるものがある。

これらの結果は、動脈の病気として多数記載された事実とよく一致する。たとえ、必ずしも、老人に於いて、その高齢と必然的な因果関係がないにしても。

副腎の毒素がある種の動脈の病気を起こす役割は、老衰性退行変性の原因として、我々の身体の分泌器官のある種のものが非常に重要視されるところの一つの説を樹立させるに至った。この問題を次の如く発展させたのはローラン博士である。

博士はこう述べている。

「老衰は退行変性に相次ぐ一つの病的過程であって、これは、甲状腺と同様、栄養現象を保持する役目をもつ他の血管腺の退行変性である。」[25]

かなり以前から、甲状腺の退行変性の結果として、ミクセデーム（甲状腺機能障碍による粘液水腫）にかかった人は、老人に似て来るということが知られている。

サヴォイやスイスやチロルを旅行する人は誰でもクレチン病患者（地方病性甲状腺水腫患者）を観察し、それら不幸な人々のしなびた容貌と、その短命なのに驚かされる。かくの如くクレチニズムの状態を起こさせたり身体の衰弱を来さしめるのは甲状腺の退行変性が原因となっているのである。

一方、老人において甲状腺は、ちょうど副腎のごとく、しばしば嚢腫性《のうしゅせい》の又はその他の退行変性の現象をあらわすことが知られている。故に、いわゆる脈管腺が、われわれの老衰を構成する一役を受けもっているという事も事実である。

この腺が、われわれの身体に侵入するある種の毒素を破壊してくれるということは多数の実例が示しており、またもし、一度でも身体に毒がまわったら我々の組織はたちまちにして中毒の危険にさらされるということも容易にわかる。しかし、その事から腺の役割が果たして老年性退行変性の時に重要な位置を占めるか否かということを結論する権利はない。

この問題についてパストゥール研究所のワインベルグ氏によって行われた探求に於いて、甲状腺及び副腎は老動物（猫、犬、馬）では正常であるか、或いは、正常に近い状態にとどまるが、しかし、オルガニズムに於ける老衰の争えぬ徴候が見うけられたと発表している。肺炎で死んだ八十歳の老人の甲状腺も同様に完全な状態を示していた。

老人が、しばしば伝染病、たとえば伝染性肺炎だとか、結核だとか、丹毒だとかで死ぬことがあることを忘れてはならぬ。ところが、これらの病気のために一般に脈管腺が、稀には甲状腺が損なわれている様な場合がある。それを見て人々はとんでもない間違った判断を下す。そして、それらの腺が破損されたのはひとえに上述の伝染性疾患によるのであるにもかかわらず、老年の故にであると思い込んでしまうのである。[26]たとえ甲状腺を除去したか、或いは自然の退行変性を受けた人々の容貌が、たとえ老人の相をしていても、この類似を誇張することは不可能である。

有名な外科医コッヘルが最近これら不幸な病者達に関して描いた図表によると、必ずしも老人にのみ典型的な特徴と言うことの出来ぬ点が沢山示されている。[27]皮膚の水腫（むくみ）、これは最も著しい徴候であるが、これとても全部が全部老衰の特徴ではない。粘液水腫の状態が来ると頭髪と毛とはいちじるしく減少し脱落するけれども、これとて老衰とは区別される徴候である。

若い女子で甲状腺がないと月経が過多なのは、老年になると月経がなくなるのと反対現象だ。甲状腺を切除した人の筋肉系統は非常に発達するけれども、これも老人では筋肉が弱く、萎縮していることとはいちじるしい差異である。

生理学的な研究の結果もそれ以上には老衰と甲状腺の変化との密接な関係を認めない。甲状腺を切除してもただ若年者にせいぜい悪液質を来すにすぎない。ブールヌヴィル、ブリュン両氏が共力して提出した研究報告によると、甲状腺の全摘出後の悪液質に陥りやすい傾向は、三十歳になるとパッタリ停止する。[28]これはまさに青年の境界である。言いかえれば、成長の限度である。それまでは甲状腺の作用が特別に重要な役目をするわけである。五十歳から七十歳までの老人の甲状腺の全摘出の後の悪液質の場合は全然例外的である。

嚙歯類《げっしるい》（鼠、兎）だと甲状腺剥離も悪液質を生起させない。よく耐えるわけだ。そしてこれらは生まれてから僅かの年月で老衰する方のカテゴリーに属する動物である。

ホルスレエ[29]の叙述によると、甲状腺の摘出は鳥類と嚙歯類には悪液質を来さない。反芻《はんすう》動物や馬には悪液質が緩慢に起こって来るに過ぎず、中等度の悪液質しか生ぜしめぬ。しかし人類や猿類に於いては若干量ではあるが悪液質が生じ、肉食獣には一番強い悪液質が起こる。この叙述と老年の場合の叙述（この書物の、長寿に関する研究参照）とを比較すれば簡単にその結果を知ることが出来る。

結局、老衰の機構の中で脈管腺をあたかも毒素破壊の支配者の如き役目をはたすものだという説を否定せずしては、ローラン博士が固守している題目《テーズ》を承認することは不可能である。

一方老衰性退行変性に於いて、高等な要素の変性が最も目立ち、その要素の破壊が種々の巨大食細胞（ヌ

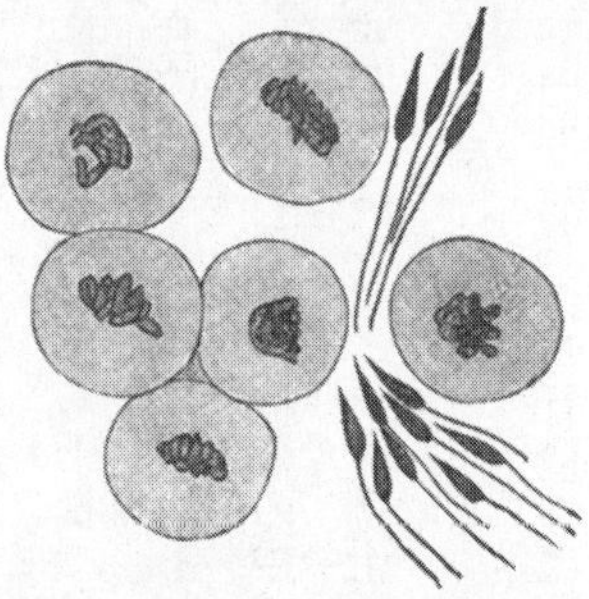

第十一図　二十二歳の老犬の睾丸組織（ワインベルグ医師のプレパラートによる）

ウロノファジュ、ミオファジュ等）によってなされた事に疑いを入れることは出来ない。後者が前者の場所を占めてしまい、繊維性の組織によって置きかえられる。

この現象は分泌器官（腎臓）や生殖器官にまで拡張し得る。(30) そして変形すれば皮膚にも粘膜にも骨格にも拡張し得る。巨大食細胞の侵入に最も抵抗性のある諸器官の中ではまず睾丸《こうがん》を挙げなければならぬ。我々は既に『人間性の研究』の中で九十四歳と百三歳の老人の例に於いて、生産要素（精虫）を多量に含む例を報告している。この場合は全然例外だというものからは遠い。

睾丸の細胞が分裂をつづけて、ある量の精虫を提供するのはただひとり人類のみではなく、年老いた哺乳類全部がそうである。我々はワインベルグ氏と共に、老衰の状態が強くなってから後何年も生きて遂に二十二歳まで生きた犬を研究して見たことがある。この犬の種々な器官は巨大食細胞による侵蝕によって退行変性としての現象を示している。しかし睾丸は非常な活動性を示した。腺の細胞は強い増殖のあとを見せ、多量の精虫を供給している。（第十一図参照）この器官の状態は今問題にしている犬における生殖本能の保存に一致している。

我々が研究した別の例は十八歳で死んだ老犬である。この老犬の睾丸には癌が出来ており、雄性の要素の生産はもはや不可能な状態である。しかるに死ぬ少し前、こんなに老境に達していても（第十二図）雌性に挑む傾向が顕著であった。

老人に於ける組織の退行変性は以上の例から推して考えても例外なしの法則ではない。老人の変性した部分の全体が、必ずしも巨大食細胞の破壊および繊維組織によって置きかえられる法則にしたがってはいないのである。

たとえ、食細胞をつくる器官、たとえば脾臓、骨髄、淋巴《リンパ》腺なども同様に、老人の場合において繊維性変質の一定の徴候を蒙るとはいえ、高等な要素の破壊を来す食細胞の一定量の生産のためにかなりそのままで残っているのである。われわれは、しばしばこれらの器官の中で細胞分裂の現象を観察した。そして分裂の形跡が十分に見られる八十一歳の老人の骨髄を例にとって引用する。（第十三図）

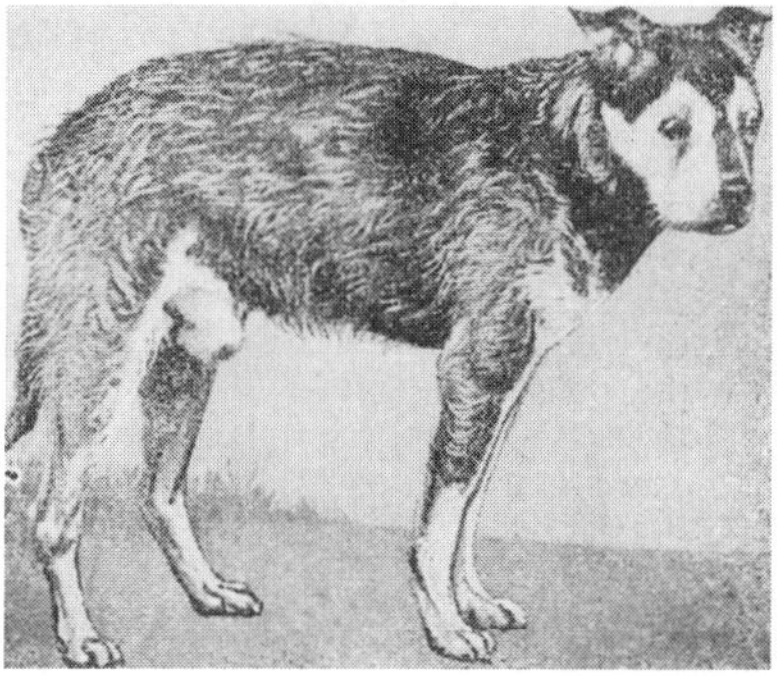

第十二図　十八歳の老犬

巨大食細胞に何の干渉も受けないで、ただ老年性変性を示す器官として我々は『眼』のある部分をあげる事が出来る。

白内障と角膜の周囲に乳様の環の形で示される老年性アルク（弓斑）はいずれも老人に於いて極めてしばしば見られる。この変性は、水晶体と角膜の一部に脂肪物質が滲透してそれらに混濁をあたえるのである。[31]

角膜や水晶体の栄養障碍を人は眼の内部の脂肪沈着の故に帰しているが、身体における他の部分では、この脂肪変性の開始はほとんど皆巨大食細胞の作用から来ているのに、水晶体と角膜とは解剖学的に観察し得る一切の原因から免れているのである。

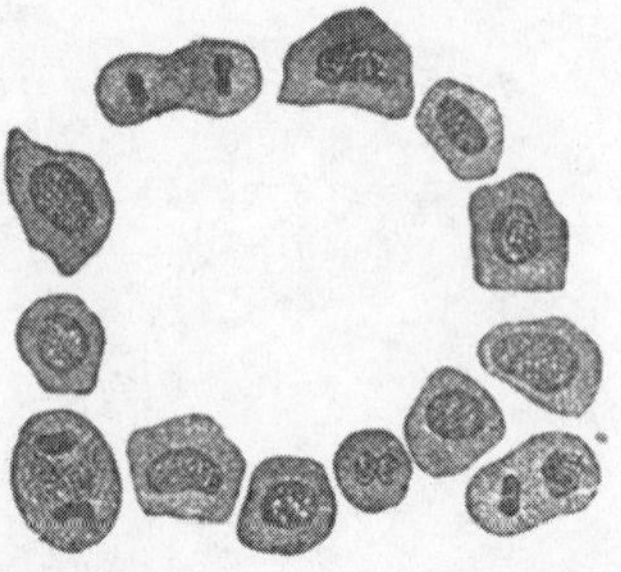

第十三回　八十一歳の一老人の胸骨髄

高等な要素における大部分の器官はその巨大食細胞を常に随意に処理出来る。

神経中枢は巨大食細胞の源としてネウログリイ（Neuroglie 神経間質細胞）を有し、横紋筋（les muscles triés）は、同様の作用をもつサルコプラスマ（Sarcoplasma）を有し、骨組織はオステオクラスト（Osteoclaste）を有し、肝臓と腎臓は循環して来る巨大食細胞によって容易に侵される。水晶体と角膜とは少しばかりしか、または全然巨大食細胞の役割を果たすことの出来ぬ要素を持っている。

ある種の伝染病は早老を招来する。黴毒にかかった小児は《小形の老人で、顔はこわばり、皮膚は土色か煤色で、軟弱で、皺だらけで、皮膚の方が包んである中味よりだぶだぶしている様だ。》(32)

この場合には母乳から入って来てすでに小児に中毒作用を与えることに成功している黴毒菌によって老衰になることは確かである。

これと同様に我々の老衰もまたオルガニズムの中毒の結果だと考えられる。この場合の中毒は慢性であり、緩慢なものである。不完全に破壊されたか、或いは全然取り除かれた毒素は組織の減衰を来す。毒素の作用は変性し、緩徐となり、ある器官の中の脂肪沈着となってあらわれる。

我々の細胞のあらゆる要素によって食細胞は、我々の身体を侵す毒素の活動《はたらき》を出来るだけ支える。時としてそれはこれら有毒物質によって、刺激を受ける。こうなると、高等な要素と巨大食細胞との間に闘争が開かれる。この闘争は遂に後者に有利なけりをつけて幕を閉じる。

我々の老衰を何らか好ましい方向に転化させる様なことはあり得ないだろうかという問いに満足出来る回答を与えるためには、種々な見地から、これをよく研究する事が必要である。我々が次章以下諄々《じゅんじゅん》と研究して行こうとするのもかかる意向からであるにほかならない。

第Ⅱ章　動物類の長寿

Ⅰ

動物の身長と長寿との関係——長寿と成長期間——長寿と新生児の体重が二倍になる期間の関係——長寿と繁殖力——長寿と栄養とのおよその関係

動物の生命の長さは広い限界の間を動揺している。輪虫綱《ロティフェール》に属するある種の雄の如きは、その生命の全周期についてしらべて見ると、卵から死までたかだか五十乃至《ないし》六十時間の間であるのに、これに対し爬虫類《はちゅうるい》中のあるものとなると百年以上も生きて、おそらく二百乃至三百歳に達するものがめずらしくないのである。

動物の種類によってこんなにまで変化のある寿命を支配する法則があるものかどうかということが考えられだしたのは余程昔のことであった。

家畜動物を広く調査すると、一般に小さな動物は大きい動物よりも寿命が短い。はつかねずみやモルモットや家鼠《いえねずみ》は、猫や羊より短命で、馬や駱駝《らくだ》は猫や犬や羊より長命である。人類の仲間なるすべての哺乳類のうちでもっとも寿命の長く最も大型なのは象である。が、体の大きさが常に必ずしも直接寿命に関係しないということを確かめることはさして困難ではない。

小さな動物、たとえば鸚鵡《おうむ》や烏や鵞鳥《がちょう》は他の多くの哺乳類よりは高年になり、ある種の鳥類は驚く程長命である。

一般の法則として、身体の大きな動物は小さな動物に比して、成長し一人前になるのに余計時間がかかるものである。で、人はこの事実から、動物の懐胎期間と成長期間とは寿命に比例するものであると考えた。ビュッフォンはすでに《全生命の長さは、成長の時期の如き方法によって測定し得る。》と考えた。[33] それで、種《しゅ》に固有の寿命は極めて安定なものとして示されるという事が出来る。

同様にある動物の種《しゅ》で定まった大きさにならないものでは通例の寿命に達さぬうちに死んでしまう。また、同じくビュッフォンは《……寿命は習慣によるものでもなければ習性によるものでもない。さればと言って食物の種類によるものでもない。ちょうど我々の年数を支配する機構の法則を変える事が出来ず、栄養過剰とか大食だとかによってそれ（法則）を変えることが出来ないのと同じだ。》と信じていた。

成長を測定するのに身体の完全な発育の期間を用いて、ビュッフォンは寿命は成長期間の六乃至七倍であるという結論に達した。彼は言う。

《人類は成長に十四年かかり、その六乃至七倍生きることが出来る。言いかえれば九十歳から百歳である。馬は四年で成長し、その六乃至七倍、すなわち、二十五歳から三十歳生きる。》

《鹿は成長期間が五六年だから、やはり五乃至六年の七倍すなわち三十五歳から四十歳までは生きる。》

たとえ、原則的にはこの説に賛成したとは言えフルーランは、ビュッフォンに、成長期間の評価の不正確なることを指摘した(34)。

彼は、成長の期間は長骨の末端の部分（骨端）の融合する時期によって記されるということを認めて、一層すぐれた結果に達することが出来た。この特質にもとづいてフルーランはすべての動物は骨端の融合までの経過の五倍だけ生きるとなした。

《人間は二十歳で成長し、二十歳の五倍、すなわち百歳まで生きる。駱駝は八歳で成長し八歳の五倍の四十年間生き、馬は五歳で成長し、五年の五倍すなわち二十五年生き、他のものにも同様の事が言える。》

と結論した。

フルーランの如く、哺乳類だけを相手にして法則を立てているのでは、よほど割引してかからないと、そのままには適用できない。例は広汎にわたらないのだから、彼の法則はある程度の保留を加算してからでないとそのままには信用できないだろう。と、いうのはワイスマンはフルーランの説に合致しない例を既に観察によって挙げているのだから(35)。

すなわち四年で既に完全に成育し、その五倍ではなく、十倍、さらに十二倍も生きた馬の例を引用している。はつかねずみは非常に成長が速やかで、生後四ケ月以後には子供を生むことが出来る。もし成長の期間を長く見て六ケ月としても、その寿命である五年という年月はフルーランの意見による長さの二倍になる。

家畜の中で羊は成長期が比較的長いものである。永久歯が生えるのに五年かかり、ちょうど成長した時にやっと一人前の成年になるわけだ。けれども八年乃至十年にして歯を失い、老衰しはじめ、十四歳になると完全に老衰の兆候を見せる。羊の寿命は成長期間のやっと三倍にしか達しない。

他の脊椎動物を見渡すと、成長と寿命の関係に多様性がさらに大きい。同様に鳥類の中でも鸚鵡は長命で有名である。が、成長が非常に速い。生後二年で早くも永久性の羽毛を持ち、繁殖能力もある。さらに小さい種類の鸚鵡は生後一年で同様の状態になる。孵化期に要する期間も同様に短い。二十五日を出ない。多くの種類では三週間をさえ要しない。しかるに大多数の非常に正確な事実が示すように鸚鵡は非常な長寿を享受する鳥である。家畜の鵞鳥は三十日で孵化する。そして成長期日も極めて短い。これに反して長生きが出来る。八十歳から百歳の鵞鳥を見ることがある。

一方駝鳥は四十二日から四十九日で孵《かえ》り、三年で大人になるが比較的短命だ。これについては後で詳細に述べることにする。

ミルヌ・エドゥワール氏が、懐妊期間と寿命の直接の関係の法則が本質的に重要でないことを報告したのは既にずっと以前のことである。同氏は批判を次の如く結論している。

《馬は人間よりずっと長生きしない。子宮内の生活は馬の方が人間より長期間だが、人間より短命である。ある種類の鳥はこの孵化期間が二三週間にすぎないものであっても、一世紀以上も生きることが出来るらしい。》

ブンゲは最近、成長と寿命の関係を再びとりあげる研究をし、調査の新しい方法を発表した(36)。彼は哺乳類の生まれたばかりのものの体重が二倍になる期間は成長の速さを説明するものだということに注目した。人間の子供が生まれた瞬間の体重の二倍に達するためには百八十日を要するのに、一方では寿命が人より短い馬は二倍の体重になるには六十日しか要しない事を彼は確かめた。牛は四十七日を要するに過ぎず、羊は十五日、豚は十四日、猫は九日半、犬は九日を要するにすぎぬ。この調査によってかかる結果を得たことは甚だ興味あるものであるが、体重が二倍になる期間と、寿命の間の関係を簡単に支配する法則を承認する事はあまりに違い（へだたり）が大きすぎるので不可能だ。この期間は、馬では、犬よりも七倍も長いが、この二種の寿命は三倍の差である。（馬は稀に六十歳、犬は二十歳以上になることさえあるのだ。）山羊《やぎ》は最初の体重の二倍になるのには犬よりもかなり長時間かかるけれども、寿命はというと、犬よりもずっと短い。

我々の調査によると生まれたばかりのはつかねずみは最初の二十四時間で四倍の体重になる。二倍の体重になるのは、はつかねずみより五倍しか長生きしない犬や猫の三十六分の一の長さである。

要するにブンゲは彼の得た数字から正確な結論を引き出すことからははるかに遠い。ただこの数字は、多くの有用な探求のためによい勇気づけにはなるであろうが、それ以上の何ものをももたらさない。

また、彼は、フルーランの意見に反対して、もし、フルーランの五という要因《ファクタ》が人間に対してもし価値あるものとしても、四年で成長して、ちょうど人間が百歳以上になるように、四十歳以上までしばしば生きる馬に対しては少しの価値ある要因ともならないと考えたのである。

一方では身体の大きさと成長期間、他方では寿命との間の正確な関係、すなわちビュッフォンやフルーランによって形式づけられた様な関係を認めることは出来ないにもかかわらず、ある種の動物の内部的条件が、この種の動物にとって越えることの出来ない定まった空間と時間の限界を決定するという考えは正しい。

ただこれらの純粋に生理的な条件は、寿命の差異についてなおかなり大きな割合のうちに、一つの若干自由な余地をのこしているのである。

これは外的環境が成長に影響することによって変化させられ得る特性である。これは、寿命の長さについてよく知られたその研究の中で特にワイスマンが主張している問題である。

彼に従えば、寿命は結局は生物体を構成する細胞の生理的特質に依存するとは言え、おそらく、生存の条件に適応し又、種《しゅ》の生命に対しての有用な特質の自然淘汰によって整調するものらしい。

動物が生存をつづけるためには繁殖することと、子孫が大人に達し得て、今度はそれが生殖をいとなめる様になるということが必要欠くべからざることである。

しかるに生物界には繁殖力の制限された多くの例がある。大部分の鳥類は空中生活に適応し、体が重いということはそれと相容れぬわけだ。だから非常に少ししか卵を産まない。かかる例は猛禽類《もうきんるい》である鷲《わし》、禿鷹《はげたか》その他にある。が、これらは一年に一度卵を抱くだけであり、二つの卵、時としては一つの小さい卵をしか産まぬ。この状態に於いては、長寿ということが種属保存に適応する一つの方法になり、卵と雛は非常に危険に遭うこといよいよ必然的となる。

卵はしばしば種々の敵の捕食するところとなり、雛は早期の寒さで死んでしまう。こうした、生存に悪い条件に置かれている猛禽類はもしも長寿の能力を有《も》たないとしたならば、この種はまたたく間に地上から姿を消してしまわねばならぬ。また、繁殖力の強大な動物は寿命の短いことも知られている。はつかねずみや家鼠や兎や他の多くの齧歯類はせいぜい五年か十年しか生きないけれども、これは子孫が非常に多数であることによって完全に補われるわけだ。

ここにおいて、我々は、生理学的に、寿命と生殖力の弱さというものの間に密接な関係が横たわっているという事実を推測することが出来る。分娩ということは母体を極度に消耗させ、子供の沢山ある母は、早期に老衰し、しばしば老年まで生きない。従って分娩、乃至生殖というものは短命の原因でもある。

しかしながら軽々しくかかる説を樹《た》てることは警戒を要する。寿命は、少なくとも脊椎動物の場合、一般に両性とも大体同じである。しかるに新しい子孫を得るためにオルガニズムを消費する度合は男性よりも女性の方がはるかに甚だしい。ところが、女性の方が大ていの場合男性よりずっと長生きをする。

この事実は、百歳の高齢に達する事に於いて女性の方が男性よりもずっと多いという例を持つ人類の場合に適合する。

弱い繁殖力は、長寿を来しむ非常に強大な繁殖力をもった動物の例が沢山あるのだから、それだけにますます長寿の理由として考えることが出来にくい。

また、鸊鷉の中で一年に二回または三回産卵し、六つから九つの卵を一度に産むものがある。鴨《かも》の一種——Anatides《アナチデス》——は多産で有名であると同時に長寿を保つ。「孵化の度ごとに多数の卵があり、その数六より以下は稀で、時によると十六個に達することもある。」（ブレーム『鳥類』第二巻七五〇頁）普通に多くいるタドオル《つくしがも》（なみつくしがも）は二十個から三十個の卵を生む。飼い馴らされた家鴨は、ある熱帯地方に於いて一季節中毎日産卵する。

野生の鵞鳥は一周期で七から十四を生む。

ところで、家鴨と鵞鳥とは長寿の鳥で二十九歳まで生きた家鴨などそう稀《めずら》しくはない。それから繁殖力の強い牝鶏でも二十年から三十年生きた例がある（ウスタレー）。

しかしながら、これらの鳥は若い間にあまたの敵の攻撃にさらされるではないかと人は言うであろう。誰か、雛鶏や家鴨雛や鵞鳥雛などが、禿鷹や狐などのごとき肉食動物にさらわれたのを見たことのない人があろう？

これらの例では、雛がやられても種属を保存できるように適応のために長寿というたまものが与えられるのだということで一応の説明はつく。

ワイスマンは、游禽類《ゆうきんるい》及び多くの他の動物の生命の長い継続について、同様な説明を試みている。

ただ、この場合こういうことは十分に認めなければならぬ。すなわち、長寿は仔鳥がさらされる危険には決して依存関係があるのではなく、そうしたものとは無関係に独立したものだということである。すなわち、ちゃんと前から決定されているものだということである。

もしそうでないとしたら、かくの如く多数が敵によって貪食される仔鳥の属する種類は、やがて間もなく絶滅してしまうであろう。あたかも、今日はもはや存在しない多数の動物と共に、地質学上の先史時代に生まれたもののように。繁殖力の強大な、そして子供が多数やられてしまう動物の寿命は、それ故におそらく繁殖力でも、子孫の潰滅でもない特別の『要因』を持っていなければならないはずである。

それは、生物体の生理学的条件の中にもとめられるべきものであり、決して成長の期間や成育した動物の大きさなどには関係のないものだ。

ウスタレー教授は種々の寿命に関する仮説を調べて脊椎動物の寿命に関する非常に興味のある研究の中で、この現象の原因としての栄養食餌の体制を定めた。彼は摂生と長寿との間にある関係が存していると考えた(37)。

一般的な法則では、草食動物は肉食動物より長寿を示す。これは疑いなく、前者はずっと手近に、規則的に、周囲から必要な食物を捕食することが出来、肉食動物のように贅沢な御馳走を食べたり、かと思うと、パッタリ食物がなくなってしまったり……というような事がないからだ。

事実、この法則を裏づけ、確証する例は山のようにある。たとえば、象や鸚鵡は草食で、長寿である。ところが、肉食でも長生きする動物も沢山ある。昼行性及び夜行性の猛禽類の中で、動物の肉を食べて長寿するものもある。これは多くの観察者が示している実例によってはっきりしている。屍体を食う鴉《からす》は長寿で有名だ。鰐《わに》の寿命は正確には知られていないけれども、この恐ろしい肉食動物は、非常な高齢に達するらしいことは確かである。

従って長寿を支配する原因を他に求めなければならない。ただ、何らかの結果に達するために、動物界での寿命に一瞥を与える事は決して無駄ではないのである。

II

下等動物の寿命——いそぎんちゃくその他の無脊椎動物の長寿の例——昆虫の寿命——「冷血」脊椎動物の寿命——鳥類の寿命——哺乳類の寿命——両性の寿命の不同性——生物体《オルガニズム》の寿命及び繁殖力と生産力との関係

動物の寿命の極めて種々様々なるには驚くのほかはない。

それが、大多数の要因《ファクタ》に基づくものなることを確かめるには既にごく表面的な概要で十分であるとされていた。

高等動物はほとんど常に無脊椎動物よりも大柄であり、かつ寿命はこの大柄なことと緊密な関係があるところから、脊椎動物は常に下等動物よりも長寿なりと仮定することが出来ると一般に考えられていた。しかし事実はそれを裏切っている。きわめて簡単な構造の動物の中に、かなり長生きするものがある。その最もよい例はいそぎんちゃくである。この下等な構造の動物はこれと言ってはっきりした消化器さえも持ってないし、神経系統は散乱していて、ほとんど発達の形跡もないが、捕獲されて飼われたまま極めて長年月の間生きているのが観察される。私はハンブルグの水族館長ロイド氏のところで、今から四十年前、一匹のめずらしいいそぎんちゃくを見たことを想い出す。それは特別の硝子器《ガラス》に大切に保存されて生きているいそぎんちゃくで、数十年間、ぴんぴんと生きていたものであった。

それから、あるいそぎんちゃく（Actinia mesembryanthiemum《ウメボシ》 の種類に属するもの。腔腸《こうちょう》動物で、梅干菟葵科《うめぼしいそぎんちゃくか》。花虫綱《はなむしこう》。うめぼしいそぎんちゃくは日本にもある。体は頭部と胴部とに分かれていないで、時に疣状《ゆうじょう》付属物を有することもある。触手には引っぱる力がある。括約筋は種々の程度のものをもち、口辺孔を有する。）は六十年余も生きていた。それは、一八二八年にスコットランドの動物学者ダリエルが捕獲したもので、この時すでに完全に成育し、七歳位であった。

このいそぎんちゃくは、ダリエル氏の死後三十六年間生存し、一八八七年に原因不明の疾病で、エジンバラで死んだ。この長寿にもかかわらず Actinia mesembryanthemum《ウメボシ》 の成長は非常に迅《はや》く、繁殖力も強大である。

ダリエル氏によると、この種類のいそぎんちゃくは十五ケ月で成熟する。この博物学者にとらえられた標本動物《いそぎんちゃく》は、二十年間（一八二八—一八四八）で三三四の仔を生んだ。ところがその後しばらく、子ができなくなったが、また何年か経ってのある夜（それは一八五八年）二三〇の小さい仔が生まれた。この奇抜な繁殖は年とともに減退して行ったが、五十八歳の時にさえ、なお同時に五乃至十も仔を生んだ。一八七二年から七年の間に一五〇の仔を生んだ(38)。さて、この動物は、大人の兎の四十乃至五十分の一の体重にすぎぬが、この齧《う》歯類《さぎ》の六倍以上の寿命があった。

アシュワース、ネルスン・アナンデール両氏は他の『いそぎんちゃく』を観察した。Sagartia troglodytes《サガルチア・トログロディテス》 に属するもので、五十歳であった。これは繁殖力が弱いだけのためにこの種の若いものと区別されるに過ぎなかった。

これら極めて長寿の腔腸動物のなかに、フラベルム（Flabellum みどりいし類）のごとく二十四年以上は生きないものがあり、この種の小動物に於ける寿命の差異の原因は誰にもまだはっきりしたことがわからないのである。

軟体動物と昆虫の寿命は相当ひらきのある多様性変性を示している。

ある種の腹足類、たとえばヴィトリーヌだとかスュクシネーは短命であるが他のナチカ・ヘロス（Natica Heros なまがい属）のごときものは三十歳に達することが出来る。ある種の軟体動物たとえば海生の二枚具、トリダクナ・ジガス（Tridacna gigas 車渠《しゃこ》属）のごときは六十年いや百年も生きる。(39)

昆虫類はいずれも甚だしき類似の下にありながら夥《おびただ》しく多様な動物だが、やはり寿命がまちまちである。数週間しか生きていないものもある。たとえばある種の木虱《きじらみ》は一ケ月以内に死ぬ。けれども同じ昆虫類の部内でも、ある種の蝉は、十三年から十七年の長寿である。すなわち小さな齧歯類、はつかねずみや家鼠やモルモットよりもはるかに長命だ。

北米のある蝉、シカダ・セプテムデシム（Cicada septemdecim）という名の蝉だが、これは、幼虫の状態で十七年間林檎《りんご》の木の近くの土中に埋まっていて、根の汁を吸っている。成虫の状態になると、この蝉は卵を産み、また新たなる十七年間を生きた後に地中から出て来る。そしてあとは仔を産むまで一ケ月ばかりしか生きない。

こうした長寿の極端な例のうちで、やはりこれも昆虫類の一種だが、非常に変化のある寿命をもった一系統がある。現在の科学は、こうした条件の下に於いて、長寿を支配する法則を探求しようといくら努力しても、それは無駄におわるであろう。

法則で全般の動物中、ある点に適用されるものが、往々にして昆虫の場合には逆になる事がある。大きなばったや蝗《いなご》や蟋蟀《こおろぎ》は、多くの体のずっと小さい鞘翅《しょうし》類《るい》よりも短命である。

生殖力の強い蜜蜂の雌（女王蜂）は二三年、時としては五年に達することが出来るが、生殖能力のない働《はたらき》蜂《ばち》は、生まれた最初の年内に死んでしまう。蟻《あり》の雌は体が小さくて、おそるべき生殖力を有するにもかかわらず、七年間は生きる(40)。

一般の下等動物及び、特に昆虫の生理学に関するすべての問題についての科学を無視しては、彼らの生命の長さの著しい多様性の原因に関する概念をつかむことは出来ない。人々は脊椎動物を検討し、その研究に成功する多くの機会があるし、それについては、我々とてもより正確な知識を持っている。

魚類から哺乳類へという風に次第と研究を高等な動物の方へ高めてゆくと、これら動物体は多くの進歩を示すにもかかわらず、寿命の歩みは逆の方向にむかっているという事実の分析があらわれる。一般の法則としては、下等脊椎動物は哺乳類よりも長寿である。

魚類の寿命に関してわれわれは不完全な知識をもつにすぎないが、長寿と考える権利がある。うつぼを非常に珍重した古代ローマ人は、水槽の中で保護して、六十年以上も生かしておいた。鮭の寿命は滅法長く、一世紀に達し、かますも同様極めて長命な魚だと一般に考えられている。

一二三〇年に、ハルブローンの付近で漁《と》ったゲスナーによって記述されたかます、二百六十七年も生きていたというこの魚については随分古くからいろいろな物の本などで人口に膾炙《かいしゃ》している。同じく、鯉も大変長命であるとされており、ビュッフォンによってこの魚の寿命は百五十年と評価されている。シャティイやフォンテンブロオの池の老鯉は、その齢数世紀に達していると言われている。E・ブランシャールは、フランス革命の時に国王や皇族の邸が襲われた際、大部分の鯉が食べられてしまったことを考えに入れていない。この考えは不正確だと彼は指摘している。けれども、とにかく鯉の長寿は、非常なものだと言う事だけは言える。

両生類の生命に関する材料は少ししかないが、小さな体のこの類の代表者がやはり極めて長命であることだけは確かである。十二年から十六年生きた蛙《かえる》や、三十六歳に達した蟇《ひきがえる》が観察されている。

爬虫類の寿命の参考資料は沢山にある。鰐と、この種のもので最も巨大な体躯をしたカイマン鰐（南米産の大鰐）は、成長期が非常に長く、非常に長寿なので有名である。

自然科学博物館には四十歳になるカイマン鰐が居て、こんなに長年月を生きているにもかかわらず、すこしも老衰の徴候がない。鰐よりもずっと体の小さい亀たちもやはり寿命が長い。ケープ・タウン地方植民地総督邸の池にいる亀は、八十年間この池に住んでいる。この亀類は二世紀間を生きとおして来ていると言われている。他の亀で、ガラパゴス島から来たのは百七十五歳であった。
ロンドンの動物園内の爬虫類館には百五十歳になるドオダン亀が飼われている。Testudo marginata《テストウド・マルジナタ》という陸生の亀で英国ノーフォークで百年の間生きていたものがある。マーレーの語るところによると、ランベス宮殿の図書館には、カンタベリーの大僧正の邸の庭園に一六二三年頃運ばれた亀で、百七年間生きていたという亀が、現在飼養されているという。[41]

別の亀でフルハムの司教館の庭園にランドという司教の放ったものが百二十八年間生きていた。我々はすでに沢山の陸生の亀（Testudo mauritanica）のことを述べて来た。その歴史は八十六年前から知られている。けれどもその年齢は、さらにずっと大きく、一世紀近くだと考えられて来た。

蛇と蜥蜴《とかげ》の寿命に関する材料は貧弱だが、しかし他の爬虫類に関して我々が述べてきた事実から、これらの種類の脊椎動物が、極めて長寿なりと結論することができる。

下等脊椎動物が長寿なのは、この種の冷血動物の生理作用が非常に緩慢である、ということの故であると考えることは誰にもさして困難ではあるまい。彼らの血液循環速度は心臓が一分間に二十から二十五しか鼓動しないことに徴してもわかるほどゆるやかなものだ。

ワイスマンは寿命に影響する一つの要素として、《生命を急速にあるいは緩慢に経過する、言いかえれば、栄養の交換または生活現象の時間》を挙げている。

さて鳥類の寿命の研究は、その結果として次の事実を示す。すなわち、温血なること、運動および生理作用が急速であるにもかかわらず、寿命が一般に長いことである。我々はすでに多数の鳥類の長寿の例を第Ⅰ章で列挙し引用したが、このことの重要性は、この問題の一層詳細な分析の必要を要求しているのである。この仕事はガーネー氏の研究によって非常な便宜をあたえられた。(42) 彼は貴重な報告を数多く集めた。一つの表には五十種以上の鳥類を含んでおり、最も短いのは八年半と九年である（Podargus cuvieri《ポダルグス・クヴィエリ》, Chelidon urbica《ケリドン・ウルビカ》 いわつばめ等の類）。

かかる短い寿命は例外的なものだということが示されている。その反対に、一般の通則では、十五年から五十年以上の寿命とされている。同じく小さな体の鳥類もやはり比較的長寿である。カナリヤが十七年から二十年間飼われ、鶸《ひわ》が二十三年間と観察された。野原の雲雀《ひばり》は二十四年に達し、褐色と銀色の鴎《かもめ》は三十一年から四十年生きることが出来る。中位の大きさの鳥類で、動物の肉を食っているものも、植物を食っているものも、繁殖力の強大なものも、少ししか卵を産まぬものも、いずれも数十年間は生きる。ここでは、その例を数個あげるに止めておく。十四羽の鸚鵡はガーネー氏の表にあって、平均四十三年生きた。その最小は十五年で、最大は八十一年である。

同様に、たとえフンボルトが述べたアメリカの伝説を信じないとしても、とにかくこの鳥の長寿を証明する真正の事実の十分な証拠がのこされている。この伝説というのは鸚鵡が甲羅を経て遂に一人のインディアンになったという話である。

次に、ルヴァイヤンはジャッコー鸚鵡（Psittacus erithacus）の歴史を述べている。これによると、この鸚鵡は六十歳で記憶を失い、九十三歳で視力を失い、そして九十六歳で死んでいる。他の鸚鵡で多分同じ種類に属するものらしいが、J・イェンニングスによると、七十七年生きたのがいる。カカトエ（鸚鵡の一種）も同様極めて長寿であり、ジョーンズ、レイヤド、バトラーの三人は、黄色い毛冠をもったこの種の鸚鵡が、それぞれ五十年、七十二年、八十一年の長寿を保ったことを記している。

アブラハム氏は、アマゾン産の一羽の鸚鵡が、二百歳に達したことを確かめた。われわれもやはり同種（Chrysotis amazonica）の二羽について研究したが、そのうち一羽は八十歳まで生きて死に、その時少しの老衰らしい徴候すらみせなかった。他の一羽はわれわれの手に入ってから三年ほどして死んだが、大体七十から七十五歳であった。大変元気であったし、老衰のきざしなど少しも見せず、死因は急性肺炎であった。だが、しかし、鳥類の中で長寿なものは、鸚鵡に限らない。ガーネー氏の表を見ると、なおその他長寿の例が沢山のっている。

鴉（Corvus corax）で六十九歳のもの、五十歳で死んだもの――大侯爵すなわち、大梟《おおふくろう》（Bubo《ブボ》 maximus《マキシムス》）で六十八歳で死んだのや、五十三歳のもの――コンドルで五十二歳まで生きたもの――大鷲《おおわし》で五十六歳のもの――灰色鷺《さぎ》（Ardea《アルデア》 cinerea《シネレア》）で六十歳のもの――野生の鵞鳥で八十歳のもの――飼われている白鳥で七十歳のもの――などがある。たとえ、ある種の鳥の伝説的な長寿（たとえば、三百歳のスワン）などということは及びもつかない話ではあるにしても、この種類の種々な代表者は高年に達し得るものであることを認めないわけにはいかない。

ガーネー氏によって蒐集《しゅうしゅう》された例は鳥類の寿命の全部を含んでいるわけではない。さらに、これに加えられなければならぬ更に多くの鳥がある。ヴィエンナ付近にあるシェーンブルーンの城内の動物園には頭の白い禿鷹《はげたか》(Neophron herenopterus《ネフロン・ヘレノプテルス》)で、百十八歳で死んだのがいる。それから黄金色の鷲(Aquila chrysaetos《アキラ・クリゼトス》)で、百四年生きたもの、さらに、同種類の鷲で八十歳で死んだものがある。(ウスタレー)

パイクラフト氏によると、一八二九年にノールウェイで捕獲され、その後イギリスへ運ばれ、この地で七十五年ほど生きた雌の鷲がある。最後の三十年の間に九十羽の仔を生んだ。同じくパイクラフト氏は百六十二歳に達した一羽の鷹の例を挙げている。

以上前記した資料は全般的に鳥類の長寿に関して毫末《ごうまつ》の疑問をも抱かせぬ証拠を示している。が、さらに、同時に我々は爬虫類に関する寿命にして、鳥類よりも一層豊かに与えられている例をも示されたわけである。少なくとも、鳥類は、亀や鰐よりも長寿でないことを認めねばならぬ。

従って、脊椎動物の寿命には、爬虫類のそれにくらべて、ある退行性の趨勢があるらしく思われるのである。この退化は、さらに哺乳類に至って一層著しい。これは、哺乳類が一般に鳥類に比してはるかに短命であることによって示されるものである。特殊の例の中だがある種の哺乳類で、鳥類に劣らず長命のものもないではない。この例は象である。昔の人たちは、この巨大な哺乳動物が、何世紀も生きつづけるものと信じ切っていた。少なくとも三乃至《ないし》四世紀間は生きると考えていた。

しかし、こうした伝説は、白鳥の非常な長寿の例と同じように、決してはっきりと確かめられているわけではない。

野生の象の寿命の正確な材料は得られないが、飼われているものによって、時とすると、（これは稀な事だが）百歳までは生きるものと考えることが出来よう。動物園または高級な曲馬団では、しばしば大切にされている象が二十歳から二十五歳までしか生きないことがある。Chevrette《シュヴレット》という名で呼ばれ愛されていたアフリカ象が一八二五年にトルコ王メーメト・アリによって植物園に下附されたが、その後三十年間しか生きなかった。英領インドの総督が著した表によると、百三十八頭の象のうち、買ってから二十年間生きていたのはただの一頭だけであったという。（ブレーム著『哺乳類』七一五頁）

象の場合、長骨の骨端が三十歳前後だとまだ接合していないので、フルーランは自分の方式からこの動物は百五十年以上生きると結論しているけれども、残念ながらこの意見を裏づける例がない。しかし、象が一般に一世紀以上生き得るということは確からしい。その一例として、セイロン島でオランダの種々な事業に使用されていた一頭の象が、百四十歳以上生きていたことがある。この象は一六五六年ポルトガル軍退去の際、厩《うまや》の中でまだ生きていたのが見つけ出されたのである。

ビルマ人とカリア人とは象について深い知識をもっているが、象の寿命については八十年から百五十年としている。(43)

ビルマ人によると、五十年から六十年で象は老衰しはじめる。哺乳類の最も大きなものについての資料を合わせ見ると、平均してたとえ体は小さくても人間の寿命と、ほぼ似たりよったりだ。

百歳以上のものは、やはり象でも稀である。人類を除いては、他の哺乳類にはもう見当らない。同じく犀《さい》にしても、この象に近い四足獣で、象のように大きいくせに、そう高年には達しない。

ウスタレー氏によると、《十九世紀のはじめに博物館の動物園《メナジュリイ》で死に、その当時二十五歳だった一頭の印度《インド》産の一角犀《ウニコルヌ》は、その頃すでに老衰の兆候を示していた》と言う。そして他の、《同種の犀で、ロンドンの動物園に三十七年間飼われたものがいる。》次にグリンドンによると、《犀は七十から八十年生きられる。》というが、しかし、この意見は成長がおそいことに基づいて、この寿命を推定したらしい。

体は大きいにもかかわらず、馬と牛は比較的寿命の短いものである。馬は平均十五年から三十年生きる。十歳をすぎるとすでに老衰する。例外には四十歳またはそれ以上に達しているのがある。ガル地方の、ポニー（毛の長い種類の小馬）で六十歳まで生きたのがある。これなんか特別稀な一例だが。

他の馬の例外的の長寿の例で五十歳に達した馬（これはメッツの司教の馬）や四十六歳（これは、ラシイ元帥の馬）まで生きた馬がある。

牛も同じく長寿ではない。家畜の牛はすでに五歳で老衰の徴候をあらわす。と、いうのは、この位の年齢で歯が黄色くなりはじめるからだ。十六歳から十八歳で歯が抜けるか又は脆くなり、牝牛は乳を出さなくなってしまい、牡牛は生殖能力がなくなってしまう。《牛の寿命は二十五か三十年または、ややそれ以上である。》と、ブレームはその著『哺乳類考』の第二巻の中で言っている。が、しかしながら、繁殖力は、寿命がこんなに短いにもかかわらず、いたって弱いのである。牝牛は人類に近い懐胎期間（二四二日—二八七日）の後に仔を生む。そして繁殖の全期間はたかだか数年を出ない。

羊は牛以外の家畜に於ける反芻動物である。が、やはり短命で知られている。羊はグリンドンによると十二年しか生きない。しかし十四歳に達することが出来る。これに相当して、一般に八歳から十歳ではすでに歯がなくなってしまう。

ある種の反芻動物では、たとえば駱駝と鹿では、牛より長寿だが、これにはまだ正確な材料がない。

肉食する家畜動物の短命は世界一般に知られている。犬は平均して十六年から十八年しか生きない。そして、もっと若くして、既に十から十二歳に老年性の消耗をあらわしはじめる。ジョナットは稀なこととして二十二歳の犬の例を挙げ、レイ・ランケスター氏はその著『長寿の比較考』の中で、三十四歳の犬のことを報告している。

われわれが手に入れることの出来た最も老いたる犬の寿命は二十二歳だった。

猫は犬よりも長生きしない。これも一般に知られている。平均十年から十二年というところとされている。しかし、この年になっても犬と同じような老衰の兆候は見せない。アルフォト学校の校長バリヤー氏は二十三歳の猫を持っていた。この猫はなお元気でいたが、肝臓の癌で死んだ。

一般の齧歯類及び家畜の特殊のものは、繁殖力と関連して、非常に短命である。家兎《いえうさぎ》は十歳に達するのはむずかしく、モルモットの七歳のものは寿命の限度である。はつかねずみは、われわれの資料によると、五年か六年しか生きない。

我々の蒐《あつ》めた例によると、哺乳類は、体の大きなものにしても小さなものにしても、いずれも一般に鳥類より短命であると結論される。故にこの四足獣の体の中に何か特殊の、寿命を短くする要素があるにちがいない。

下等の脊椎動物は一般に鳥類をもふくめて卵によって殖産するが、哺乳類は稀な例外はあるけれども一般に胎生である。子供を生むことは卵を生む事よりも、大ていの場合、はるかにオルガニズムを浪費させる度がつよい。

この事実で多分哺乳類の短命の原因を説明することが出来るらしい。非常な繁殖力によって母体は弱まってゆくのだ。この種類の動物の仔が、母胎内で寄生生活をしていることと、母親のオルガニズムが消耗させられることとには密接な関係があることが容易に頷かれる。

この仮説はしかし、これと相反する事実と矛盾する。哺乳類の寿命は両性ともに大体同じであり、生体の生産力は雌の方がずっと大きいのである。ここで寿命は種《しゅ》に特殊なものとして定まり、両性で同様であると考えることが出来る。動物界では、反対の例が沢山あり、昆虫では同種の雌と雄の寿命が非常に違っているのに出会う。そして最もしばしば雌の方が雄よりもずっと長寿である。撚翅目《ねんしもく》のものでは、雌は雄の六十四倍長生きする。
しかし、蝶の中で、雄の方がずっと雌より長寿の例が観察される場合もある。たとえば、Aglia Tau《アグリア・タウ》の如きである。人類ではやはり両性間で一種の不同性があり、女の方が男より一般に長寿である。（ワイスマン、八五頁）

両性間の寿命の例の大部分に於いて、雌は雄よりも長寿なのであるから、短命の原因が子を生むことによる浪費でないことは明らかであり、その浪費は短命なるべき雌に著しいにもかかわらず、雄の方が短命なのである。

なお哺乳類に示された事実として、哺乳類は鳥類よりも短命な脊椎動物であるが子孫をつくるための浪費は鳥類よりも少ない。

動物の生殖力は、必ずしも生産力に一致しないということは誰にも知られていることだ。魚や蛙は一回に百万個の卵を産む。（たとえば蟇のごときは一三〇、〇〇〇産卵する。）

これは明らかに、一年間に十八以上は産卵しない雀《すずめ》や、やはり一年間に二十五―三十匹しか仔を産まぬ家兎よりははるかに繁殖力が強大だ。ただこの大量を産むために、卵も仔もずっと小さい。

雀と家兎（鳥類と哺乳類中最も繁殖力の強大なものをえらんだのだが）は、蛙や魚よりもはるかに物質の浪費が多い。雀と家兎は、仔を産むのに、体重によって表わされる物質よりも多くを使用するが、蛙はその巨大な量の卵を生むのに体重の七分の一しか消費しない。繁殖力、すなわち、卵と仔の数は、生物体の進歩と共に減少するにもかかわらず、生産力は逆に増加するということが一般の法則とされている。

体重を百の単位であらわすと、生産力は、両生類では一八％にすぎず、爬虫類では五〇％、哺乳類では七四％、鳥類では八二％である。

哺乳類の寿命が短縮されるのは仔を産むこと（これは、繁殖力でなくて、最初の役割をつとめる所の生産力であるが）によって消耗された結果であることは明らかである。しかるに、われわれが示すごとく鳥類の方が哺乳類よりも生産力が強い。これは鳥類より短命である哺乳類の生体にとって大きな消費はその原因ではない。この生存の短さは、動物が仔を生んだり卵を産んだりすることが原因ではない。鳥類や爬虫類が長寿なのに、これとは反対に仔や卵を大いに産んでいる現象が示す事実を見ればわかる。雄の寿命が、仔も卵も産まないのに、雌と同じであることに於いて我々は十分な証拠を見出す。哺乳類の寿命がこんなに短い理由についてはさらにもっとつっ込んで探求せねばならぬ。

Ⅲ

消化器官と寿命との関係——鳥類の盲腸——哺乳類の大腸——大腸の役割——腸内の細菌——腸内細菌の生物に対する自家中毒及び自家伝染——腸壁を貫いての細菌の侵入

人々は哺乳類の寿命が、鳥類やいわゆる冷血脊椎動物の寿命に比べて短いという事実を説明するに際し、もっぱらただ循環器官や呼吸器官や泌尿器管や神経または生殖器官の中からこれらの証拠となるものはないかと探求しつづけて来たが、徒労におわっている。ところで、この謎をひらく鍵を蔵するものは、消化器管以外の何ものでもないのである。

脊椎動物系の消化器の解剖学的構成を見ると、哺乳類では大腸が非常に発達しているという事実に驚かされる。魚では、大腸は消化器管の重要な部分をなさず、みじかい管の形をなしており、小腸と比較すると少し大きい。大きな袋の形をなしていてある種の重要性を持つようになるのは両生類にすぎない。爬虫類では大腸の容積は増大し、側面の嚢《のう》をさえ示し、これは盲腸と考えられるものである。鳥類での大腸の発達はさらに少ない。短くて、真っ直ぐな線のようである。

鳥類の多くは、この消化管の部分に多かれ少なかれ、やや発達した二つの盲腸がつづいている。攀禽類《はんきんるい》、たとえば緑きつつきや赤きつつき（l'epeiche : *Picus major*）その他では全然盲腸がない。鷲《わし》や隼《はやぶさ》や、その他の昼行性猛禽類《もうきんるい》または鳩や燕雀類《えんじゃくるい》では、盲腸は二つの小さな発育不全の付属物の状態である。この器官は夜行性猛禽類や鶉鶏類《じゅんけいるい》や家鴨《あひる》などになるとずっと発育している。しかし、走禽類、例えば駝鳥《だちょう》やナンドゥ（nandou 駝鳥の一種）やティナムス（tinamous 鶉類に属する鳥）その他の如きは、盲腸は非常な発達をしている。アメリカだちょう（Rhea americana）となると、殆《ほとん》ど小腸の長さの三分の二に達している。そして、小腸が一メートル六五センチあり、一方の盲腸が一メートル一センチ、他方のは九五センチある。二つの盲腸はその内容物をふくめて、その重量が八八〇グラム、アメリカだちょうの全体重（八、四六〇グラム）の一〇％以上である(44)。

これらの例は法則中の例外であって、鳥類では大腸はあまり発達していないのが通例である。これに反して、哺乳類では消化管のこの部分は非常に大きくなっている。

哺乳類にあっては《骨盤の中に入り込んで直腸（rectum）と呼ばれ、すべての下等脊椎動物の腸の末端に相当するものは、最も下の部分にすぎない。他の部すなわち非常に大きな部分は哺乳類の系統のみに発達しているものと考えられる。それは結腸（colon）と呼ばれるものである(45)。》

他の一人の動物比較解剖に関する権威であるゲーゲンバウエルが、我々に、この興味ある問題について意見を述べている。

ここにその次第を抄記すれば……

《腸末端の部分の長さの発達の著しくなっているのは哺乳類である。これは同時に非常な大きなのが特徴であって、大腸の名で呼ばれ、狭い中間の部分または小腸とはっきり区別されている。そしてその非常な長さのつきるあたりには、他の脊椎動物に於いて見られる最後の部分（直腸）に直接つづく螺旋《らせん》状をなして配置されている。(46)》

ここに否定することの出来ない二つの特質がある。それはこうだ。

一つは哺乳類は一般に鳥類や他の下等動物よりも短命であること、二は他の脊椎動物よりもはるかに長い大腸を持っているということである。しかしこの二つの特質の間の因果関係を定める権利が人間にはあるのだろうか？

この問題に答えるために、まず第一に脊椎動物の大腸の役割を考えなければなるまい。この下等動物の代表者（魚類、両生類及び鳥類）に大腸と呼ぶべきものがあるとすれば、それは単に食物の残りの貯蔵所を構成しているにすぎない部分であって、役目はそれだけ、人間のそれのように食物を消化するなどという様なことにはてんであずからない。消化は胃や小腸がするのだ。

なにかしら消化作用を補うことの出来るのは盲腸だけである。次に、爬虫類に於いては、（これはこの器官をたまたま提供する段階の最初の脊椎動物だが）、大腸と呼ぶべきものとは既に違いのある器官であり、そして、これに特殊な役割（大腸のそれとはちがう）が見られる。大多数の鳥類では、二つの盲腸が、その反対に消化管の残余部から十分な距《へだた》りをおいた所にくっついている。食物の一定量だけがそこを通過し、消化作用を受けるために、そこにかなり長く滞在している。同様モーミュス氏は、鳥類の盲腸はアルブミンと澱粉《でんぷん》を消化する能力があり、砂糖を変形させ得る分泌物の存在を証明した。

これに反して、脂肪物質に対する盲腸液の僅かな作用さえもつきとめることは出来なかった。けれども、この消化の能力はそう大して大きいものではなく、盲腸の切除がモーミュス氏によって、鶏と家鴨とに施されたが、体にはちっとも障碍のないことがわかった。

鳥類の大部分は発育不全の盲腸を有するにすぎなく、そして他の多くのものは全然それをもっていないのであるから、こういうことを結論として言うことができるわけだ。

すなわち、この器官はこれらの動物では全然無用になって退化の道程にあるものだと結論せねばならぬ。二つの盲腸が非常に発達して、体の重要な部分をなしていると考えなければならないのは、ただ走禽類だけである。もっとも、その消化作用については未だ正確なことがわかっていないだけだ。

哺乳類も鳥類と同様に、大腸は変化に富んでいる。多くの哺乳類中にして、大腸が小腸の単なる延長にすぎず、かつ直腸も同じでほとんど同じ構造なものがある。この状態のまましばしばもっとも正確な消化の役割をつとめることが出来るのである。

かくして、アイマー氏は、食虫性動物なる蝙蝠《こうもり》について次のように述べている。すなわち蝙蝠の大腸は小腸と同じ資格で消化作用を行うというのである。

しかし、かかる例は、ごく例外としてしか出くわさない。哺乳類だと最もしばしば大腸は真に小腸と一つの弁によってへだてられていて、時としては、非常に大きい盲腸と連絡している。馬だと、この器官は容積が平均三十五リットルという風に、著しく膨らんだ巨大な円壔《えんとう》（円柱）をなしている。多くの他の草食動物に於いても一様に盲腸は非常に発達している。たとえば貘《ばく》や象や、齧歯類《げっしるい》の多くがそうである。

これらの動物においては、食物がゆっくりと通過する間に消化することが出来るようになっていること疑いなしである。多くの哺乳類、殊《こと》に肉食動物に於いては、盲腸は全然欠如しており、たとえば犬や猫では、ほんのわずか発達しているにすぎない。これらの場合に於いてその消化作用は、全然皆無であるか、または重要でもなく意味なきものである(47)。

大腸と呼ばれるべきものについては、蝙蝠のごとく特殊の少数の例外を除いたなら、ほとんど、これと言うべきほどの消化作用など、全然営まないのである。

アイマー氏は鼠やはつかねずみの大腸の消化の機能をつかむことが出来なかった。人類について言うと、多くの調査が等しく、結腸に消化力の無いことをいずれもはっきりと記述している。

晩近《ばんきん》の研究で、ロシアの有名な生理学者パヴロフの指導下に、ストラゲスコ博士は次の如き結論を述べている。すなわち、「哺乳類では正常の状態では栄養分の消化および同化は、殆ど小腸で行われ、大腸は食物の変形に於いて、非常に限られた役割をするに過ぎぬ。」というのである。

倍加して盛んになる蠕動《ぜんどう》作用のおかげで食物が消化液とともに小腸を通り消化作用を受けるために大腸に到るのはある種の腸疾患の時だけである。

それ故、大腸(盲腸は含まずに)は、消化器官の一つであると考えることは出来ない。としても、それは小腸で消化された液体の吸収をすることを妨げはしない。

大腸による吸収の問題については沢山の研究がある。それというのも、実際的に応用されるためである。病人が経口的に食餌を摂れぬようなことが往々にしてある。そして、口以外の何《いず》れかの道によって栄養をとらないと非常に危険であるようなことがある。こんな時皮下に栄養物質を注射するか、或いは――これはしばしばあることだが――直腸から栄養物を入れるのである。体はこれによって何時間かは保たれるが、大腸の吸収能力は非常に制限されている。

ツェルニイ、ラウトシェンベルゲル両氏によると人間の結腸は二十四時間で六グラムのアルブミンを吸収出来るにすぎない(48)。

これでは非常に少しの栄養価しかない。大腸はアルブミンのような物やペプトンに変化したものを、もっと容易《たやす》く吸収出来ると考えられていた。が、エヴァルトの研究によると、かかる場合に於いても吸収は非常に不十分なのである(49)。

ハイレの最近の経験によると、これは予め盲腸に瘻管《ろうかん》をつくっておいた犬においてなされたものおよび、人間で結腸に「人工肛門」をもったものにおいてなされた実験なのであるが、これによると、大腸は卵のアルブミンで変形されぬものを吸収せず、また、蔗糖《しょとう》及び葡萄糖《ぶどうとう》はごく不十分にしか吸収するにすぎないことがたしかめられた。結腸の内壁で容易に吸収されるのは糞尿のアルカリ性液のみである。これにもかかわらず、牛乳が大部分である滋養灌腸をすることにより病人を養うことが出来るという実証がにぎられた(50)。

食物の尨大《ぼうだい》な量の消化や吸収作用を補う力こそないけれども、小さな腺を多数用意した大腸は粘液を分泌する器官であり、この粘液は固い糞尿を湿らし軟らかくさせて排泄し易くさせる。

だから哺乳類においては非常に発達した器官である大腸は、食物の滓《かす》をつくって、排除する作用のある器官であることを認めねばならぬ。しかしながら何故哺乳類では大腸の発達が他の脊椎動物のそれよりも著しいのであろうか？　この問題に解答を与えるために、私は次の如き仮定を設けた。すなわち、大腸は哺乳類の場合、必ずしも排泄物を出すだけに止まらず、長い間その管内をぐるぐると食物の滓が通過出来るように、夥《おびただ》しい発達をして来ているのだ。大腸はそれ故栄養物の滓の貯蔵場という一役を買っているわけだ。

両生類と爬虫類とは、自分たちを防守し保護する毒をもっているので、（蟇や蛇や蜥蜴のごとく）または非常に固い甲をもっているので（亀のごとく）或いは非常に強い力をもっているので（鰐のごとく）、いたって無精な生活をなし、実に緩慢至極な活動で事足りるのに、これに反して一方、陸生のこれも同じく四足だが、亀や鰐とは違う哺乳類は、餌食を捕えるためと敵から免れるために非常に速く走る必要がある。この運動の軽快さは四肢の非常な発達と糞尿を非常に長い間蓄積しておける大腸の大きな容量のおかげである。

腸を空にするために、哺乳類は、運動を停止して、特殊の体位をとらなければならない。その結果便通は（そのためにじっと一つところに止まるということは）、生存競争に於いて危険なものになる。

肉食の哺乳動物で、獲物を攻撃するために走る時に、何度も止まらなければならない者は、全然止まることなくして走れるものに対して、非常な立ちおくれがあり、劣ること甚だしい。同様に草食の哺乳動物で、肉食動物の追撃を免れるために走るものでは、少ししか止まらないもののみがよく危険を免れるわけだ。

以上の仮説によると、大腸の非常な発達は生体の生存競争に必然的なものである。イーブ・ドラアジュ氏は生物学者として有名であるが、この解釈を正しいとは認められないと言っている。同氏は《直腸の広がりはこれで十分事足りる》と言い《草食動物が走行中脱糞する事は誰でも知っている。》とつけ加えた。[51]

哺乳類の直腸は糞を貯めておく役目をしない。というのは一度この広がりの部分に糞が入ったら、常に排泄すべく刺戟されるからだ。それ故に排泄物は大腸の中に蓄積され、ある時間が経つと、そこから直腸へ通過するのだ。この最終の場所に達すると排泄の前に起こる特殊の感覚が生ずる。

ドラアジュ氏は哺乳類が走りながら腸を空にする場合を精《くわ》しく知っていない。しばしば人は、馬車につないだ馬が、歩きながら、あるいはゆっくりと走りながらこの脱糞作用をしようとするのを見る。しかし、この動物も急速に走っている時には排泄物を押し出すことは出来ない。馬は走っている間は決して直腸を空にする（排泄する）ものではない、と私は多くの人から聞いているが、これはたしかにそうだ。

動物園には走る動物が実に沢山いるけれども、いずれも排泄するために必ず立ち止まる。ドブルイユ氏はムランの広い公園の羚羊《かもしか》を観察して、排泄物は常に一塊をなしていて、それが走行中の排泄の様に散らばっていないことを認めた。羚羊はとても速く走り跳躍する哺乳類であるが、山羊のそれのような小さい糞の堆積を排泄するために立ちどまらなければならぬ。

生存競争において哺乳類は敵から逃げる時、または獲物を追跡の時、ちょうど乗合馬車につながれたり、辻馬車につながれたりした馬のようにゆっくりとは走らず、猛烈な勢いで速く走る。この状態において長い間排泄物を蓄積出来る器官は非常に有用である。われわれの哺乳類の大腸の起源に関する仮説はそれゆえに、プロバビリテの高度に高いものと考えなければならぬ。

糞の収容所を所有することは、危機の場合や、きわめて重大な事件の起こった時など、哺乳類の生命を保護するが、一方に於いて一寸《ちょっと》想像がつかぬほど有害で、特に、生命をちぢめさせる原因ともなるのである。

食べたもののかすは大腸の中に長い間蓄積されて留まっていて、それがいろいろな醗酵を起こす細菌の中心地《たまりば》となり、就中《なかんずく》恐ろしいのは、生物体《オルガニズム》にとって有害極まる腐敗を起こす事である。この問題に関するわれわれの知識は不完全ではあるが、腸の細菌のフローラ（細菌群）のある数は健康を危うくするものだと確言することが出来る。細菌を体内に瀰漫《びまん》させるとか、分泌物で中毒作用を起こさせるとか、種々有害な結果を生ぜしめるのである。この問題に関して貴重な報告を我々に供給するのは特に臨床医学なのである。

何日も何日も食物の滓を排泄しないでいられて、全然直接有害な影響を受けず健康でいる人にぶつかることも稀ではない。が、これと反対の場合の方が、お話にならない程多いのである。糞がごく少しの時日の間大腸内にたまっていても、それが、多かれ少なかれ必ず健康にとってなみなみならぬ障碍を来すのが通例である。

体の中に停滞した糞によって、特別の影響を受けるのは特に体の弱っている時である。ただ便秘があるだけのために病気になっている子供を見たことのない人はあるまい。デュ・パスキエー博士はそうした疾患について記述している。(52)

子供は《顔面蒼白、鉛色となり、眼はおちくぼみ、瞳孔は開き、鼻翼はつぼみ、体温は三十五度から四十度までのぼり、脈搏は不規則となり、興奮と不眠、時としては痙攣《けいれん》・頸部強直・斜視となり、毒素が神経系統に浸透の体を示し、虚脱と悪寒まで起こす。全く消化不良の状態で、舌は乾き、嘔吐、悪臭のある下痢、これらはいずれも消化機能の障碍の特徴にほかならぬ。そして、ついにしばしば紅斑があらわれてくる。これは特にウュティネルが主張しているところだが、とりわけ背部と臀部と腿の外側と前膊部《ぜんぱくぶ》が紅斑で包まれるのである。(53)》時としては、かかる障碍が死の契機を来す。しかし多くは消化管を十分に空にした後に治癒するのである。

分娩のさしせまった妊婦もやはり糞の停滞で苦しむ。産科医は同様の場合をしばしば観察する。この病気についてブーシェ氏の記述を借りて掲げる。(54)

《一通り一切の消毒に関するゆきとどいた注意の下に、正常の分娩がおこなわれた後に時として非常な悪寒を覚え、頭痛のすることがある。呼吸には悪臭があり、舌は消化不良の兆候をあらわす。

体温計は腋窩《えきか》で三十八度から三十九度に上がる。腹部は膨らみ、臍下の部分に疼痛あり、触診すると腸骨の凹みのところに、粘着か硬い紐が、結腸の道に沿って認められる。

非常に喉《のど》が渇き、食欲は全然欠如。そして患者は何日間も便通がないことを訴える。医師は下剤と灌腸とを命じ完全な牛乳の摂取をすすめる。次の日には多量の排泄があり、体温は下がり、腹痛はとれ、食思が生じ、患者は急速に回復する。》

心臓、肝臓及び腎臓を病《わずら》う人たちも、同じように、糞の腸内停滞に対して敏感である。しばしば不摂生またはただの便秘がこれらの病人に非常な障碍を来すのである。

かかる場合に腸内の掃除が非常に好い結果を得ることはずっと以前から臨床家によく知られている。実験家は直腸または腸の他の部分を緊縛して、人工的に排泄物を腸内に停滞させて実験を試みた結果、それが生体に非常に危険であることを確かめている。

これら実際に知られていることを総合すると、病気の原因をなすのは糞の中で急速に繁殖する細菌であるという事は疑いのない事である。

この糞から細菌をとってしまえばちょうど新生児や胎児の胎便のように、少しも生体《オルガニズム》に危険をもたらさないのである。細胞の滓（排泄物）と分泌物とは少しの害もなし得ないのである。糞の中の細菌の中では、たしかに多くの無害な種類のものがある。けれども一方には、たしかに有害な影響を示すものがある。

それ故に、腸の細菌のフローラのあるものは、糞の停滞時に、健康に障碍を起こすということ疑いないところである。学者がこの有害な作用の機構を決定しようとする時非常な困難にぶつかる。一般には、腸の細菌が種々の毒を分泌し、これが腸の内壁によって吸収され、我々が記したごとき障碍を起こすということを仮定するだけで一歩もそれを出ていない。だから、何から何まで「自家中毒」の一点張りなのだ。やれ小児自家中毒だとか、産婦の自家中毒だとか、腎・肝・心臓病患者の自家中毒と言ってあっさり片付けてしまうのである。この毒を分離して、もっと深く研究しようとしても、一朝一夕のことでは出来ない。種々様々な困難に逢着する。これら細菌の作用を免れるためには熱によるか消毒によるかして、細菌を殺してしまうか、濾過してしまうかしなければならない。ところで、こうした処置は同時に、細菌の毒素を変性させる事も可能なのだが、この方法は実行出来ない憾《うら》みがある。

シャラン、ル・ブレエ両氏は腸の細菌を五十七度から五十九度に温める事によって結果を得ようと試みた。(55) すなわち、細菌の毒素を破壊(変性)させるためこの位の温度の作用では恐らく不十分ではなかろうかという疑問からの試験なのであった。そこで、家兎の静脈に、この細菌毒素(五七—五九度の熱を加えたもの)を注射して見ると、細菌は依然力があった。家兎は見る見る死んでしまうか、注射毒の量の多少にしたがって、糞便の停滞による同様の転機を見た。

クララ(56)は、やはり、腸の閉塞の場合に集められた細菌の分泌物によって、試用動物の体内に中毒現象をつくってみた。

彼は、この現象からつづく、特に急性のさまざまな変異をも得た。たとえば烈《はげ》しい嘔吐・痙攣《けいれん》・頸部と背中の強直などである。一口に言えば人間の腸閉塞の場合、または、他の、糞の停滞の例で見られるのと同様な徴候の系列である。

腸の細菌の生産物の中で異論なくその有害を認められているものがある。たとえば、若干のベンツオール誘導体（フェノール、クレゾール等）、それからアンモニアの塩その他であるが、まだ、たしかに存在している自余（それ以外）の細菌毒素はまだ十分に研究されていない。けれども腸の内壁で容易に吸収されて、非常に有害な結果をあたえるものがあることは、既に知られている。腸詰肉中毒《ボテュリスム》の毒素を例にとって見よう。

これはファン・エルメンゲム氏によって研究されている(57)。

この毒素は、細菌によってつくられるものであって、これは往々にして非常に重篤な食物中毒を起こさせる。ほんの微量を家兎に与えてみると、たちまち致死的の中毒を起こさせる。その徴候は、ちょうど傷んだ食物によって中毒した人に見られるそれと同じである。


細菌毒素の中で特に有害なものとして酪酸と、大腸内で発生するアルブミン様物質の腐敗所産をあげねばならない。

消化障碍は、往々にして腐敗臭のある曖気《あいき》（硫化水素、沼沢地のガス）と悪臭のある排泄物とを伴うというのは、今さかんにとなえられている説である。（今、流行の考え方である。）これらの現象の起こる時、細菌の腐敗という役割が、どんなに重要な位置を占めているか、これは疑うことの出来ないところである。

糞の停滞が腸の腐敗に都合がよく、しかもこのために便秘がしばしば健康障碍を惹起させるのであるということはずっと以前から確かめられていた。この問題は、最近、便秘している人の排泄物の中の細菌の数がすくないことに驚かされた細菌学者達の反対に遭った。

この新しい材料を提供したのはシュトラスブルガーである(58)。

しかるに、その共同研究者シュミット(59)は、便秘者の糞は容易に腐敗しやすい物質になっておりながら少しも腐敗は起こしていないことを確かめた。しかし、この事実の正確さにもかかわらず、この事から得ようとして立てた結論を肯定することは出来ない。というのは、便秘者の排泄物は、生物体《オルガニズム》を通っている時とは、その状態が同じであることを決して示していないからである。自然に排泄される物質は、比較的少ししか細菌をふくんでいない。細菌は体の中にとどまっているのだから、灌腸の助けをかりてやっととり出すことが出来るのだが、これは、反対にあらゆる種類の細菌が非常に沢山ふくまれている。

この事実は分析すれば便秘者の尿のように腸内腐敗の結果の硫酸エーテルの増加を示しているからすぐわかる。細菌毒素による自家中毒の場合、食物の滓の停滞の時と同様に、循環中に腸内細菌の直接の侵入があることはまず何と言っても確かなことらしい。糞の停滞を起こす病気の中で、最もしばしばあらわれる徴候は、多くの真正伝染病の現象である。そして、この方向にむけられた新しい研究で、腸内に源を有する細菌が病児や妊産婦の血液の中に証明されると考える権利がある。(こうした腸内の障碍については前に述べてある。)

腸壁を横切る細菌の通過の問題は細菌学の主張と全然矛盾するものの一つだ。この問題に関しては多くの著述や発表が行われ、ことごとくがこの題目についてはげしい論争を行っている。しかも、その結果は一つとして同一でなく、いちいちに相容れない様相を持っている。かかる困難にもかかわらず腸内細菌によってなされる現象に類似の事を数える事は可能である。

無疵《むきず》の腸壁は細菌が、体の中へ侵入するのを防ぐしっかりとした関所を構成しているが、それはただ、細菌の若干が消化管を通過して、体の中か血液の中に入ることを妨げているだけに過ぎない。いろいろな動物（馬、犬、兎等）に対して行われた数多くの実験は、飲み込まれた細菌の一部分が腸壁を横切って、近くの淋巴《リンパ》腺または肺臓や脾臓や肝臓に宿ることが証明されている。時としてこれらの細菌を淋巴液及び血液中に発見することがある。

この問題――すなわち、この細菌の侵入が無疵の腸壁をつらぬいてなされるか、あるいはたとえどんな微小であってもとにかく傷口から入って来たものであるかについての問題――に関しては、実にやかましく論議された。

一つの正確な方法でこの問題を解決することは極めて困難ではあるが、この問題が大きな実際的利害関係を有するものでないということもたしかである。消化管の内壁は一寸した事で傷つけられやすく、たとえ極めて軟らかいゾンデを非常に注意深く胃の中に挿入しても、細菌を血液に入り込ませるに足る程の傷を受ける。人間一生のうちでは、こうした傷を消化管の内壁にうけることがしばしばある。従って、しらずしらずのうちに、細菌は腸壁の微傷から体の中に滲み入って行く。腸間膜（淋巴腺）の中に於ける細菌の、頻繁な存在は、十分な証拠をのこしている。(60)

腸内壁を通しての細菌の侵入の問題について最近フィッカーが新しい研究を発表した。とにかく、腸内細菌と、その毒素とが、体中に伝播され多かれ少なかれ障碍を起こすことは免れないところだ。結論としては、こう言う事ができる。消化管に細菌が多ければ多いだけそれだけ病気の原因となり、寿命を短縮させることになるのだ。

消化管のすべての部分の中で大腸が最も細菌に富んでおり、その大腸は他の脊椎動物より哺乳類に於いて非常に良く発達しているのであり、哺乳類の寿命は、こんな多い腸内フローラの慢性中毒によって、いよいよ短縮せられているのだと考える事が出来る。

Ⅳ

腸内フローラと寿命との関係——齧歯類の場合——馬・鳥類の腸内フローラ——走禽類の寿命——飛ぶ哺乳類——蝙蝠の腸内フローラとその長寿——若干の例外——ある腸内毒素に対する下等脊椎動物の不感性

我々の現在の知識の程度では、我々が形成しようとする仮定を決定的な方法で樹《た》てることは出来ない。どうしても、どんなにやっても、何かしら正確さからすりぬけてしまう素因があるからだ。それにもかかわらず、多数の確証された科学的資料によってこの難問題を統合せんと試みることは出来る。一般に哺乳類の生命は短いが、それにもかかわらず、この動物の中で、極めて短命なもののほかに、それでも相当長生きの連中にぶつかることがままある。この長寿組には象がまず筆頭として控えている。短命なものの筆頭は、特に反芻類《はんすうるい》によって代表される。前章に於いて、牛と羊とを早老で短命な動物の例として挙げておいたが、いずれもこれらの寿命は、体の大きさと成長の期間とに直接大きな関係がある、という法則からは全く外れた一つの例外をなしている。牝牛は、人間の女性よりもずっと大きく、懐妊期間は同じか、やや長くて、歯は四歳にしてすっかり生えそろい、そして非常に早く老衰しはじめる。十六歳から十八歳の間に、ことごとく老衰してしまう。人間の女性だと、この年齢では、やっと成熟した時期である。三十歳と言えば牛にとって寿命の限度だが人間だと最も生命の旺盛な時である。

最も優れた条件の下に保護され、最もよく知られている反芻類中の動物（牛）に於けるかくも早期な老衰は、腸内の異常なフローラの多量という事実と暗合している。既にしてこれらの動物の複雑な胃は食物の長時間停滞を来し、この食物の滓もやはり同じく長い間大腸内にとどまっている。シュトーマン、ヴァイスケ両氏(61)によると、羊では食物の滓が体から出てしまうのに一週間かかる。

たとえ、羊の糞は正常では固く、腸の内容物の強い腐敗を示さないとは言え、事実はまさにその反対で、腸の内容物を調べてみると細菌が一ぱいで、甚だしい腐敗臭を発するのである。羊の類が短命なのも、以上の如き有様に徴して見れば何の不思議もないわけだ。

次に、体の大きい草食動物の中から馬を引例して見るに、これもまた同様に非常に短命であって、しかも早老である。たとえ反芻はせず、胃が簡単であるとしても馬は消化が遅く、非常に発達した大腸の中に、極めて大量の食物の滓が蓄積されるのである。エルレンベルガー、ホーフマイスター両氏(62)は消化管の中を食物が通過する全期間は大体四日であることを証明した。胃の中や小腸の中にはせいぜい二十四時間か、それより少しの間しかとどまっていないのに、大腸の中では大体その三倍という長時間とどまっている。はたしてこの事実と食物の停滞の問題とは全然関係のない、すなわち、決して食物が腸中にぐずぐずとどまっていることのない鳥類の消化の間には、どんな差異があるのであろうか？

飛翔に適した鳥類の体は、そのような体制だし、また、出来るだけ軽くなっているのだ。彼らの骨の大部分及び体の腔間は空気で充ちている。鳥には膀胱とか、大腸と呼べるべきものが無いから、排泄物の蓄積を不可能ならしめる。

鳥の排泄物は、できるとすぐそばから排泄されてしまう。脱糞は鳥に於いて頻繁だが、哺乳類のように立ち止まったりしなければならぬというような不便はない。飛翔には後肢は関与しないし、腸の排泄作用をすこしもさまだけない。また、鳥はしばしば急速に飛びながら、糞をするのを見かける。

かかる体と生活の状態の下に於いては、ある種の鳥の消化管がごく僅かの細菌群も含まないからと言って別に驚くことはない。至極あたりまえなことだからである。長寿なことでは筆頭とも言うべき鸚鵡《おうむ》の腸の中にはごく少ししか細菌がいない。小腸内には殆《ほとん》ど細菌の痕跡もみとめられないし、直腸内には、粘液と、食物の残渣と、ほんの僅かの細菌のついた糞がちょっぴり入っているだけだ。

ミシェル・コアンディ氏はパストゥール研究所で、腸内フローラを研究したが、鸚鵡の消化管の中で生きている細菌は五種類しか分離出来なかった。

猛禽《もうきん》の類で、腐敗した肉を食べるものでも、腸内の細菌の数は非常に少ない。われわれは腐敗し、細菌のうようよする肉を食べる鳥だと前章で言ったはずの、鳥類を研究してみた。彼らの排泄は非常に少なく――烏《からす》に於いてこれが特に著しいが――腸は少しの腐臭をも発しない。草食の哺乳動物、たとえば家兎《いえうさぎ》の死骸を解剖して見ると、非常に強い腐敗臭を発するが、鴉の死骸は消化管をひらいてみても、少しも悪臭が感じられない。この腸内の腐敗絶無という事が、たしかに鳥類の長寿の原因にちがいない。たとえば鸚鵡や鴉やその仲間がそうであるように。

だが、しかし――私はこういう事を聞いたことがある――すなわち「彼らを、あんなにまで長寿にさせるところのものは、腸内フローラの少ないことなどよりも、それはむしろ、鳥類の内的オルガニズムの然《しか》らしめるところだろう。」私はかかる異論に答えるために、走禽類《そうきんるい》の上に、一瞥を与える必要があると考える。

鳥類全部が漏れなく飛翔するとはきまっていない。翼がほんのちょっぴりしか発達していず、反対に、とても強い脚をもち非常な速力で走ることの出来る鳥がある。走禽類がそうで、駝鳥《だちょう》やナンドゥや火食鳥《ひくいどり》や鶉《うずら》類に属するティナムス類などである。これらの鳥は地上に生活し、ちょうど哺乳動物のような生活をする。敵に追われて彼らのうちには馬よりも早く走るものもいる（駝鳥や、ナンドゥがそれだ）。実際、どんどん馬を追いこしてしまう。けれども哺乳類の場合と同じく、走る事は腸を空にすること、（すなわち排便すること）をさまたげる。やはり、便通の時には一旦立ちどまらなければ、出来ないはずだ。

ティナムス（渉禽類《しょうきんるい》に属するもの）の捕獲したのを我々は観察したのであるが、疾走中直腸を空にするために突然ピタリと立ちどまる。

デブルイユ氏は我々の要求によって、この問題について注意を向け、自分の公園に飼っていたナンドゥ(Rhea americana《アメリカだちょう》)やティナムスが、常に排泄の瞬間停止することをたしかめた。

彼は糞が常に一塊をなしているのを見た。駝鳥に関してリヴィエール氏――この人はアルジェリアのハンマ試験用公園の主事――は親切にも一九〇一年一月十八日の尺牘《せきとく》（手紙）によって私に次の事を知らせてくれた。

《排泄に関する事――排泄は他の鳥類より頻繁ならず。しかしながら、公園の比較的僅かな範囲が、果たして動物の走りながら排泄し得るのかどうかを確定することを承認しない。ア・プリオリに於いて、この反対ばかりが確定されていた。脱糞のために、動物は止まる。尻尾の羽をそっくりかえらせ前の方の羽を後ろへ引く。腹部に著しい効果が生じ、それから烈しい圧迫が総排泄腔の括約筋を開け、排泄物は非常な勢いで出てくる。》

走禽類の大腸が非常に発達しなければならないのは排泄物のために止まることによって起こる危険のためにである。たとえ、走禽類に属する動物の巨大な盲腸が特に繊維素に富んだ野菜に対する消化の役割を補うことが出来るとしても、これは走禽類によって獲得された消化器管としてではないと、考えなければならぬ。

と、いうのは、実際に走らない鳥類で同様なもの（野菜、穀物、昆虫）を食べているものにして、その盲腸が走禽類のそれよりもはるかに発達の程度が低いものもあるからである。時としては鳩のごとく、発育が全く不完全なものものもある位だ。

走禽類の大腸の中の食物の残渣の停滞が、これらの鳥の腸内に於いて細菌群の夥《おびただ》しい数を招致させるとしてもそれは少しの不思議もないわけだ。それを確かめるためには走禽類の糞の顕微鏡標本《プレパラート》を調べれば十分である。他の多くの鳥の腸の内容物は少しの細菌の存在をあらわすにすぎないのに、そしてその細菌の種類だって僅かだのに、走禽類では、細菌の多種類を示しており、個体数も非常に多数なのである。また、ナン

ドゥの盲腸の中では、螺旋《らせん》状菌、桿菌、弧菌、球菌のほかに糸状のバクテリアを見る。（第十四図参照）

ティナムスの腸内フローラも同様非常に豊富である。ミシェル・コアンディ氏の数的調査によると、走禽類の腸内細菌の量は哺乳類のそれ（人類をもふくめて）に劣るものではない。

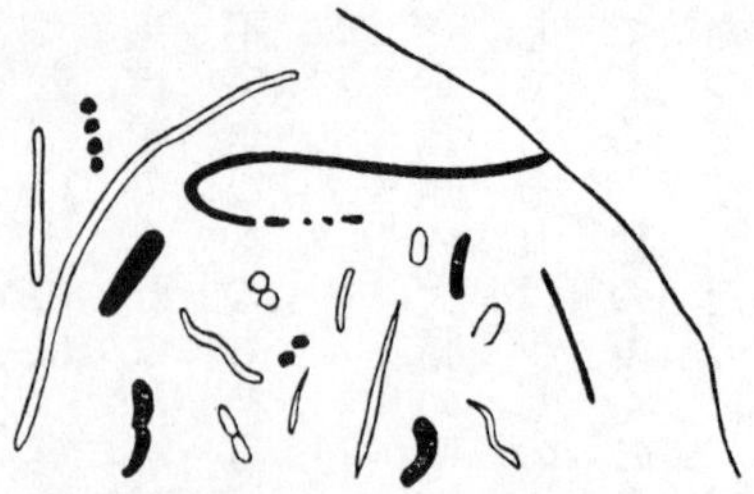

第十四図　ナンドゥの盲腸中にある細菌

もしもここで論じている事の仮説が正確だとしたならば、走禽類はこんなに豊富な細菌群のために、飛ぶ鳥類よりも長生きをしないことになる。従ってこの問題はこの辺でその研究を中止すべきことになるわけだ。ところが走禽類は、地上にいる鳥の類の中で最も体の大きいものである。

駝鳥は現在地球上に生きている鳥の中で一番大きく、マダガスカルのエピオルニスは、今は絶滅した走禽類であるが、一番大きかった鳥として知られている。体の大きな動物は小さいものよりも長寿をするという法則に従い、駝鳥は著しく長寿である。

しかるに我々が示した事実（腸内細菌群の巨大な数と種類）は、この鳥の長寿という事実を裏切るわけである。リヴィエール氏は、アルジェリアで飼養していた駝鳥に関しては非常に経験のある人なのだが、我々がすでに何度も引用した手紙の中で次の如く感想を述べている。

《私がサハラ砂漠の旅行先から持ちかえったこの鳥の寿命に関する報告は、単に伝説としてしか信用されるにすぎないのでした。そして、いずれも、それに何の根拠もないと非難して来るのでした。私の行った個人的観察は、この点（サハラ生息の鳥）に限定されていたにしても、正確なものなのです。私は、私の所で生まれて二十六年間飼養して来たる駝鳥を持っております。私は二十年の間観察しつづけて来た、ただ一つの例によって、この鳥が三十五年位は生き得るということを評価出来るに過ぎません。この一例は、雌であって、非常によく卵を産み、孵《かえ》しもしました。そしてこれは老衰で死にました。その際あらゆる老化の徴候を示しました。皮膚はすりむけ、瘤《こぶ》が出来、翼は萎縮し、乾きからからになっていました。死の間近になってこの駝鳥は卵を産みましたが、それは、まったく不規則であって、卵は次第と少なくなり、卵殻は滑らかで、あたかも釉薬をかけたような野生鳥類の卵の特徴はなく、その反対にざらざらしていました。》

ニース近くの農園で、駝鳥飼養所を経営している人が一羽の老いた雄で《クリュジェー》という名のついている駝鳥を示してくれた。それはもう五十歳にはなっているという(63)。自分のところへ寄せられた報告によるとスタッケルベルク伯爵夫人は、クリュジェーの年齢に関する正確な資料はないが、クリュジェーの遍歴を要約して見ると、たしかに五十歳以上になってはいるらしい。」と、わざわざ親切にも註を加えて来た。

リヴィエール氏はその長い経験で、駝鳥に関して確かめることの出来なかったこの確認にあって非常に驚いた。我々が他の走禽類で集めた例は、彼らにそんな長寿を賦与していなかった。

ギュルネは、ロッテルダムの動物園で二十五年間生きていた火食鳥（Casuarius Westermanni《カズアリウス・ウェステルマニイ》）のこと、それからオーストラリア産の三羽のエミウ（Dromaius novaehollandiae）で、同所にそれぞれ二十八年、二十二年、二十年間観察されたものを引用している。ウスタレー[64]氏は、同じ種類の一羽のエミウで、二十三歳の時にロンドンで死んだもののことを記述している。ナンドゥ（Rhea americana）は非常に体の大きい走禽類であるが、やはり寿命は長くない。

《ベッキング（Boecking）は、ナンドゥの寿命は十四年か十五年であると評価し得ると信じていた。彼によると、これらの鳥の多くが老衰して死んでいる。》

と、ブレームはその著『鳥類』の第二巻中に述べている。

人は、これらの、短命ではあるが、捕えられていてもよく食べ、そしてよく卵を産む走禽類と、他の、非常に長寿で（鸚鵡・猛禽類等）、八十年から百年間以上も飼っていられるしかし体の小さな鳥、とを比較して、意外の感に打たれる。

腸内のフローラによる寿命の短縮の説《テオリイ》を有利に最も雄弁に物語る論拠を見出すことは困難であろう。だが、本来なら長かるべき鳥の寿命が縮められるという事の理をはっきりと究めるには、細菌の沢山いる大腸と、地上の生活に適応した習性を持っているこの駝鳥のごときものによって研究すれば十分であろう。

若干数の鳥は空の生活方法を失って哺乳類との色々の類似に近づいているのに、後者の哺乳類の中のあるものは、飛翔する動物になっている。翼を具えており、ある点では鳥に似ているかかる動物の好例は蝙蝠《こうもり》である。大腸は走る動物にとって非常に有用なものであるが、これは空中で生活出来るものにとってはさほど有用性を持っていないどころか、かえって有害でさえある。というのは、大腸は、必要以上に、いや、無用に彼らの体重を増加させるのである。それにまた、蝙蝠は全然盲腸が無く、その外観と機能とが完全に変化している大腸がくっついているだけである。

大きな管の形の下に、食物の残渣を貯蔵すべき役目をつとめる代りに、蝙蝠の大腸は全く小腸と同じ直径しかなく、その構造は小腸と大同小異である。すなわち、多くの腺をそなえ、すでに前章で述べたごとく、小腸と同じように食物を消化するのである。

要するに、大腸は短くなった小腸の一部分に変形しているのである。この状態で蝙蝠は、長い排泄物を貯えることが不可能となって、大部分の鳥のようにしばしば腸を脱糞によって空虚にする。われわれはインド産の大蝙蝠属（Pteropus medius《プロテウス・メディウス》）を観察した。それは、しょっちゅう排泄物を出している。この糞を顕微鏡で調べると、細菌が少なく、哺乳類では前代未聞であることを示している。

この蝙蝠の消化管は殆《ほとん》ど無菌であり、一種類の分裂菌《バクテリア》を含むにすぎない。われわれは大蝙蝠に、家兎やモルモットやはつかねずみに与えると同じ食物（人参《にんじん》）を与えてみた。けれども、大蝙蝠では、食後たった一時間半ばかりすると、消化を完了し、人参の滓の加わった排泄物をした。一方齧歯類《げっしるい》の方はどうかというと、消化完了までには実に長時間かかり、盲腸の中へ大量の滓を蓄積した。また、腸内フローラも同じ食物であるにもかかわらず、非常な差異を示した。すなわち、大蝙蝠では、ほとんど無細菌であり、家兎とモルモットとはつかねずみとは、実に多種多様の細菌の含有を示した。

大蝙蝠の排泄物からは少しも不快な悪臭を発しないし、この哺乳鳥の消化管は少しの腐敗もなかった。大蝙蝠を果物で飼うと、林檎《りんご》かバナナのような香気のある排泄物を出す。

われわれはここにおいて哺乳類の如き生活をする鳥類が非常に豊富な腸内フローラをもち、空の生活をする鳥よりはかるに短命なることを知った。鳥のごとき生活を営み、腸内に細菌群《フローラ》をほとんど持たぬ蝙蝠の生命の長さについて一定の方式を樹てることは興味ある仕事である。

我々にとって、一般に蝙蝠の総称の下に知られている、この食虫性蝙蝠の長寿に関する詳細、正確なる知識を得ることは可能を越えた努力だったのである。専門家に発せられたあらゆる問い合わせは、満足な結果を得られなかった。ただ「蝙蝠は長寿らしい」という是認を、ごくあり来たりな、常識的な言い方で発表したにすぎなかった。また、フランドルでは『蝙蝠のごとく生きる』という言葉が、長生きの人についてよく言いならわされている。同じ考えが小ロシアにも汎《ひろ》く行きわたっている。

食果性蝙蝠については、捕われて、不完全な状態で生きる身でも、非常に長い間飼養することが出来るということを確かめることができた。

われわれは又、マルセイユで買い求めた当時十四歳の大蝙蝠(Pteropus medius《プロテウス・メディウス》)を観察した。それは少しも老衰の徴候を示さず、歯も完全に保たれていた。そして突発の急病でポックリ死んでしまった。われわれは他の同種類の蝙蝠で、十五年前から飼われたものや、ロンドンの動物園で、十七年間生きていた大蝙蝠を知っている。[65] 大人になってから捕えられたのだから、彼らの年齢は疑いもなく前述の蝙蝠たちのそれよりも大きいのだ。

これらの蝙蝠の寿命の限度を示すことは出来ないが、モルモットの大きさの哺乳類にしては十分に長寿であると考えることは出来る。短命の程度は羊や犬や家兎、すなわち大蝙蝠よりもずっと柄の大きな、しかし、腸内フローラの夥しく豊富な哺乳類とどんな差異があるのであろうか？

われわれが摘要しようとするこの資料の一例は、腸内のフローラこそ老衰の重要なる原因であり我々の主張を力づけてくれる、が、必ずしも観察される事実のことごとくがこの仮説により同様に容易に説明され得ると信じてはならない。有害な細菌の役割は、すべての場合に、消化管の中に細菌が多量にあることによってはきめられぬこと明らかである。

まず第一に有害な細菌のかたわらに、別の有益な細菌も存在している事実を数えねばならない。次に――細菌は、とくにその生産するものが有害なものも、生体内には多数存在し得るが、もし、この生体が細菌毒素に耐えるものであるならば、どの様に多数でも全然生体に害を与えずにそのままとどまっているわけだ。また破傷風菌に対して、感受性のない動物の体には全然影響しないのである。腸詰肉中毒の毒素は、もしどんなに小量でも哺乳類の消化管中に入ったら最後、死を来すのであるが、ある種の鳥や亀が吸収しても決して悪結果を生じない——ということが、パストゥール研究所でファヴォルスキー博士の実験によって示された。

人類と、高等動物の生体は、細菌とその毒素の有害な作用に対して抵抗の複雑な組織《システム》を具えている。それ故に、この組織のかくかくの部分の優勢さに従って、防御にも非常な多様性が現われるものらしいと推測することが出来る。かくて、腸内細菌の多量にもかかわらず、その存在（生体）が細菌毒素の強大な破壊力或いは中和力を有している場合、または、その有害な生産物が腸壁を越え得ない場合に完全に支持され得るのである。

われわれが述べて来た法則の例外（実際の例外であるが、ただ外見上明白でない例外）についての実例を探求しようとするのが、我々の目的なのである。この明白でないものの中にわれわれは夜行性の猛禽類を引用することが出来る。昼行性の猛禽類（鷲・禿鷹等）は短い盲腸をもち、その盲腸の中には決して食物の残渣は見られない。が、夜行性の方は非常に発達した盲腸を持ち、十センチメートルの長さに達している（大梟《おおふくろう》、Bubo《ブボ》・maximus《マキシムス》）。

ただこの盲腸は食物の残渣を、その最終の部分で大きくなり、棍棒状になっている部分に含んでいるに過ぎない。この残滓は決して大量ではなく、少数の細菌を含んでいるにすぎぬ。

昼行性と夜行性の猛禽類の盲腸の長さの非常な差異にもかかわらず、この二群の鳥類はいずれも長寿で著しいのである。しかし、この盲腸の差異は腸内フローラに相応する差異を含んでいない。

両者ともに、いずれも腸内フローラは非常に少ないのである。

おそらく象の例が提供している例外は、極めて真実のものである。われわれは非常に発達した大腸と、強い盲腸を持ち、しかも百年以上生きられる哺乳類をここに有しているのである。この矛盾が何に基づいているかがわからぬ以上、この関係の下に象を研究の対象とすることは、まだ我々にとって可能ではないのである。

猿と人間とは哺乳類の大多数のものの中にあって寿命の点でも一頭地を抜いているのである。たとえ大きな容積の腸を持っていても、その仲間の大多数よりも長寿なのである。

猿の寿命を正確に知ることは不可能だが、二三の報告によれば、我々の家畜である哺乳動物（馬・牛・羊・犬・猫）よりもずっと長生きである。類人猿は三十歳に達すると考えられている。人類に関しては、象を除けば哺乳類の中で一番長寿である事は誰でも知っている。

V

人間の寿命——人間の正常の寿命に関するエプシュタインの説——人類の寿命の例——人間の最も長寿なることを説明出来る条件

人類はその先祖である哺乳類からその構造と、特性を受け継いだ。

そして、ある種の爬虫類《はちゅうるい》よりずっと短いが多くの鳥類と哺乳類の大多数よりも長い寿命を持っている。

同時に、人類は腸内フローラの豊富な非常に発達した大腸をも受けついでいる。

人類の懐胎期間と成長期間とは長いのであるから、もしも、ただ専ら学説的な考察にのみ拘泥するならば、人類の寿命は我々が日常経験し観察しているそれよりも、はるかに長いということを承認しなければならないわけである。

ハラーは、十八世紀におけるスイスの有名な生理学者であるが、この人は、人間は二百歳までは生きると考えた。

ビュッフォンは《人間にして突発的の病気で死ななかったなら、殆《ほとん》ど九十から百までは生きる。》という意見を持っていた。

フルーランによると《人間は成長に二十年かかる、だからその五倍、すなわち百年は生きるべきだ》とある。

ところで実際はどうかというと、こうした学説的原則によって計上された年数よりも、はるかに下位なのである。そして、成長期間に基づいて樹たてられた法則が、一般論としては承認されるとしても、いろいろと寿命に影響する内外の素因により、その方則がこんなにも変化に富んだ特殊な個々の場合に、必ずしも適用されるものではないということをわれわれは知っている。

統計学は人類で最も死亡率の高いのは最も若い年齢であることを教える。

生後最初の年の間だけでも平均して初年児の四分の一が死亡している。この最も死亡率の高い期間の後は、青春期に至るまで、漸次下り坂となってゆき、それから再び、わずかずつ上昇する。七十歳と七十五歳の間で死亡率は新たに最高に達し、極端な高年の限度まで、それから再びやや下り坂となっている。

イタリアの学者ボジオ[66]は、幼い子供の高い死亡率は人類の過度の繁殖を妨げるための自然の現象であると考えた。この意見はしかし、肯定し難いし、これを我々は支持する事は出来ぬ。我々が合理的な衛生の法則を適用して、容易に乳呑子《ちのみご》の死亡率の減少に到達している事実があり、それだけに、一層ボジオの説は受け入れ難いのである。乳呑子の死亡率は、最も多くの場合、不良な食物から結果する腸疾患によるのである。文明の進歩とともに子供の死亡率は著しく減少しているのである。

それからまた、七十歳と七十五歳の間の高度な死亡率は、その年齢が人間の自然の寿命の限界をなすからだという説明をそのまま信じてしまうことにも同意出来ない。ヨーロッパにある大部分の国々に於ける死亡率に関するレクシスの調査によると、彼は人間の正常の寿命は七十五歳を越えないという結果を得ている。エプシュタイン博士[67]はこの統計の材料の正当さを認めて、次のごとく発表した。

「われわれは、正常の限界を、自然が人間の生命に指定したものであることを知る。この限界は最も高い死亡率を突発させる年齢である。もし人がこの時期以前に死ねば、早期の死亡というべきである。すべての人が正常の限度まで達するわけではない。生命はしばしば、それより以前に終わり、ただ稀な場合にこの限度以上になるのだ。」

七十歳から七十五歳までの人の多数が、なお、生理的および知的の観点ではよく保たれているという事実は、この年齢を、人間の生命の自然の終局として考えることをゆるさない証拠である。哲学者達（プラトンのごとき）、詩人達（ゲエテやヴィクトール・ユーゴーのごとき）、画家達（ミケランジェロ、ティシアン（ティツィアーノ）、フランツ・ハルスのごとき）は、レクシスやエプシュタインが認めている最高年齢の局限を越えた年の頃にいずれも傑作をものしている。他方、この年齢に突発する死は、老年性衰弱によるごく小部分に過ぎないのである。

巴里《パリ》における一九〇二年の調査によると七十歳から七十四歳の間では百人の死亡に対して、僅かに八・五人が老衰死であるに過ぎなかった[68]。

これらの老人の最大多数は伝染病たとえば、肺炎とか結核、又は心臓と腎臓の病気および、脳出血で死んでいる。しかるに、これらの病気は往々にして避けることが出来、それによる死亡はいずれも突発的の死なのであって、自然死とは考えられないのである。

この結果は多数の人が、人間の自然の生命の限界と考えられる年齢よりはるか高年に達するという事実によって確かめられている。百歳以上の人はそんなに稀ではない。

フランスでは毎年約百五十人が百歳およびそれ以上の年齢に達して死んでいる。一八三六年に、人口三千三百五十万人（三三五、四四〇、九一〇）中、百四十六人の百歳以上の人がいた。すなわち約二十二万人（二一九、九四〇）中一人の割合である。

ある国では、特に東部ヨーロッパでは、百歳またはそれ以上の人が非常に多い。ギリシアは比較的多数の老人を数えるが、生きている人二万五千六百四十一人に対して一人の百歳以上の人がある。言いかえれば、フランスより約九倍多いわけだ[69]。

こう考えて来ると、われわれは、まず、《果たして、人類の到達する年齢の極限は何歳か？》という疑問にぶつかる。

昔は少数の選りぬきの人々に数世紀の年齢を与えていた。聖書にある九百六十九歳のマテュサレムは、計算の違いとして数に入れずとも、ホーマーによれば三人前の年の人すなわち三百年生きたネストールだとかはイリリア国のダンド、それから、ラクメの王などが、五世紀か六世紀の年齢に達していたはずだ。

こうした太古の例は、全然不正確にして何ら信憑《しんぴょう》すべきもののないこと疑う余地はない。

われわれに近い時代の報告こそ、より信の置ける事実をもたらしてくれる。それによると、人間の達し得る極限年齢は百八十五歳だということである。その好例の一つとして、ここにグラスゴーの修道院の創立者、聖マンゴの名で有名なケンティンジャーンを挙げることが出来る。この人は百八十五歳で、紀元六〇〇年一月五日に自然の死をとげている。

第二の非常な長寿の例は、ハンガリアの耕作者、ピエール・ゾルティである。この人は一五三九年に生まれ一七二四年に死んでいる。十八世紀のハンガリアの編年史に記載された別の報告によると、百四十七歳から百七十二歳の間である。

さらに一層正確なのはドラーケンベルグの場合である。この人は一六二六年にノールウェイで生まれ、一七七二年に死んだ。すなわち、百四十六歳である。彼は北国の老人の名で知られていた。アフリカの海賊に掠奪され、十五年間捕われの身となり、九十一年間水夫の仕事をしていた。彼のロマンティックな物語はその時代の人々の注意をひき、興味のまととなり、その頃の新聞には、この人々に関するいろいろな報告がのっている。（ガゼット・ド・フランス、ウトレヒト新聞など）よく引用される例の、トーマス・パールも同じく最も真実なものの一つとして数えられる。彼はシュロプシアの貧農で、百三十歳まで骨の折れる労働をつづけ、百五十二年と九ケ月の天寿を全うしてロンドンで死んだ。

検屍は有名なハーヴェーによってなされ、器官はすこしの病変もなく、肋骨の軟骨は化骨しておらず、全く若い人と同様に、弾力性をみせていた。が、ただ脳だけは強く触れると抵抗があった。何故かなら、脳に走っている溝皺が長い間に固く乾いていたからだ。パールはウェストミンスター寺院に埋葬された。（ルジョンクール、一〇一頁）

これを要するに、人間は百五十歳に達することが出来るということが認められるわけである。これらの例は、もちろん非常に稀である。何しろ、この世紀の間にこのような長寿の新しい例にはその後一度もぶつからない位だから。

十九世紀のはじめに二人の老人が到達した百四十二歳と百五十五歳は保留つきで承認されるにすぎない。これに反して、百歳から百十歳、百二十歳の例はそんなに稀ではない。

この非常な長寿は、白人の特権とはどうも考えられない。下等の人類の老人は時としてそうした非常な、高年に達する。

プリッチャードによれば[70]、ネグロ人の中に百十五歳から百六十歳、さらに百八十歳の人がある。十九世紀中には、セネガルに八人の百歳から百二十歳の人が観察されている。シュメン氏は《一八九八年フンディウーニュで、土人達の間で、専ら百八歳と確認している一人の老人を親しく見た。なおかくしゃくたる元気であるが、数年前から失明している。[71]》

かくの如くして、同氏（シュメン氏）は、一八九五年六月十三日の『ニューヨーク・ヘラルド』により、北部カロリイヌ諸島に住む一人のインディアン女子百四十歳の者と、インディアン男子百二十五歳とについて報告している。

おしなべて、男よりも女の方が容易に百歳以上の長寿に達する。この差異はしかし常に必ずしも大したものではない。一八八五年にギリシアで約二百万人（一、九四七、七六〇）の人口中、二百七十八人が九十五歳か

ら百十歳の間であり、そのうちの百三十三人は男で百四十五人が女であった。(オルンシュタイン、四〇六頁)

七年間(一八三三年から一八三九年末まで)で、巴里《パリ》で二十六人の九十五歳から百歳以上の男子が数えられ、同じ年齢の四十九人の女子が数えられた。この事実と、他の同様な多数の例は、この一般の問題、すなわち、男性の死亡率は常に女性のそれより上であることを確認した。

大抵の場合、百歳以上の人々は著しく健康であり堂々たるがっしりした体躯である。しかし異常で弱い人が高年に達した例は全然ないではない。われわれが挙げようとする一人の女の例としてニコリイヌ・マルクは一七六〇年ブウロオニュで百十歳で死んだ。

《彼女は二歳の時から左腕が不具であった。手は腕の下に鉤形《かぎなり》に曲がっていた。それに佝僂《せむし》であり、背丈は四尺(一メートル二十一センチ)しかなく、大きな瘤《こぶ》を背負っていた。》

と、ルジョンクールはその著『百歳者の群れ』の中に記している。

次にエルスベス・ウォルソンは百十五歳で死んだ。彼女はスコットランドの女で、背の高さ二尺三寸(七〇・五センチ)、要するに真正の一寸法師だ。(ルジョンクール、六三頁)

そうかと思うと巨人で百歳以上になったのもある。一般に巨人の寿命は短いとされているのに。

十八世紀に於いてすでにハラーによって、百歳以上の長寿者は同一家庭中にあるということが指摘されている。この事実から長寿にも一種遺伝の役割をみとめざるを得ないという様なことを彼は述べている。実際、長寿者の歴史をひもとくと、百歳以上の人の子孫が高齢に達している場合が決して稀ではない。すでに問題にされたトーマス・パールには百二十七歳まで生きた一人の息子があった。

この息子は一七六一年にマイケルスタウンで死んだが、死ぬ時まで知能の力をたもっていた。（ルジョンクール、八一頁）シュメン氏の『百歳者人名録』の中には、十八例の両親及び子孫の非常な高齢者が見える。長寿の伝達という事実の中には遺伝を否定する何の理由もない。

というのは、すべての内的特質は、この遺伝という方法によって伝わり得るのであるからだ。だがしかし、両親と子供とに共通な外的条件を忘れてはならぬ。世間では遺伝するものと決めている結核《テュベルクローズ》と、癩《レープル》とはほとんどの場合、同じ生活条件による伝染である。

また、同様に、一家族高年者の多数の例は、周囲の状態の影響で説明され得る。

しばしば血族関係で結ばれていない夫婦が非常な高年に達する。シュメン氏の蒐集の中にこのような例が二十二もある。その中から一二を引用してみると、

《寡婦のアンヌ・パラーク夫人は、百二十三歳で、モラヴィアのルツイツマニッツで死んでいる。彼女の夫は十年前に百十八歳で死んでいる。》

《一八九六年に、コンスタンチノープルで、クリスタキ氏という元軍医は、百十歳で死んでいる。そしてその夫人は九十五歳まで生きた。》

《ガロオ氏夫妻は一八六六年にカンブロオヌ街五十四番地でそれぞれ二日の間をおいて追うようにして死んで行ったが、夫は百五歳と四ケ月、妻は百五歳と一ケ月であった。》

ルジョンクール氏はなお南米の人、百四十三歳で死んだパリという人の事を記している。この人の細君は百十七歳まで生きたという。

今やわれわれは寿命に影響する局部的条件にまで立ち入って研究すべき時機に来ている。住民が高年であることで知られた国があることは周知の事実である。一般に東部ヨーロッパ（バルカン諸国やロシア）では、文化の程度こそ低いにもかかわらず、西部ヨーロッパよりも、百歳以上の長寿者が、はるかにはるかに多く数えられる事、これもまた疑えない事実である。

われわれはなおその他に、ギリシアに於ける長寿者の多数を確認したオルンシュタイン博士の調査をここに付け加える。シュメン氏はセルビア、ブルガリア及びルーマニアの例を挙げている。すなわち、一八九六年に、合計五千人（五、五四五）の百歳以上の人を数えている。

《たとえ、この数字は少し大袈裟という印象を与えるにしても、バルカンの新鮮で清らかな空気と、住民の田園と農業との生活が長寿の素因をなすことは真実なのである。》

と、シュメン氏は言っている。

同著者は老人が多いので有名なフランスの各地方を引用している。

《一八九八年に六百人の住民を数えるピレネ・オリアンタルにあるスルニア村に九十五歳の女、九十四歳の男、八十九歳の女、八十五歳の男二人、八十四歳の男二人、八十三歳の男二人、八十二歳の女三人、八十歳の男二人がいた。ソンム県のサン・ブリモン村では一八九七年四百人の住民がいたが、この村には六人の長寿者がいた。八十五歳から九十三歳までまちまちだったが、たった一人の老女は百一歳になっていた。》

これは疑いもなく、寿命をのばすのは必ずしも新鮮な空気とは言えないという事を教えている。と、いうのは、スイスは山岳の高爽な空気の所であるにもかかわらず、百歳以上の人がほとんど少ないという有名な事実に徴してみてもうなずけるところであろう。

長寿の要因《ファクタ》を求めんとするなら、むしろよろしく住民の生活様式のうちにこれを見出すべきである。

百歳以上の長寿者の大部分はあまり楽でない、あるいはむしろ貧しい人たちであって、その生活もいたって単純な様式の連中ばかりであることに気付かずにはいられない。だが、百万長者でも、モオズ・モントフィオールのごとく、一八八五年に百一歳で死んだ人があるが、これは例外である。大きな富が長寿を得させるものでないことは十分に肯定出来る。貧しさが特に老人に節食のチャンスを恵むのである。さて百歳以上の人の大部分は非常に質素な生活をしていることがたしかめられている。

毎日、十二オンスの固形物と十四オンスの葡萄酒《ぶどうしゅ》しか費消し得ないような弱々しい体であったにもかかわらず、約百歳まで生きた有名なコルナロの例にすべてが従っているわけではないが、とにかく、彼は非常に興味あり珍しいことには記憶力が、一五六六年四月二十六日に死ぬまで完全にたもたれていたのである。

（ルジョンクール、百四六頁）

シュメン氏の目録の中には、質素な生活が特に目立つ二十六人の百歳以上の長寿者が数えられる。この人たちの大部分は一切酒を口にせず、専らパンと乳類と野菜を摂っていた。それ故に、節食と質素とは長寿の一つの要因《ファクタ》なること争えない。けれども、それだけではない。それ以外に何か大切な要因《ファクタ》がひそんでいると思える。と、いうのは百歳以上の人の幾人かは大酒飲みだったからだ。シュメン氏の目録の多くは、葡萄酒を飲み、アルコール性のものを大いにやり、しばしば酩酊していた連中である。たとえば、一七五八年に百七歳で死んだカトリイヌ・レイモンのごときは、《あびる程酒を飲んだ。》(百九頁)

また

《外科医ポリティマンは百四十歳で死んだ(一六八五―一八二五)。この人は二十五歳の時から自分の職業である外科手術がすむといつも、毎晩酒に酔うのを習慣としていた》

《高部ピレネのトリという町に住んでいた肉屋のガスコオニュは、一七六七年に百二十歳で死んだが、毎週二回飲酒の習慣だった。[72]》(一四三頁)

最も奇怪な例は、アイルランドの地主ブラウンである。彼は百二十年生き、その墓には次の如く記入されている。

《常に酔ひてものすごかりしかば、死神さへも、恐れて避けしほどなりき。》

同じ国に、そのほかにも、アルコールをやたらに飲むので有名になった馬鹿げて長寿の連中がいた。ここにその一例を引いてみると、

《一八九七年コート・ドールなるシャイイの村に人口五百二十三人のうち、八十歳に達した人が二十人以上もいた。この村はフランスで最も多量にアルコールを消費する地方である。これらの長寿者は同郷人達と反対に、例外的な節食家だったわけでもない。人並みに酒食らいだったのだ。》（シュメン、百一頁）

百歳以上の人々が、多量のコーヒーをのんでいる場合少なしとはしない。この場合、人は疑いなく、その主侍医にあててヴォルテールが送った、コーヒー濫飲が、真の毒の如くに作用する、その害毒についての返事を想起するにちがいない。

《ここに私はやがて中毒しつづけてから八十年になります。》

と、この偉大な作家は彼に書き送っている。

さてヴォルテールより長生きをして、しかも彼よりも多くコーヒーを飲んだ百歳以上の人がある。それは一人のサヴォア人で、エリザベト・デュリュウという女だ。この女は百十四年以上生きた。

《彼女の主要食物はコーヒーだった。これを毎日小さな茶碗で四十杯飲んだ。》

《彼女は快活な性格の人で、食卓につくとつねに黒コーヒーを飲み、最も勇敢なアラビア人でさえ舌を巻くほど多量飲んだ。常にコーヒーわかし器を火の上にのせていた。ちょうどイギリス人が紅茶わかしをそうするように。》（ルジョンクール、八四頁―シュメン、百四七頁）

ところが、煙草となるとすこしちがう。百歳の長寿を保った人々の殆どが、たばこ好きではなかったという一事こそ注意する価値がある。しかしながら、この法則も、やはり他のすべての法則が必ずしもあらゆる場合にあてはまりはしなかったのと同じことである。ロッス氏は一八九六年に、百六歳の高年に達した人で《慢性の喫煙家である。》（シュメン、六八頁）

《一八九七年に、通称ラ・カリエール、すなわちフィニステールのケリヌーで死んだ寡婦ラゼンネックは百四歳であった。彼女は貧しい茅屋に住んでいて、他人からのほどこし物で生活していたが、若い時からパイプを口からはなしたことがない。》（同書百七頁）

前述のことから長寿の原因と見なそうとする要因《ファクタ》は、これまた必ずしもあたらず、しらべて見れば見るほど数多あらわれる例は、そばから例外をともなって尽きることがない。良い体質と、単純で質素な生活は長寿に好都合な条件であるということは真実である。しかしこの要因の外になおまた長寿に貢献する隠れた何ものかがある。ボンの有名な生理学者フリュエルジェーは、《長寿の主要な条件は、人間の内部の本質のうちに見出される。》という結論に達した。しかも、このあらゆる人間の内的な本質というのは、正確な定義から免れている何ものかの中にあり、それこそ遺伝に資するところあるべきものだ——というのである。

我々の現在の知識の程度では人間の寿命の主要原因をはっきりときめることは不可能だが、これに動物の原因と同じ方法で研究するのを至当とする。人間の長寿がしばしば地方的の特性を受け同じ様な生活をしかしない夫婦に見られるのであるから、腸内フローラ及び、生物が有毒な影響と戦うときに用いるやり方に、長寿に影響する要因《ファクタ》を探求することがゆるされるであろう。同じ地方に住み、同じ屋根の下に住む人は、腸内のフローラが非常に類似していると仮定する事は全く自然である。

多かれ少なかれいずれにしても近い将来に於いて実をむすぶべき、多難な研究によりのみ、この問題は一つの満足な方法のうちに闡明《せんめい》されるのである。現在のところでは人間と動物の寿命に関する数多の事実を新しい研究を方向づけるために集約することに限定することが出来るに過ぎない。

第Ⅲ章　自然死の研究

Ⅰ

植物界における自然死

単細胞生物不死の説――非常に高齢に達した植物の例――非常に短命な植物の例――ある種の植物の寿命の延長――消耗による植物の自然死の説――自家中毒による植物の死

これからつづく頁に目を通す読者は、おそらく、今日まで行われている科学というものが死の問題に関して持っている認識の狭さに驚かれるにちがいない。

宗教や哲学や文学、または通俗的な伝説の中で、死の問題は非常に主だった部分をなしているのに、科学的な仕事の中では、きわめて僅かの注意をもってしか顧みられないのである。

この悲しむべき事実は、今日まで末梢の問題にばかり拘泥し、人間の存在の大きな問題、たとえば死の問題のごときに注意しようともしなかった科学に向けてはなたれた攻撃を、ある点まで説明することが出来る。

もちろん、それを弁護したり正義づけたりしてではなくてである。トルストイがこの問題を解決しようという希望にかられた時、彼はその解決をまず学者たちの解説の中に求めたのであった。そして彼は、学者達から与えられた回答が、正確さを欠き、意義うすきを認めたにすぎないのであった。また、彼には全然無用なものと考えられるすべて（たとえば昆虫界や組織と細胞の構成などのごとく）のことを研究する人々、そして人間の運命が何であるか、死とは何かに答えを与えることの出来ぬ人々に対する彼の憤慨は蓋《けだ》し決して小さなものではなかった。

われわれはこの問題を解決するつもりはないが、しかし、われわれはせめて自然死の問題の実際の有様についての単なる概要だけでも述べたいと思うのである。人生にとって最も重要なる問題の間に、日程を置かるべき科学的研究をかくして容易ならしめたいと思うのである。

われわれが、ここで自然死の事をたずねるとき、この現象を存在に固有の必然的な結果として了解し、決して突発的な何ものかにつづくものとしてではないとまず考えるのである。

流行の思想では、誰もが、死はすべて病気によるものだと考えるのが自然である。だが、突発死の原因は避け得られるべきものであり、それは必ずしも我らの生体に対する遺伝素質ではないのであるから、これを自然死の現象の範疇《はんちゅう》に入れることは出来ない。

自然界に於いては、突発死の実に数に於いて優位にあることは、ひとしくこれがいわゆる自然の死なりと一応は考えずにいられない程である。

往昔、突発死はすべての生命にとって避け得らるべきすべもなき最後のものであり、かつ体質の根源がすでにこの最後の素因を含んでいると考えられていたのである。同様にまた、多くの下等動物において、死は常に突発的に起こるにすぎず、あらゆる残忍な干渉から守ってやれば、彼らを決して死なさずに、いつまでも生かしておいてやることが出来ることを確かめて驚いた。一つの単細胞——たとえば滴虫類《インフュゾリア》または他の多くの原生動物《プロトゾール》や下等植物——を構成する構造は分裂によって再生するか、二つあるいは多くの新生物に変形したりするのである。母体は言わば真の死を蒙ることなしに子孫の生体のうちに消え去るのである。[73]

この説に対してはなたれた反駁に対してワイスマンが特に強固な主張をもってこれに応じたのである。ワイスマンは、反対説にむかって次の様に答えた。

「滴虫《インフュゾリア》はその培養中で、ただ一つの死骸もつくらず絶えず自己分裂をつづけている。個体の生命は短い。そしてその生命は決して死によって終局することなく、唯《ただ》一つの個体が全く新しい二つの個体に変形することによって終わるのである。」

生理学者として非常に有名なフェルヴォルン[74]は、単細胞生物の内部には常に部分的な破壊があるという事実と、ある条件の下では滴虫《インフユゾリア》の一つの完全な器官（核）が死んで溶解され得るという事実とを考えに入れていないとしてワイスマンを非難している。しかしこの部分的な死はちょうどわれわれの身体のどれかの細胞の破壊がわれわれの死を惹起しないのと同じに、このドイツの生理学者の反駁（抗議）は支持され得ない。けれども個体が非常に短命であることから、自然死を免れるのはただに顕微鏡的微生物のみではない。高等植物の中に巨大な大きさとなり、突発的にのみ死ぬる多くのものがある。それらの構成の中に、内部構造の内部的条件によって起こる自然死の必然性または可能性を説明する何ものをも見出す事は出来ない。

随分久しい昔から、人はある種の樹木の途方もない長寿に等しく大きな驚きを与えられて来た。それは樹齢何十世紀にも達し、嵐による破壊か、残酷な人為的干渉を受けなければ絶対に死なない長寿王ともいうべき樹木なのだ。

カナリイ群島の発見された時（十五世紀頃）最初の探険者達（スペイン人）は土人たちが彼らの守護神として尊崇している龍樹（龍の木《きりんけつ》）の如何にも堂々たるに感じ入ったものである。それはテネリフのオロタワ荘のとある庭園内にあったものである。その巨大な幹はすでにその時永年の風や雨によって非常に大きな空洞があいていた。（一八六八年の暴風雨で遂に吹きたおされたが、その年齢は数千年と推定された——数千年というが、その間絶えず成長して来たのだということを忘れてはいけない。訳者註。）

この樹はスペイン人たちによって剿滅《そうめつ》させられてしまったグアンシュ族の希望の正しかりしを裏づけてはくれなかったのである。というのは、この樹は彼らよりも四百年以上も長生きをしたのであった。十八世紀の終わりに、この樹はアレクサンドル・フンボルトによって観察された。(75)フンボルトは龍の木の生長が非常におそいことを知って、この木が極端に高年なものであると結論した。そして同時に、それが四十五尺（約十五メートル）という胴廻りをもっていることを観察した。

十九世紀（一八一九年）に猛烈な台風がオロタワを吹きまくった。恐ろしい軋音《きしりおと》がひびきついで突然龍の木の三分の一ばかりのところが小枝を沢山つけたまま地ひびきうって倒れ、谷から谷へとひびきわたった。この大きな損傷にもかかわらず、この巨大な樹木はなお半世紀間持ちこたえた。

この災禍を受けて幾年かの後に、ベルトローはこの老勇士ともいうべき老樹をおとずれ、一八三九年のおわり頃に、次の如く記している。(76)

「私のところに植えてある一本の龍樹は、奇怪な形の木であり、巨大な姿である。暴風が来ても打ち倒されることなく、ただ傷つけられただけである。十人がかりでやっと幹をとりかこむことが出来る程太い。（根もとのところで周囲が殆ど五十尺ある。）この奇怪な記念柱の内部には何百年もかかって掘られた空洞が空いている。頑丈な入口が円天井のある洞窟にあいていて、半分は引き裂かれており、なお巨大な枝をささえている。」（第十五図）

だが、この有名な龍樹も次第と侵蝕された末、ついに一八六八年の強い暴風雨で全く決定的に打ち倒されてしまった。この災禍の後二三年のこと（一八七一年）、この、地に横たえられた巨大な灰色の丸太、ありし日の巨木の残屍が、太古の怪物そのままにいつまでもじっと横たわっている姿を、我々は見たのであった。

何らか正確な方法でこの龍の木の年齢を定めることは不可能ではあったが、数千年は経っていると見ることは出来た。

ところで、その他にまだこのテネリフの龍の木よりも年をとった樹のあることが知られている。それはカプ・ド・ヴェルーにある巨大なバオバブである。この木はよく引用される。これはアダンソンが観察したものである。

《この驚くべき樹はフランスの有名な自然科学者が測定した時直径三十尺あった。三百年前にイギリスの旅行者が銘を刻んだ。アダンソンは木質の層を三百皮剥いてそれを再び見出した。》

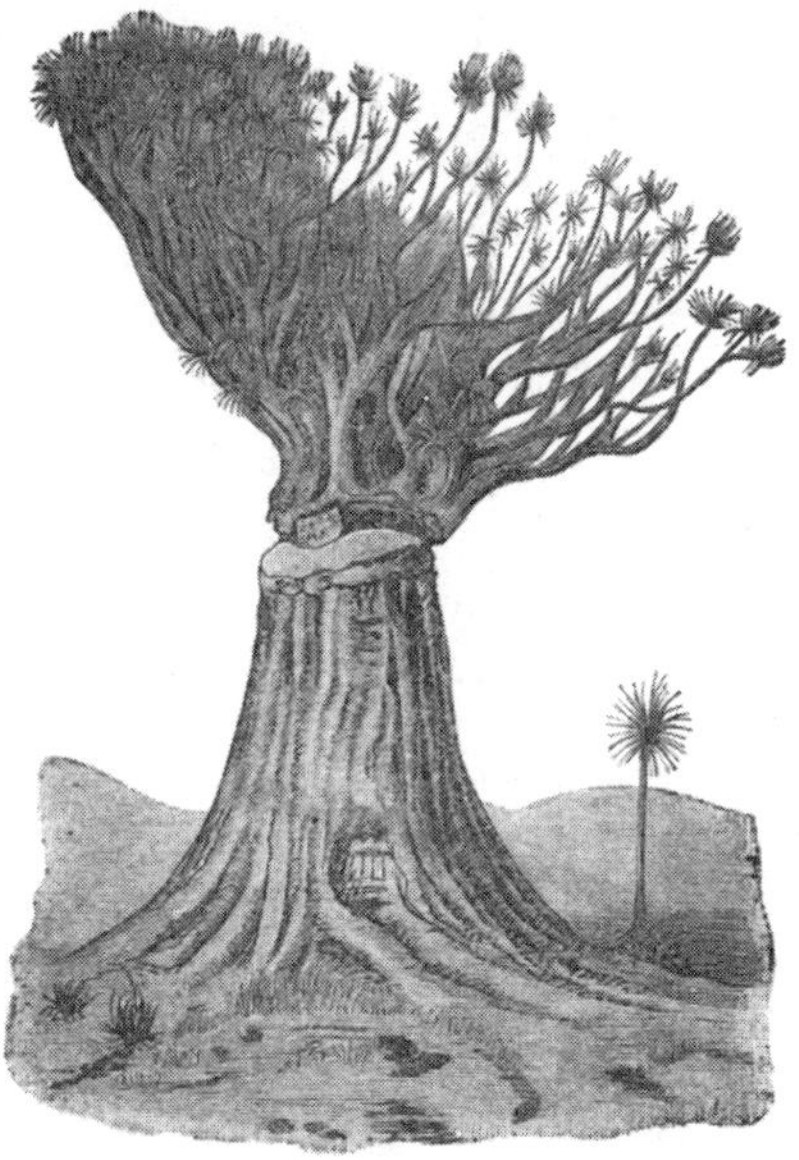

第十五図　オロタワ荘の有名な龍樹

この材料に基づいて、アダンソンはこのバオバブ（龍樹の名）の年齢を五千百五十年と評定した[77]。メキシコの、これもまた非常に年をとった糸杉——これもやはり非常に長年の間生きていたと考えられている。

アルフ・ド・カンドールはモンテズーマの有名な糸杉は、彼の時代に殆ど二千年になっていると考えた。そして、オアクザカのそれは、アダンソンが観察したものよりもずっと年をとっている。

カリフォルニアには、三千年以上に達したセクォイア・ジガンテアがある。アメリカの植物学者サアジェントによると、これらの巨大な樹のあるものは、五千年以上にもなるのである。

樹木の寿命については、植物界での個性の問題がひきあいに出て、これまた一つの検討対象となった。完全な樹をあたかも一つの個体としてか、あるいは、多数の植物の集合、腔腸動物にも比すべきものとして考えるべきであるかどうかというような問題が生じたのである。この問題はかなり複雑であり、それだけに、我々の当面の問題にとってそれは第二義的な興味しかないものとして、しばらく、触れずにおこうと思う。カンドールはこの問題の二つの面につき熟考の後、その結論として、次のように述べた。

《樹木は老衰して死ぬなどということはない。言葉の実際の意味において、彼らの生命の長さについてはっきりと決まった期間《テルム》はない。》

多くの植物学者は同様の意見を持っている。ネゲリなども数千年の年齢に達した樹は外界の影響では死ぬものではないと考えていた。(78)

これらの事実によって、高等植物の中では、顕微鏡的植物に於けると同じように、自然死ならざる例がないでもないということが出来る。原則的に言って、生命はそれ故無限の継続を有《も》ち得る。生活作用の間に消費される生物体内部の部分の新生という条件の下に——。しかし、それだからと言って、自然死というものが植物界と全然関係のないものだと結論することは出来ない。

これと反対に外界の作用によって生命を奪われることなしに死ぬ植物にぶつかることがある。同様に、彼らの中で類似の生物の中に、一方では自然死のない例があり、他方には絶えず自然死を現わすものを見出す。たとえば茸《きのこ》の類の下等な代表者がある。

下等な茸類は多かれ少なかれある期間生長しつづけ、その後、生きているマッス全体が胞子《スポール》（Myxomycètes《ミクソミセート》粘菌類）に変形するために、分離するのである。この変形の後に多くの屑がのこるけれども、これはクチクラの分泌物であって、完全な細胞ではない。

他の茸では胞子《スポール》をつくる細胞は一部分の生きている細胞にすぎないけれども、他の大多数の細胞は、いずれも自然死をとげるようになっている。

下等植物の中には非常に短い期間しかある状態で正常に生きていないものがある。ある隠花植物《クリプトガム》（Marsiliacées《マルシリアセエ》 蘋科《うきくさか》）のプロタリウム（石葉体）は、有性体をつくるまでの間、数時間しか生きていない。この有性体が成熟すれば、石葉体の全体は、これを構成する全細胞とともに、間もなく、自然死の餌食になってしまう。これらの場合には常に死の要素と原形質の部分とで構成された「死骸」がある。

同様に高等植物の中にも非常に短命なものの例がある。アマリリス・ルテア（Amaryllis lutea）は花弁を生じ、花を開き、そして種子を生産するに要する時間（十日間）が経つと早くもその全生涯をとざすわけだ。す

なわち、この植物は自然死によっておわるのである。(79)

同じ属の植物で、これとは反対にいちじるしい長寿で一ときわぬきんでている植物に出あうのは興味あることである。たとえば、アガアヴ（龍舌蘭《りゅうぜつらん》の種類）であるが、これは花を開いてから自然死に至るまで往々にして百年を数えるのがめずらしくない。

世界中に所謂《いわゆる》「一年生」の植物という名をつけられている種類の植物が広く知られている。これは生まれてから種子をむすび、自然死に至るまで、数ケ月しか生きているに過ぎない植物である。しかるに、これらの植物の多くに於いて、その生命はこれを二年或いはそれ以上に長くのばすことが可能なのである。ライ麦は一般に一年生植物であるのに、ある種のライ麦の変種《ヴァリエテ》は二年間生きていることが出来る。そのために二回の収穫がある。これはドンのコサックの地方で、ずっと昔から二年生のライ麦をつくっているという事実が証明する。(80)

一生を終わるのに十年間かかる甜菜《てんさい》は、三年または五年しか生きぬ植物に変化された。そうした例はまだ沢山にある。(81)

植物の種子の生産を避けることによって自然死を延期することが出来る。（一般には多くの植物の寿命は短く、その自然死は種子の成熟期と時を同じくする。結実を妨げて植物の枯死を免れしめることが出来るのだ——たとえば成熟に先だって草を刈ると青々として生きているのに、花を開き実をむすぶままに放っておけば、黄色くひからびてしまうのである。人も知るごとく果実や種子にはしばしば有毒なものがある。従って植物の枯死は種子を保護して子孫を未来に確保するために自ら産出するところの毒物による自家中毒に起因するのではあるまいか。自然界では個体はどうでもいいのだ。種が問題なのだ。ひとたび種の存続が保証されれば個体はもう滅びてもいいのだ。）

ユーゴー・ド・フリース教授はエノテール（まつよいぐさ）の寿命を受粉の前に、花を全部剪り取ることによって延ばした。普通の状態では、この植物はほぼ四〇—五〇の開花で花が終わるのに、去花を施したために、冬の寒さの最中にも新しい花をずっと咲かせつづけたのである。

《穂を充分に早くから剪り取ることによって、芽を茎の根元のところに出させることが出来る。これは冬を越して次の年再び成長する。》（ド・フリース氏の書簡の一部）

芝地の細麦（芝）を、開花しはじめる前に剪り取り、種子の成熟と枯死とをふせぐのも、これと同じ意味なのである。この条件で、細麦は常に青々として何年間も寿命をたもつことが出来るのだ。

結実と自然死との関係はずっと以前から知られていた。そしてこの事実は植物の消耗ということによって一般に説明されるものである。

私は、植物学者ではないので、人が植物の自然死に関して持っている考えを知りたいと思い、この方面の権威であり、世界中にその名を知られているド・フリース氏にたずねてみたのであった。

以下はこの秀《すぐ》れた学者が、この問題について私に書いてくれたことである。

《貴下が私になされた質問……は非常にむずかしいものの一つである。一年生植物の死の直接の原因に関しては多くを知られているとは思わないが、生体の消耗に帰するのが通例である。》

植物の寿命に関する詳細な研究の著者であるヒルデブラントは、何度もくりかえして同じ意味のことを述べている。彼によると、

《一年生植物の寿命は最もしばしば、種子を沢山結ぶことによって消耗を来すのでこのように短いのだ。それだけだ。》(82)

とある。何年も結実する植物のなかにさえ、早期に「結実のために消耗して自発的に死ぬ」ものがある。多くの高等の隠花植物《クリプトガム》の石葉体《プロタアル》にあっては一つの胚の形成が能《よ》く自然死を結果するのである。ゲーベルが説くがごとく、胚が完全に石葉体を吸収するのである。(83)

植物は一般に、食物を吸収する事が容易だということによって、他の生物と区別することが出来るのであるから、人が結実の直後の消耗が何処《どこ》から生ずるのであるかをいぶかるのも決して無理ではない。しかしながら、一年生の、ある種の植物が栄養物に富んだ土壌に生じて、夏の始めに実を結び、最初の寒気よりもずっと前に消耗して死ぬということをどうして説明することが出来るであろうか？　しばしば穀物の収穫の後で、収穫以前に落ちた種子から新しい発芽が見られる。

この新しい植物の生長を許す土壌は問題の穀物のために消耗されていなかった。そして熱もまた植物の新しいジェネレエションの生長には充分であった。それ故、種子をつくる植物の死を来すのは外部の条件ではない。この矛盾を説明するためにその植物自体の内部的な条件を考えずにはいられない。

ヒルデブラントは次の事を認めている。すなわち、

《ある種の植物は開花にむかって急激に進むことの出来る素質を持っている。その後間もなく実を結び沢山の種子をつくるために力をつかいはたす。これが死という現象である。》

《他の種類の植物は、これと反対に結実までに長時間をすごし、結実がすむと、前と同じ様に死ぬのである。》

《第三のカテゴリーに入る植物は、次のごとき素質を持っている。すなわち、果実をつくった後も死なないのである。そして何度も結実をくりかえし、何年間も生きているのである。》

かように種々な素質の内部機構を構成するものが何であるかを決定することが出来ずして、多くの植物学者達は一種の前宿命というものに帰して考えている。ヒルデブラントによれば、

《すべての植物の栄養は実際にはせいぜいその植物にきまった再生産の可能力をあたえるにすぎないのである。ただこの最後の目的には非常に区々なる方法によって、かつ非常にまちまちな時期に達することができるのである。》

ゲーベルは同じ考えを述べている。

《ヘテロスポール型（異芽胞型）の中で、かように短命な石葉体の全発育は、前もって定められているのである。》

これらの石葉体は

《われわれの実際の認識によれば——それは我々に対して昔の神学者的方法で示されているのだが——全く前の世から運命づけられたものである。かれらの運命はあとにもさきにも、ただ一度こうときめられてから、徴塵の変更もゆるされていないのである。……等》

同じような考えはマッサールによって述べられている。すなわち

《細胞はしばしば死ぬ。何故かなら、その任務はなしとげられ、も早これ以上生きている必要がなくなったからである。(84)》

定命説《デテルミニスム》の思想と全面的に背馳《はいち》する諸現象を説明するこの（科学的）方法は、植物界に於ける自然死の問題をさらに一層困難なものとなす。が、それだけに又、津々たる興湧き尽くるところがない。万象の科学的概念によれば、宿命というような問題は全くあり得ないものである。結実と自然死の間の関係は、淘汰という偉大な法則に支配されており、これによって再生をゆるされた全生物は生きのびもしようし、生を完《まっと》うしもするのであるが、これに反して子孫を生産することの出来ぬ生物は消滅の一路を辿るのみなのである。

生存に欠くべからざる器官を持たぬ子供やすべての種族に遍在する奇型児や生活力のない子供が生まれるのも、そう滅多に見られぬ例ではない。かかるものの存在は、別に生得死の宿命を負っていると言うわけで

はないにせよ、とにかく器官の欠陥が原因となって死を来すのである。

他方、生活に必要な一切をそなえたものは、そのために生きるのであって、生きるべく運命づけられていたから生きるのでは決してない。同様に、欠陥だらけな方法で発育し、胞子か種子をつくる前に死ぬ植物は、保存され得ないのである。

しかるに、他方新しい子孫をつくって後に死ぬものは、その子孫の中に生きのびるのである。もしも死が、種子の生産の直後に来るならば、この種属は保存され得るのである。それ故に、植物の自然死の原因を宿命の中にでなく、死を伴う内部現象の中に研究すべきである。


ある植物が、器質的の力の全部を消費したために死ぬということは最も確かであるらしい。ただこの消耗の機構を確定するのは興味あることであるが、それによってさらにこれを理解づけることが困難となる。一季節に消耗しない同一の土壌に何回も子孫をつくる植物の例は決して少なくはない。

多年生の植物では、ある部分、たとえば花が周期的に死に、植物自身は全然死なぬという例が多い。長期にわたる一季節中、萎《しお》れる花があるかと思うと、一方では咲きかける花を持つゼラニウムを知らぬ人はなかろう。この花の自然死を、新しい生長をつづける植物の消耗の故に帰することは困難である。

植物における寿命の延長の頻繁な現象はそのまま消耗による自然死の説と同一視することは出来ない。両者の間には本質的に異なったものがあるからだ。

時として、雄の個体が、法則に反して雌性の花をつける事がある。この例は柳や蕁麻《いらくさ》やホップや、特に玉蜀黍《とうもろこし》に於いて見うけられる。(85)ここでもまた奇型という事が問題となる。生育する見込みのない人間の奇型児と、植物の雄性の枝に雌性の花が出現して寿命が長びくという事実との間には、似たような現象ながら、それぞれの機構には本質的に異なった関係があるのである。一般に、雄性の枝は花粉をまき散らすとすぐに自然死をする。言いかえれば、雌の花よりもずっと前に死ぬのである。雄性の枝が種子の成熟するまで生きのびるためには、雌の花が雄の枝に発育すればいいわけである。あるいは、花に生殖力がありさえすればいいのだ。

もしも雄花の自然死が、花粉をつくる事による消耗の結果であるとするならば、どうして、種子を養い、成熟させる雌花の場合の寿命の延長とそれを調和させることが出来るであろうか？

これらの場合他の多くの場合と同じように、自然死は単なる消耗よりもはるかに複雑した機構の結果なのである。

ド・フリース氏は、すでに植物の寿命は、その植物の機能によるものであることを注意している。この事実はある植物の生存を延ばし、または短縮する構造と作用の内部条件の何ものかが存在することを示している。これが植物界の自然死の問題の鍵となるのである。ただ、これらの要因《ファクタ》の役割を決定するために、不幸なことに、非常に不完全な方法のみが知られているにすぎない所の、植物の内部の生命の様々な点をはっきりと知っておくことが必要なのである。こうした関係のもとに我々は植物の生命の条件の最も簡単なものたとえば、醸母〔酵母〕や分裂菌《バクテリア》について、極度に詳しいところまで研究することが出来るのである。これらの非常に下等な植物が、分裂によるか発芽によるかして、多数に繁殖するということは事実であり、これらの植物は自然死によっては決して死なない部類に入っているのである。が、それにもかかわらず、醸母と、ある種の分裂菌《バクテリア》の生命に関して、自然死の例の如くに説明され得る現象にぶつかることがしばしばあるのである。

すべての醗酵作用が、顕微鏡的植物の干渉によって起こるものであることが未だ知られていなかった時代に、すでにある条件の下では醗酵が他の条件によるよりも以上に急速に停止するということは知られていた。また、砂糖を乳酸に変えるためには炭酸石灰を加えることが有用であるということも知られていた。この石灰なしでは大部分の砂糖が醗酵を受けるまえに、醗酵そのものが止んでしまうのだ。

一八五七年、パストゥールは、この乳酸菌に関する偉大な発見をした時、この微小な生物は乳酸をつくることが可能であるにしても、特にこの物質〔乳酸〕の過多によってかえって乳酸菌が殺されてしまうということをたしかめたのである。醗酵作用を完全にするためにはこの酸を中和するため、石灰を加えればそれで十分であった。

乳酸の作用が長びけば、乳酸は醗酵作用を停止するのでなく、肝腎の細菌〔乳酸菌〕が死ぬのである。(86)

以上のような理由から、乳酸醗酵を長時間活発な状態で保持することは多くの場合に非常に困難である。かかる酵母の中で、エジプトのレーベンから、リスト及びクーリイ両氏(87)によって分離されたものは非常にデリケートなものである。砂糖の入った寒天（培養基で、Zücker-Agar のこと。訳者註）に深く細菌を植えると、二三日目の終わりにはすでに死んでしまう。この死は疑いもなく、この細菌によって糖分が消費された上で、生産された中和されてない乳酸によるものである。この糖質の乳酸への変化は細菌の本質に基づく基礎的の作用であって、醗酵の中止と、酵母の死とはそれぞれに確定した状態の下に於いては、或いは自然死の意味に解釈され、或いは自家中毒、すなわち細菌自体の生理的活動の生産物によって中毒死するのである。この細菌の栄養に十分な砂糖の大量を、メディウムが含んでも死が起こるという事実は、死が消耗の結果として起こるものではないということを証明してあまりあるものである。乳酸醗酵の例は、他のものと関係がないどころではない。乳酸をつくる細菌はやはり、自身で分泌する酸によって妨害されるのである。ジェ・ベルトラン氏は、ソルボース（なゝかまど〈清涼茶《ソルブ》〉の実から抽出した糖）を醗酵させる細菌について、詳細な研究を行ったが、この醗酵はやはり、細菌の生産物の影響で中止し、細菌は栄養物《メディウム》の消耗の場合どころではなく、たくさんある時に自然死を起こしているという事を私に報告してくれている。

アルコールをつくる酵母（醸母という）はやはり、この物質の過剰によって妨げられる。ある限度に達するや否や醗酵は中止する。窒素の多い、糖の少ない培養基《ミリュ》の中で、酵母を培養する時に、この顕微鏡的植物は窒素物質を攻撃して、これを消費し、直ちにアンモニアを生産する。しかるにアルカリは酵母に対して致命的であり、酵母は直ちに自家中毒によって死ぬ[88]。

私がここに引用しようとする例の中では、細菌の機能と、細菌の内部構造の相関関係に於いて、自然死が関係するのである。この死は外的条件を変える時に避け得られることは事実であり、分裂菌《バクテリア》によって生産される酸、または酵母によって生産されるアルカリを中和すれば、それらの寿命を延長することが出来る。この事実はわれわれが高等植物に関して述べたことにもあてはまる。

種子の成熟をさける事によって多くの一年生植物の生命を延ばすことが出来、この植物を二年生または多年生に変じることが出来る。これらの場合でも又、自然死はたとえ内部の原因であるにせよ延期させることが出来る。

一般に、消耗ということがその原因なりという説に一致を見ている高等植物の自然死が、これと同様に、植物の生活の周期《シイクル》の流れの中に起こる中毒によって容易に説明出来るかどうかは疑問である。植物は多くの場合動物と人間を殺す能力のある毒素の生産者である。（果実や種子にはしばしば有害なものが多い。訳者註）

ところで、植物は何故、その植物自身を害し得る毒素を生産しないのであろうか？　これらの毒素の中のあるものは、種子の成熟の時期に発生すると仮定するのはちっとも当てはずれなものではない。あり得べきことである。この成熟をふせぎさえすれば生物の中毒を完全にさけることが出来るのである。この仮定は土壌がまだ消耗していない時期に起こる多数の自然死と符合し調和する。

同様に、多数の部分的の死、たとえば花の死が同じ幹が他の花をつくる時期に起こること（ゼラニウムについて何度も述べた如き）の例は、植物全体の中毒に不充分な毒の局所作用という事実によって説明される。

その自家中毒による高等植物の自然死の考えは恐らく単に新しい研究の方法を提供し得る仮説にすぎない

こと、これも確からしい。もしもそれが確証されれば、結実と死との一致を前世から運命としてきめられた目的に達するための『宿命説』という仮定によるよりも、はるかに容易に説明が出来る。

高等植物はバクテリアや酵母と同様に、自家中毒を受けるであろう。種子の成熟以前に毒素が生産される場合に、植物は子が出来ず、子孫が生まれないから、必ず絶滅してしまうのである。結実の時期に於いて毒素が生産されると、これとは反対に、子孫も出来、無限にこの種は保存され得るのである。中毒がさけえられないものでないとしたならば、それは多数の植物が種子を生産して、自然死を免れて、生きのびることを証明することが出来る。このような例は、前章で述べた龍の木（龍血樹）や、バオバブや柏香樹の場合である。

しかし高等植物の自家中毒という考えが、単に、現在一つの仮定にすぎないとしても、特殊の生産物による中毒によるバクテリア・酵母の仮説は実例として、承認される権利のある一つの事実である。

他方に高等植物と下等植物とが、自然死を免れるということも存在するように、一方では、自家中毒による自然死の例が植物界（バクテリアと酵母は植物だから）に存在するのである。

II

動物界における自然死

動物の自然死の種々なる原因——烈しい動作にともなう自然死の例——消化器官を奪われた動物の自然死の例——異性の自然死——動物の自然死に関する仮説

動物界で出あう自然死の例は、変化に富んだことと、複雑なこととで、植物界に於けるそれとは比較的に相違している。マッサール氏が植物に対して示したと同じく、動物界の自然死はわれわれがこの章で示そうと考えているように、種々の群《グループ》でそれぞれ独立な方法によって確定せねばならぬ。ある場合にそれは極めて奇怪な特性を、又ある場合には全く矛盾した外貌を呈するのである。

両者の間には非常な差異があるように見える自然死と、暴力による死とを対立させるのがならわしである。

ところで、動物界では自然死が、すなわち組織中に深く結ばれている所の自然死が、純粋に暴力の作用の結果として起こると言った場合が多く見出されるのである。ここにその例を少しあげて見る。

海の表面では、きわめて透明な、そしてその非常に繊細な形によって腹足軟体動物という名で呼ばれている小さな生物に出会う。動物学者たちはそれらを帽形幼虫《ピリディウム》(Pilidium)の名称の下に記している。その構造はそう複雑ではない。すなわち非常に薄い皮膚が体をとりまき、その皮膚の下部には極めて広い胃に通ずる孔があいている。顫動《せんどう》する繊毛の絶え間ない運動は、極めて微小な物を胃に導き、一方胃は入って来るものを全部消化する。生殖器管が全く欠けているので、動物学者たちは、《ピリディウムは大人ではなく、何か海の動物の幼虫である》と考えている。

この推量が全く正しいことは後にわかった。そしてピリディウムが変形して、扁虫《へんちゅう》——紐虫綱《ひもむしこう》の群——になる現象を再三くりかえし観察した。

ある時期が来ると、上述の胃の周囲に胎児を発育させる。発育の程度が進むと胎児は、ピリディウムの胃の全体を、筋肉の強い運動の助けで切り離す。最後に小さな紐虫《ネメルチアン》は、ピリディウムの体を見すてて、母体から胃、すなわち生命に必要である器管を奪い去るのである。ピリディウムは胃を剥ぎ取られて、なほ何時間かの間は海の水の中に浮いており、間もなく消化器を剥ぎ去られたために、パクリと開いた傷口により死んでしまう。

紐虫が母体から出て来る時の動作は実に残酷きわまりないものであるが、ピリディウムの死も、やはり自然死の例に入るのである。実際ここではすべてが内部の要因によって起こり、人類の場合にもしばしば出あうものなる暴力死の如き外部的原因によるものではないのである。

こうした種類の扁虫類の中には、線虫類の多くが見られる。その他、人間の腸内に巣食う虫が多数この種に属している。たとえば回虫、旋毛虫、鞭虫《べんちゅう》、蟯虫《ぎょうちゅう》等がそれである。しかし、線虫類の中にも、野放しで、（すなわち人体などに寄生せずにいる）、土や水の中に、或いは酢の中に生活する多数のものがある。すべての線虫類《ネマトード》は非常に固い皮膚によって蔽われており、これらの虫の中のあるものは胎生をするので知られている。大部分のその仲間が卵を生むに反して、線虫だけは、すでに構成されて固有の運動をあたえられた幼い虫を生むのである。人間の寄生虫の中で、雌性器管の孔口《あな》からやすやすと出て来る小さい幼虫の多くを生む旋毛虫《トリシイム》がある。しかし寄生しない線虫類《ネマトード》の中には相当する孔口をもつものがある。けれども非常に肥満したその幼虫を通過させるにはとても小さい。

すでに四十年以上も前にこの類の代表的なものディプロガステル（Diplogaster tridentatus 腹毛類）の研究で、私はこの幼虫が母胎を苦しめたのち及び、母胎の内容物を食いつくした後、外に出るにすぎぬ事実におどろかされたのである[89]。

幼虫は母の体の内部にある卵の孵化したものである。性器の孔口が狭いために外に出られない幼虫は母体中を歩きまわり、てあたり次第に何でもちぎって食ってしまう。そのために母は間もなく死んでしまう。そしてたとえこの死がその子供の暴力によるものであるにせよ、やはり自然死の例を示すものである。

目的論的《テレオロジイク》な見地からは次のように言うことが出来る。すなわち、ピリディウムと、ディプロガステルとは紐虫と幼い線虫類を生産する目的を果たした後に死ぬのである。彼らの自然死は、それ故、宿命の結果という事になる。しかし、このような解釈の正しいことを証明する何の方法も目下のところではないのである。

これと反対に、この死は若い子孫を生産した後につづくのであって、暴力による自然死という奇怪な特性を定めた種の保存を少しも妨げるものではないのである。もしもディプロガステルの雌性の孔口が大きいならば、子供は何の苦もなしに生まれるのである。これが、母をして、その目的を達した後にもかかわらず生きのびさせる原因となるわけだ。（無痛分娩）

しかし動物界に於ける自然死のすべての例が、必ずしも我々がすでにピリディウムやディプロガステルについて記したように残酷な行為によるものではないのである。ずっと平和な状態で死の起こる沢山の場合がある。その無数にある例を一つの正確な方法によって確定することは決して容易なことではないから、ここでは、死の自然な特性について疑いの余地なき大《あらまし》についてだけを述べることにする。

生存をつづけるために不可欠の器管の何かしらの欠けている動物を見出すことは決して稀ではない。溶けた栄養物のメディウムで生活する動物に消化器管がないのは少しも驚くに足らぬ。孤生の虫――条虫《さなだむし》（Taenias）――これは人間や動物の腸の中で生活する。しかし、この動物が海の中か又は淡水の中で寄生によらず自由に生活する時及び、同時に栄養に必要なものを奪われた時には、もしこの動物が胎生期に保有していた栄養の貯蔵をまだ持っていれば、その間だけ、生活が可能なのである。が、かかる条件は早晩消え去ってしまうのだから、いずれにしても、間もなくやって来る死は明らかに自然死である。

このカテゴリーに入るべき諸例の中で、最も優良なもの、すなわち、最も正確な方法で研究出来るものは、輪虫《ロタトリア》（下等な淡水産の動物）の中に見出される。この小さい、透明な微生物はしばしば淡水中に急速な繁殖を見せる。昔はインフュゾリア（滴虫）と混同されていたこれらの動物は、非常に発達した構造を持っているので顕著である。すなわち、かれらは極めて発達した消化管を有《も》ち、完全な排泄器管と神経系統及び非常に分化した感覚器管を有っている。

性別がはじまった最初の属はこれらの動物からであり、すべての種類に雌雄がある。しかしながら、雌は複雑な構造を持っているのに雄は退化しており、特に消化管がない。

非常に固い皮膚によって包まれているので、彼ら（雄）は溶化した物質によりて栄養をとることも出来ず、消化器管が全然欠けているために、小時間を生きていられるにすぎない。

この雄の生命と死とを詳細に研究するために、我々はハフキーヌ氏によって報告された新種について記そうと思う。我々が判断出来る範囲では、ここでは新しいプルロトロカ（Pleurotrocha）の一種で、我々がプルロトロカ・ハフキーニ（Pleurotrocha Haffkini）と名づけようと提言するものが関係する。

この輪虫《ロタトリア》は都合の良い事には少しのパン屑を入れた水（水五〇〇グラムにパン一グラム）で充《み》たした容器中に多数飼養することが出来る。われわれのこの小さいロタトリアの性はすでに卵の時に鑑別することが出来る。と、いうのは、雄を生ずる卵は雌を生ずる卵よりもずっと小さいからすぐ見わけられるのだ。

だから雄の卵をわけもなく分離して成長させ、自然死に到る時までの生活を、まのあたり思う存分観察することが出来るのである。

彼らの生存の全一周期は、卵から死まで約三日間である。これは多分動物界で出あうもののうちで一番短命な虫である。

たとえ蜉蝣《かげろう》は成虫になってからは数時間しか生きないにしても、その全生命の周期はロタトリアの雄のそれよりもはるかに長い。と、いうのは蜉蝣は幼虫のまま何日も何年も過ごすからである。

この小さい雄（第十六図）は孵化後間もなく振動装置及び固くよく発達した筋肉とによって遊ぎはじめるのである。そして卵から出る時から既に完全に成熟した生殖器をそなえた雌をもとめるのである。

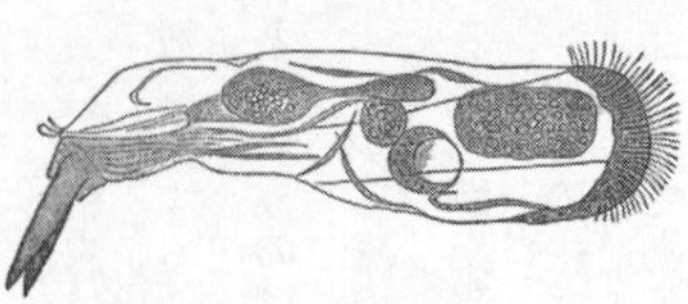

第十六図　プルロトロカ・ハフキーニの雄

消化器などの全然欠けているこの小さいロタトリアの透明な体は運動性のある、活発なそして外にとび出す用意の出来ている雄性エレマン（要素）で充たされている。

実際、雌に付着するや否や、雄はその内容物（精子）を発散するのである。生体《オルガニズム》の烈《はげ》しい動揺を生《な》し、そして死を来すものは実にこの排泄作用にほかならぬと考える事が出来るだろう。しかし、事実はそうではないのだ。生殖の後、雄は二十四時間生きていることが出来る。これが彼らの全寿命なのである。

一方われわれは雄を、性的関係を有たなかった雄を分離してあったが、これの寿命を延長させることだけは出来なかった。また、一つの実験で我々は二匹の雄を分離し、第三の雄は二匹の雌と一所にして置いてみた。そしてその結果一番長く生きていたのを見たら、それは実にこの第三の雄だったのである。

雄の自然死は、体の運動の減退から始まる。すなわち筋肉と振動する繊毛はまだ運動をしているのに、この小さいロタトリアは部分的な運動をするにすぎなくなる。すなわち、頭だけだとか、尻尾だけがピクピクと、のびちぢみをやっているにすぎないのだ。時として、繊毛の非常に烈しい顫動がちょうど体全体の動かなくなったのを回復させようとでもするかのように観察される。

この状態は数時間つづいて後に運動が全部止む。最も長く生きのびたのは、体の腔間にふくまれる精子である。というのは、精子は最後に運動が止むのだから。

断末魔の時に、われわれの小さいロタトリアが生活しているミディウムの中の極めて多数のバクテリアが、雄を攻撃し始める。体の内部には一匹の細菌も侵入することが出来ずに、頭のまわりと尾の上に集まっている。雄の死はそれゆえ細菌による伝染などのためではなく、純粋の内部的原因によるものであるということができる。

雄を死に導いたのは一体何であったろう? 飢餓だったろうか? われわれはそうは信じない。と、いうのは断末魔の前に、この微生物の組織が全然何ら変化を来さず、その外貌が変わっていないからである。

この結果は雌の観察に於いてはっきりと確かめられた。

すなわち雌の中では時々飢餓現象にぶつかることがある。もう駄目になった古い培養基の中で雌は飢え衰え軟化し、完全に透明になってしまう。組織はその顆粒を失ってしまう。雄は断末魔に入ってからも正常の外観を呈しており、雌の場合とは似ても似つかぬ。

最も確からしい仮定はこうだ。すなわち、雄の自然死は、その組織の屑による中毒から来るものらしいということである。排泄器管の十分な発達は、その体の中で物質の代謝を完全に行わせ、不要な物質の滓はさかんに体外に排出されることを示している。

この排泄物が充分に除去されなければ組織は中毒する。断末魔がはじまる時の運動の失調によって雄の死を来す自家中毒が、中枢神経にも起こり出したと仮定すべきである。顫動する繊毛と筋肉とは死にむかって近づいてゆくにすぎないのだ。

このロタトリアの雄の生命が最も複雑な意味での自然死によって終わりを遂げるということについては少しの疑いを持つことも出来ない。しかしながら、これを以て直ちに、非常に発達した消化器管に恵まれた雌は同様の死に達するものだと思ってはいけない。我々のロタトリアの雌の生命は雄のそれとくらべてはるかに長く、ずっと複雑である。

生命は、雌にとって波瀾をきわめ、浮沈甚だしきものがあるのである。しかも時として、雌は栄養の欠乏およびその他、外部の原因によって死ぬのである。しかしながら、彼らをこれらの有害な原因を除く条件の下に置く時には、約十五日間生きるのが見られる。そしてその後、雄について記したと全然同じ現象を見せて、自然死によって死ぬ。(第十七図) われわれがピリディウムとディプロガステルについて注意を促した暴力行為と本質的に異なる方法によって自然死をとげるのはロタトリア (輪虫) があるにすぎない。無脊椎動物の中には我々が研究したものと同類の例がない。これ以上発展させず、このへんで確定された事実を引用するにとどめよう。

『モンストリラ』（Monstrilla モンストリラ族に属するもの。モンストルは怪物の意。節足動物で、甲殻綱切甲亜綱《せっこうあこう》、橈脚目《とうきゃくもく》。ポドロレア亜目の一族の本類は、自由生活をなす種類であって、退化した口部があるが、腸を有せず、第二触角を欠く。幼虫は環形動物・多毛綱の血管中に寄生する。）という名称がつけられた位、奇怪な特性を持った小動物が、アメリカの自然科学者ダナによって、海の表面に於いて発見せられてから、かれこれ五十年になる。

これはしばしば水溜《みずたまり》で発見される一眼の巨人（みじんこ）の類に近い小さな甲殻類である。しかるに、みじんこは栄養物を捕獲し、消化するに必要なものすべてを具えているにもかかわらず、モンストリラは物を掴む装置もなければ消化管も持っていない。この動物は筋肉と神経系統と感覚器管および生殖器管とに富んでいる。

要するに栄養をとって生命の延長をはかるに役立つものが欠けているわけだ。モンストリラはそれ故自然死の運命を負った動物である。

かくまでに奇怪な器官その他の特質については、その解決は、漸《ようや》く二三年前にマラケン氏によってなされた詳細な観察を俟《ま》ってはじめて行われたに過ぎないのである(90)。

モンストリラは生涯の一期間をある種の環虫類の寄生虫として過ごす。

これは性的産物（卵子と精子《スペルマトゾイド》）を形成するための物をいっぱい身につけており、

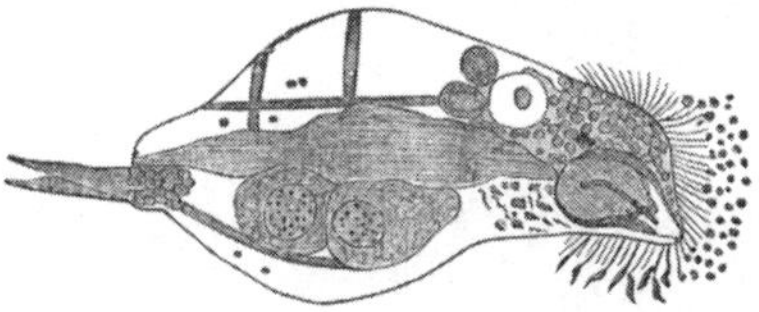

第十七図　自然死によって死んだプルロトロカ・ハフキーニ

子供の生長期間の間、海の中で自由な生活をするために必要なものを集めている。モンストリラにあって栄養器管を欠いているのは雄のみにとどまらぬ。雌も同じことだ。ただ、新しいジェネレーションが孵化するまで経過する全期間の間、卵を守っているだけがきわ立っている特長である。（ざりがにやいせえびやその他多数の一般甲殻類の雌と、この点は同じである。）（第十八図）

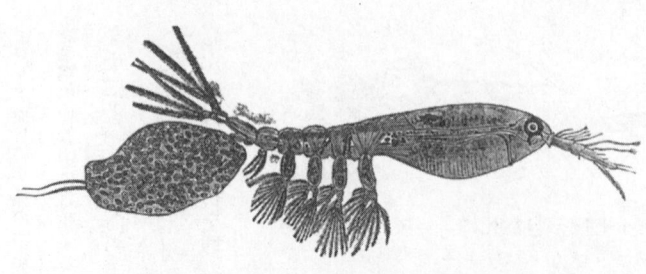

第十八図　マラケン氏によって提供されたモンストリラ

マラケン氏は、モンストリラは飢えて死ぬものだと考えていた。

《消化管がなく掴むための突出や咀嚼管《そしゃくかん》もなく、モンストリラは栄養を摂取するすべての方法を欠いている。これは短期間の海中生活の後に飢えで死ぬ宿命のしるしである。彼らの組織の様態から論理的にひき出される理論は、右の通りである。》

この仮定の下に、マラケン氏は、死の前にモンストリラの組織と器官とが、明らかな退行変性の徴候を示す事実を挙げている。

《最初に退行変性の徴候をあらわす器管は眼である。色素は流れ出し、段々と消えてゆき視力の要素は溶化し去ってしまう。》

《ついに、特に雌にあっては退行変性の最も完全な個体が観察出来る。セファロン（頭部）の中の器管はその痕跡をさえ具えなくなった。繊細な網で捕った一匹の雌の如きは、眼と脳と腸管が殆ど完全に消失している。アンテナ（触鬚《しょくしゅ》）は『第一のもの』及び『第二のものの破片』を含んだ不完全なものに退化している。これは明らかに死の前に起こる老衰の徴候である。》

以上の立論はモンストリラの自然死が飢えと疲れによるという仮説を確かめるのみでなく、器管の退行変性の徴候なしに断末魔に入るロタトリアの雄に関係する反対の説を支持するために役立つものである。ある種の雄の昆虫では完全な状態（Imago《イマゴ》 成虫）になるや間もなく自然死が起こるが、これを飢えのせいにすることはむずかしい。かくて、プシイキイド（Solenobia《ソレノビア》）の名で知られている奇怪な蝶の雌は交尾しないで卵を生み、完全な状態（イマゴ）の生命はただの一日あるきりだ。(91)

しかるに、同じこの昆虫で交尾したものは少しの栄養もとらないで一週間以上生きる。それ故、前者の如く急速な死を飢えと疲れの故に帰することはできない。

蜉蝣は最もはっきりとした自然死の例を示すが、成虫になってから二三時間で器管に少しの退行変性をも示すことなしに死ぬのである。他の蜉蝣（Chloé《クロエ》）にあっては栄養を全然とらないで何日もピンピン生きているものがあるので、前者の短い生命が飢えと疲れによるということはあまり確かではない。これらの自然死の例はむしろ環境によって異なる時間の周期を自覚する事の出来る効果のある自家中毒に帰すべきである。(92)

高等動物——脊椎動物——では無脊椎動物に比べて自然死の研究により都合のよい条件といった風なものは見出されない。

これが彼らに、下等動物の場合ゆるされていない『遥かに長い寿命』を与えているのである。また、自然死は、たとえば寒さや餓えというような外的原因によって死んだり、または、敵襲や伝染病や寄生虫による病気などで死ぬ脊椎動物にあっては極めて稀にしかないのである。

であるから、高等な構造を具えた生物の自然死に関する研究としては、その材料を人間にえらぶより外にはない。そして又、かかる自然死の場合は、人間に於いてはきわめて稀なのである。

Ⅲ　人類における自然死

老人の自然死――自然死と睡眠との類似――睡眠の諸説――Ponogénes《ポノジェーヌ》と嗜眠《しみん》本能――自然死の本能――批判に対する反対――死に近づく快的感覚

しばしば自然死として記述されている老人の死は大ていの場合、感染による病、特に肺炎（これは非常に油断のならぬものである）または卒中のためである。

真の自然死は人類にあっては非常に稀である。ドマンジュは次のように言っている。

《……非常な老衰に達し、日々に弱まり衰えてゆく老人の知能はその最後の閃きをなお保っており、肢体は萎弱《いじゃく》におちいることを拒みつづけている。だが皮膚は次第と無感覚となり、涸乾し冷たくなり、手足からは熱が去ってゆき顔面は瘠せ、眼はくぼみ、視力は衰え、唇からもれる言葉には力が失せ、生命は今や老人をみすてようとしている。そして呼吸は乱れ、かくてついに心臓は鼓動を止めるに至る。この老人は最後の眠りに入るごとく、静かに横たわっている。これを適切な言葉で言うなら、自然死なのである。(93)」

人類においては、子孫のための消耗が自然死の原因として問題にされ得ないし、また、飢え疲れも、モンストリラの場合における如き死の原因とは考えられぬ。人間の死は、身体の自家中毒によると考える方がはるかに確かのようである。この仮説は自然死と睡眠との非常な類似に根拠をおいているのである。と同時に、睡眠がわれわれの器管の活動の結果生じた残滓によるにすぎないと考える確からしさにも根拠をおいているのである。

睡眠が生命の自家中毒によるものであるという説はすでに五十年も前に発表されている。この説は非常に功績のある多数の学者達によって支持された。そうした学者中自分はオーベルシュタイナー、ビンツ、プライヤー、エレーラの名を挙げておこう。

オーベルシュタイナーとビンツは睡眠を以て、休息の間に血液によって運び去られてしまう消耗の生産物（疲労素）が脳内に蓄積することに帰した。この麻酔物質の性質を決定する試みも行われている。そして多くの学者は、これをもって、我々の器管の活動中に蓄えられたよりもずっと多量に蓄積された一種の酸であると考えた。眠っている間に酸の生産過剰から免れると考えた。

プライヤー氏は、すべての器管が、疲労感を来す物質（それに Ponogénes《ポノジェーヌ》 という名をつけている）を生産するという仮説より生じた問題の研究を進めようと志した。[94]

彼の説くところによると、この物質は、不眠の時にどんどん蓄積され、睡眠の間に酸化され、破壊されてゆくのである。プライヤーはこのポノジェーヌの中で最も重要な役割をするのは乳酸であると考えた。これは、この物質（乳酸）の麻酔的効果にもとづいて考えられたものである。もし、プライヤーの説が正確であるならば、人間と動物の乳酸による自家中毒による睡眠と、同じ酸をつくりこの酸の蓄積の結果として醗酵作用を中止するバクテリア（乳酸菌）との間には非常な類似性《アナロジイ》がある。

睡眠が自然死に変形され得るのと同様に、乳酸醗酵の中止はこの酸を生産するバクテリアの死を来すのである。ただ今日までプライヤーの説を確認しようとするものが無かったのである。エレーラは彼に反対した。(95) 彼によれば、それは酸の生産物ではなく、アルマン・ゴティエ氏によって Leucomaïnes《ルコマイーヌ》（ロイコマイン）の名で呼ばれるある種のアルカリ物質が睡眠の原因になるのである。(96)

ゴティエはこれらの物質は中枢神経に作用し、疲労と半睡状態《ソムノランス》を起こすものだということを確かめた。それ故にエレーラはルコマイーヌはこれが生体内に最も多量に蓄積された瞬間《とき》に起こる睡眠の原因であると見るのが妥当だというのである。この学者はポノジェーヌの催眠作用は直接的なものであり、この作用は中枢神経の中毒を起こすものであると考えた。これらの物質は睡眠の間に除き去られて生体内に起こった障碍から充分に回復するのである。

このエレーラの説を承認する事が可能であるならば、一方では睡眠と自然死、他方では窒素物質の媒質《ミリュ》の中で培養された酵母の発育の停止と死の間の類似を見出すことが出来る。というのは後者の場合もまたアルカリすなわちアンモニアの中毒が関係するからである。

ただ、実際の認識は嗜眠の中毒の内部機構に関して正確な観察をゆるさぬことを告白しなければならぬ。一般的なルコマイーヌの概念は今なお不完全であって、昨年、それにつき副腎の抽出物アドレナリンが研究された。アドレナリンは一種のアルカロイドであって、この器官（副腎）によって循環中へ入れるべく準備されるのである。動脈の収縮をなす強い能力を持っているのでアドレナリンは止血剤として使用される。

多量を又はある量を何度も反復注入すると、アドレナリンは真の毒と同じに作用する。けれども少量の場合には器官の貧血を起こし中枢神経に対して特別の作用をする。(97)

ツァイガン博士は、(98)海の塩の生理的溶液（生理的食塩水のこと。訳者註）の五グラムに混ぜた一ミリグラムのアドレナリン（すなわち水、七・五％）を猫の脳の付近に注封すれば、催眠作用がはじまることを認めた。《この物質の注入後約一分にしてこの動物は深い嗜眠に陥り、それが三十分から五十分間続くのを認める。この間中、猫の感覚は体全体に不完全となり、その後も数時間というもの正常から著しい減衰を来したままでいる。》

《覚醒後、動物は何時間かの間なおまだ半醒状態にいる。》

嗜眠は一般に脳の貧血にともない、そしてアドレナリンは実際にこの効果を来す事が可能であるから、我々の器官の生産物の中には嗜眠を起こさせる物質があり、この麻酔物質が優勢な役割をすると仮定することが出来る。この仮説に対して、疲労及びそれを起こす原因に関する近年の研究が恐らく利用されるであろう。

科学の進歩の各段階が、睡眠に関するかくも複雑にして興味尽きざるこの問題の研究についてさまざまの反響をのこしている。

伝染病の時に、アルカロイド様物質（プトマイン）の大きな役割を伸展させた時代に、睡眠を同様の物質の影響下に置こうと試みられた。種々の伝染病で有力な作用をするのは非常に複雑な化合物の毒であるという信念を得た現在では、疲労と睡眠をこれと同様な物質の影響によって説明しようと試みられている。

こうした学究的方向に於いて最近注意をあつめたのはワイヒアルトである(99)。この若い学者は非常な熱心さをもって「器管が作用している間に、一つの、有機酸でもなく、ルコマイーヌでもなく、むしろ病原菌の毒性産物に類似した物質の蓄積が起こること」を主張した。

ワイヒアルトは実験室の動物に、疲労を生ぜしめる運動および何時間もつづいた運動をおこなわせたのちに、これを殺した。右の条件の下に調べた動物屍体によって、筋肉の抽出物が非常に毒性のあることが判明し、この毒性物質を健康な動物に注射すると、これに非常な疲労を起こさせ、二十時間から四十時間の間にこれを死に到らせ得ることがわかった。疲労を起こす物質の化学的性質を決定するすべての試みは失敗しているので、一つの正確な方法でこれを特質づける事は不可能である。

これらの特性の中で、特別の興味を示すものがある。正常（健康）動物の循環器の中へ死を来らしめるには不充分な量を注入すれば、これは抗毒素の形成を促す。ちょうどジフテリアの毒素がジフテリアの抗毒素を生産させるように。

ワイヒアルトは消耗を起こさせる毒素と、解毒作用のある血清の少量とをまぜて注射したが動物は少しの障碍も起こさなかった。抗毒素の中和作用は口から注入された時にも認められた。これらの研究に従ってワイヒアルトは動物に疲労を免れる能力のある物質を得さしめる事が可能であると考えた。

たとえ現在は器管が作用している間に蓄積し、疲労と嗜眠とを起こさせる物質の性質をのべることは不可能であっても、かかる物質が存在し、睡眠が実際に生体の自家中毒の一種によっておこるものだということが、今や一歩一歩明瞭にされて行っている。この説は現在までは如何なる議論によってもうごかされない。最近になってクラパレードというジュネーヴの精神病学者が睡眠に関して汎《ひろ》く行われている説に反対論をとなえた[100]。彼は、この説に対する反対の論拠として、

《この説は新生児が非常に沢山眠るのに、老人は少ししか眠らぬという事実と矛盾する。》

と言った。

しかしながら、これは子供の中枢神経の非常な感受性（これは又、有害な要因《ファクタ》——要素——の量に対しても非常な感受性を現わすが）によって何の異存もなく直ちに容易に頷ける。

クラパレードが唱えた反対論にはまだ他に論拠があった。それは、たとえば眠い時に都合のよい大気中での散歩という動作、睡眠過剰の後の半睡状態等……はこの自家中毒の説と両立しないものとして考える事は出来ない。恐らくは、われわれの認識の実際の状態で確定出来ない何かの合併症による所のものが第二番目

の事実である。神経衰弱者の不眠はやはりクラパレードが反対論に引用しているが、毒素によって一部分その感覚を失った神経要素の過剰の興奮ということで容易にうなずける。

他方、確認された多くの事実が、この自家中毒の説と完全に一致している。睡眠剤による睡眠について言及しないでも、「眠り病」を想起すればいい。この病気は顕微鏡的の寄生虫、すなわちダットンのトリパノゾーマ・ガムビエンゼ（Trypanosoma gambiense）の仕業である。このトリパノゾーマは血液中で発育し、中枢神経をとりまく液体の中にあらわれる。ところで、この病気の病状が進んで行くにつれてあらわれる非常に典型的な特色の一つは、連続する睡眠である。

《半睡眠状態《ソムノランス》は段々と強烈になり、常例の態度は、一つの特徴をあらわすようになる。すなわち、頭は胸の上に傾き、眼瞼《がんけん》は閉ざされる。最初からこの眠り病は容易に見当がつくが、しかし間もなく、とりわけ休息の後に、この病の上ににわかに襲ってくるいろいろな状態と、耐え難い睡眠の発作が関係している。

この発作は次第と長時間にわたり、ますます深くなり、最早患者が、どんなにはげしい苦痛をも感じなくなる昏睡状態に陥る。実際の医学的知識の綜合によれば、この睡眠の状態はトリパノゾーマの毒素によって生じた中毒であることを疑うことは出来ない[101]。》

クラパレードは睡眠の中毒説に対して彼の所謂《いわゆる》「本能」説を立てた。彼によれば睡眠は「機能の中止を目的とする、一つの本能のあらわれ」である。「我々が眠るのは我々が中毒したからでも、消耗を来しているからでもなく、存在しなくなろうとして眠るのである。」しかし、睡眠の本能を作用させるためにはある条件の協力が必要であり、ここで、中枢神経の中毒が考えられる。クラパレードは、睡眠は「消耗物質が生体内に蓄積し始める時に能動的に起こる現象である」と考えた。中枢神経は睡眠を来すためにはそれ故に消化によって影響されなければならず、この影響は容易に一種の中毒にも比較することが出来る。

饑餓《きが》は眠たいのと同じに、一つの本能的の感覚である。しかし饑餓はわれわれの組織がある種の消耗（それについて我々は今日なおはっきりとしたことを確定出来ずにいる）の状態の時にあらわれるに過ぎない。

それ故に睡眠の中毒説と本能説との間に本来は原則的の矛盾はないわけである。この二つの説は単に生物の特殊の状態を異なった二つ見地から見たものである。

睡眠と自然死との間の類似は、自然死はやはり一つの自家中毒の結果として起こるという仮定によりて成立する。この場合の自家中毒は睡眠を来すものよりもずっと深く重篤なものではあるが。

ただ、人間の自然死は完全なる方法で観察するわけには行かないから、純粋の仮説としてとどまり、それによって、自余（それ以外）の関係を方式化することは不可能である。

睡眠の場合休息の本能的要素をあらわすのとおなじに、自然死では本能的に死を憧れるようになると仮定することが出来る。

この問題は『人間性の研究』であつかわれており、ここであらたに説明する必要のない種類のものである。私はそれゆえに、つい最近あつめることのできた補足的の報告のみをくわえておこうと思う。

人間の自然死の本能の存在を最もよく説明する事実は年をとった一人の婦人についてトカルスキーがのべている事実である。トカルスキーの生存中に私は彼の知人の一人に、私にとっては全く未聞に属するこの興味ある事実のいちぶしじゅうを報告してもらいたいとたのんだものである。不幸なことにトカルスキーは、彼が発表した記事以上のことをつけくわえることができなかった。私は彼が引用したものについてその原因を再び発見したと信じている。『味覚の生理』(102) に関する書物（これは彼の時代に有名なものであったが）の中で、その著者ブリア・サヴァランは次のごとき事実を述べている。

《私には九十三歳の大伯母があった。いつの頃よりか、床についているが、彼女はすべての機能を完全にたもっていた。そして食欲の減退と声の弱くなったことだけが認められたにすぎない。彼女は常に私に愛情をしめし、私はやさしく看護しようとして彼女のベッドの傍にいた。この事が私の周囲のすべてのものにむける哲学的なこの目で彼女を観察することをすこしも妨げなかった。

『御前そこにいるのかい？』と彼女はほとんどはっきりきこえない声で言った。――

『ええ、いますよ、すぐおそばにね。おばさん、何か御用ですか？　さあ、古い上等のブドー酒を少しめしあがるとよろしいと思います。』

『では少しもらいましょうか……』

私は急いで、そして静かに彼女を起こしてやり、私の一番よいブドー酒を、コップに半分飲ませた。大伯母は急に元気づき、私の方へ、かつてその昔は非常に美しかったというその目をむけて、

『――有難う。この最後のもてなしを有難う。――もし、あなたが私位の年になったら死がちょうど眠りのように必要なものになるということが分るでしょう。』と彼女は言った。これが彼女の最後の言葉になった。そして半時間の後に彼女は永遠の眠りに就《つ》いた。》

このいちぶしじゅうはこの場合、我々に自然死の本能の一つの立派な例を与えられたものだということを確信させてくれる以外のものではない。この例によって、この本能が一人の智的能力を持った比較的あまり高年でない年齢にあらわれることが可能だったわけである。しかしながら一般にはもっとずっと高齢になってからあらわれるにすぎない――というのは、老人たちは最もしばしば生きる欲望を示すものだからである。

ずっと以前から、人は長生きをすればするほどさらに生きたいと願うということが知られている。フランスの哲学者シャルル・ルヌヴィエーは一九〇三年に死んだが、彼はこの法則の正しいことを証明する一つの物語をのこしている。[103] 八十八歳になり死を感じた彼は死の間ぎわの自分の印象を記している。ここに彼が死の四日前に書いたものを掲げて見る。

《私は私の状態に関して少しも幻想《ゆめ》を持っていない。はっきりとした意識でこれを書いている。私は間もなく死ぬということを知っている。八日のうちか、十五日以内には必ず……。そして私はわれわれの学

説に関して沢山に言うべきことがある。》

《私位の年になれば人はもはや希望などをもつ権利はない。生きられる日は最早数え上げられたのだ。恐らく時間までがしめくくられているのだ。あきらめなくてはならない。》

《だが死ぬことは少しも心残りにならないとは言えない。私の思想がどんなものになってゆくであろうかと前以て言うべき何の方法もないことが実に残念である。》

《そして私は私の最後の言葉を言いおくまえに衰え切ってしまう。おそらくその前に駄目になるだろう。人は常にその仕事を果たす前に衰えてしまう。これは人生の悲しみのうちで最も悲しいことである。》

《これが全部ではない。人は年をとる程生命に執着を増し、死ぬことがたまらなく苦痛に感じられるものだ。若い人は老人よりも容易に死の概念を承認すると信ずるに私は決して吝《やぶさか》ではない。八十歳をすぎると人はだらしがなくなり、もはや死を欲しない。そして死が近づいていることをもはや疑えない事を知った時は、それは生命に対する非常な心の苦痛である。》

《私はすべてのこれらの局面の下にひそんでいる問題を学んだ。数日前から私は同じ考えをくりかえしている。すなわち、私は死にかかっていることを知っているが、私は私が死にかかっている事を自分に納得させるまでにはなっていない。死に反抗するのは哲学者ではない。哲学者自身にしてみれば決して死を恐れない。それは『老人』なのである。老人はあきらめる勇気がない。だがしかしとにかく、必ずやってくるものに対しては、あきらめなければならないのだ。》

われわれは百二歳の一人の婦人を知っている。この婦人は近親者たちが彼女の知人の死亡を彼女に秘していなければならない程彼女は死の観念には怖気《おじけ》づいてひどく心を感動させられるのであった。しかし百歳以上を生きたロビノ夫人は近づいて来る死の見とおしをつけるに全然無頓着で、少しも恐れてはいなかった。彼女はこの世にとって自分は無用なものだということを自覚して、しばしば死を望むことさえあった。

イーヴ・ドラアジュ氏は私の『人間性の研究』を分析して死の本能の存在についての疑いを次の様に述べている。

《動物は死というものを知らないので死の本能を持つことが出来ない。せいぜい生存の維持という意識をなくすまでの無感覚の境地にいたるものであろう……人間にあっては、死ぬことを知っているので、死の接近に対する無頓着さも本能とはなり得ない。

彼は死ぬまで無頓着にあるいは喜びをもって死をうけいれた特別の精神状態を発達させる事は出来る。けれどもこの精神状態が本能の名に価する事を知らない。》

ドラアジュ氏はこうした精神の状態を如何にして明示すべきかについては言及していない。

ブリア・サヴァランの伯母が死の前の気分を眠りに入るという欲望に比較し、かつこの欲望が本能的表現なのであるから、私は非常に高齢の老人たちにおける死の喜びは又、本能の一種であると考えずにはいられない。あらゆる場合に必ずしもそれが感情の名称で呼ばれるべきではないとしても、その存在自体が本質的な根本的な点なのである。さて、ドラアジュ氏は、決してそれを否定してはいないのである。

私の説に対するもう一人の批評家にカンカロン博士がいる。カンカロン博士は死の本能の存在を「トランスフォルミズム（進化論、生物変形説）に則ってさえ」認めようとはしなかった。

《M氏が自然死をもってごく稀だということを認めたとてそれが何の役に立つのだろうか？　それが生殖の時代よりもずっと後に来るものであるからして、どうして（子孫に）本能は伝達されるというのであろうか？　そして、殊《こと》に何のために種族の生存にそれが役立つのであろうか？　もしも生存が生物学的進化から結果する如く証明されたならば（生物進化から結果するものとして）、それは生物変形説の反駁と終局因のための論証となるであろう。》

私はこの意見にくみすることは決して出来ない。まず私は人間や動物の中に種の生存を保証することの出来ないかなり邪魔な本能のあることを知っている。

私は私の『人間性の研究』中に述べた不調和な本能のことを今思い出さずにはいられない。それは性的本能の異常性と言った種類のもので、両親が自分の子供を食ってしまったり、昆虫を火の方へ引きよせるという至極不思議な本能である。

ところが自然死の本能は決してそんな種類のものでもなければ、夢さら有害なものではないのである。それは多くの利益をもたらしてくれるものである。我々が生命の最後の目的は、眠りたいという要求にも比すべき特別な本能をともなった自然死であり、同時に、厭世観《ペシミズム》の一大原因である死をおそれる気もちの消失にあるということに思い到ったならば、人生、これ程楽しいことはない。死への苦悩など雲散霧消してしまうにちがいない。

さて、厭世主義《ペシミズム》は若干数の人々の自侭《じまま》な死（自殺）を惹起させるし、ある人々に於いては『生まれざりしならば』との気もちから、さまざまの生殖回避に走らせる。

自然死の本能はそれ故、個人の生命と、種の生命の維持に役立つであろう。他面種の保存、とりわけ個性が究極にまで発達した人に関係を持たぬところの本能の存在を承認するのに何の困難もない。すべての動物の中で死に対する充分なる知識を持っているのは唯一人、人間あるのみであるが、人間が死に対する本能的欲望を自らのうちに発展させるということは何ら驚くべき事ではない。

カンカロン氏は、死、すなわち、生理的機能の停止が歓喜を伴うということの可能性をまっ向から否定している。しかしながら、睡眠と人事不省とがしばしば非常に快い感覚をともなうとしたならば、何故に感覚は自然死に対してかくの如きではなかろうか？　多くの事実はそれを明らかに証明する。同様に自然死が迫って来るということが、地球上に存在する最も心優しく和やかな感覚を伴うものだという事も当然考え得られると思う。

大ていの死の場合に於いては、それが実際に見せる通り、生命の終わりが最も苦痛な感覚をともなうことは確かである。うたがう人は、多くの瀕死人の眼にあらわれた恐怖の色を見るがいい。論より証拠だ。

しかしながら死の近づくということが何らの苦痛感をも呼び起こさない多くの病気と、危険な出来事がある。回帰熱の発症している間、体温は一寸《ちょっと》の間に四十一度から正常以下に下がるが、おどろく程感覚は稀薄である。それは疑いもなく死の接近する時の感覚に似ている。

ところでこの感覚はむしろ堪え難いというよりは、何とも言えずおだやかなものであった。モルヒネによる危険な中毒の二つの場合（『人間性の研究』参照）に於いて感覚は非常に心地よかった。それは肉体の軽快な感覚を伴った、ちょうど、体が宙に浮いている時のような、全くおだやかな弱々しい感じである。


死からのがれた人々の感覚を懸念する観察者は、同じような事実にぶつかる。

チューリッヒのハイム教授はアルプス旅行者に起こる多くの同様な出来事についての報告をしているが、特に彼が死にかけた山海嘯《やまつなみ》について興味ある報告をもたらしている。(104) そのいずれの場合にもことごとく彼は《至福の感情（恍惚感）》の存在を強調している。死にかけた時の、断末魔の感覚はいずれの場合にも、うっとりとする快感であることを証明している。


次にソリエー博士は《いつも死にたい死にたいということしか願っていない、極度に純粋の死の渇仰しか抱かなかった年若いモルヒネ中毒の娘》の物語を記している。

《この娘は、最も深刻な仮死の状態からさめる間際に又してもモルヒネを服用するので、はたからどんなに骨を折って彼女をはっきりとした意識に戻そうとしても駄目だった。うとうととして眼がさめると彼女は『あら！　私は何て遠いところから戻って来たのでしょう！　ほんとに私は何という幸福だったでしょう！』と叫ぶのであった。》

ソリエー博士は他にも多くの患者を手がけたが、その一人に腹膜炎におかされ、死んで行きたいという観念にとらわれていたある夫人の例がある。(105)この夫人は《大きい幸福感、或いはむしろ一切の苦痛の消えた状態に浸された感じ》を味わっている。ソリエー博士の第三番目の観察は、《産褥《さんじょく》中の子宮出血にかかった娘であった。死んでゆきたいというひたむきな気もちに支配されていた。彼女も、肉体的な恍惚、幸福感と、あらゆる苦痛感からの解脱《げだつ》という感を味わった……》

もしも病理学的死の場合に於いて、人がこの至福の感覚にぶつかるような事がままあるとしたならば、自然死の中にさらにより多くこの感覚が生ずるということは全くあり得べきことである。だから、生命の本能の喪失と、自然死の本能の獲得とを先駆とするこの感覚は人間の真の根源と一致し得る一層幸福な最後の時間を与えてくれるのである。

我々は読者に自然死についての完成した学説を提供しようなどという大それた野心はない。死についての科学すなわち、死学《タナトロジィ》に関するこの章は、まだその皮切りをしたばかりである。けれども、植物の自然死の現象の研究が動物または人間に於けると同様に、科学と人類にとって非常に高度の利益を持った論拠を提供し得るものだということは、既に縷々《るる》と述べた諸々の例証によって十分諒察していただけたことと信ずる。

第Ⅳ章　人間の生命の延長をくわだつべきか？

Ⅰ

人間の寿命の短さについての苦情——人類の退行変性の原因としての「医学的淘汰」の学説——人寿延長の有用性

人類の寿命は哺乳類の系列の中で一番長いものの一つであるにもかかわらず人間はなおそれを不十分だと考えている。ずっと昔から人間は生存の短さに不平を言いつづけて来た。そしてこれをできるだけ長からんようにとさまざまの空想を抱いたものだ。その同類たる動物に比べて人間ははるかに長寿であることに満足しようとはせずに、少なくとも爬虫類《はちゅうるい》と同じ位は生きたいと欲したのである。（亀の年齢に羨望を抱くが如き。訳者註）

古代、ヒポクラテスとアリストテレスは人間の生命は非常にみじかいと考えた。そしてテオフラストスは、非常に高齢で死んだにもかかわらず、（彼は七十五歳まで生きたと言われている）死ぬ時に《自然は人間に時として非常に短い生命しか与えてくれないのに、鹿や小鳥にはあんなに長く、そして無益な生命を与えてい

る》と言って不平をもらした。(106)

セネカ(短命について De brevitate vitae)、それから、ずっと後になって十八世紀になると、ハラーはこれらの苦情の根拠なき事を指摘して反駁したが徒労に終わった。何故かというと、今日でもいたるところ我らの周囲にそうした苦情の声が囂々《ごうごう》と起こっているからである。動物は危険に対する本能的な恐れだけを持っているにすぎず、死というものを知らないで生命の保存を結構なものだと思っているのに、人間は死の正確な概念を持っている。この知識(死への知覚)はさらに一層「生命の欲望」を増大させる。

《われわれの生命は非常に短かすぎる、もっともっと生命が延長されればいいが》という人生の叫びは果たして斟酌《しんしゃく》に値するであろうか? 現在の寿命の限界以上に延命することは果たして真に人類の幸福のために有利なことであろうか?

老人扶養の負担の非常に重いことが苦情を醸成している今日、老人扶養についての法律の適用が必要とする巨額の費用を調べて国民は等しく驚きの眼をみはり途方に暮れている始末である。フランスでは約三千八百万の人口の中で、七十歳に達した人が殆《ほとん》ど二百万人(一、九一二、一五三)を数える。この数字は全人口の約五%にあたる。これらの老人の扶養には毎年総計千五百万フランを必要とした。

フランス議会の議員達の非常に寛大な感情にもかかわらず、彼らのうちの多数の者はかくも莫大な負担の前で茫然《ぼうぜん》とし、躊躇するのであった。彼らは口々にこう言った。

《人間の寿命がこの位の程度でさえこんなに巨額の扶養料を必要とするのだから、もしも、これ以上長寿する様になったなら、老人扶養のための費用はどんなに過重さを加えて行くことであろうか！》と。[107]

老人に長寿をゆるすためには若者の資力が削減されてゆく。

老衰を修正しないでただ徒らに老人の生命をのばすだけを問題としても、われわれがこれから結論しようとする考察の完全に正しい事が証明されよう。しかし生命の延長は二つのもの、すなわち智能と仕事の才能との保存とともにはかられなければならぬこと言うまでもない。

この書物の前の部分に於いて、われわれは非常に高年で有用な仕事の出来る可能性を示す多数の例を挙げた。早老を実際に来す諸原因、たとえば不節制や病気などがつつしまれ、あるいは取り除かれたならば、六十歳の人に扶養年金を与える必要が全然なくなるであろう。かくて老人扶養のための費用は増加するかわりにますます減少してゆくことだろう。

もしも正当な寿命、（すなわち今日の人間の寿命よりずっと長い寿命）が地球上に過剰な人口を加えるようになって来たならば（これは疑いない遠い遠い将来の見透しにすぎないのだが）もしそうなったところで、それは出生率の調節によって修正することが出来るから少しも心配はない。

現在に於いても、地球上にそう人間がいっぱいあふれているという程でもないのに、すでに時として、大袈裟な割合でこの方法が採用実行されている位である。

既に遠い昔から、医学が、時としては衛生学さえもが人類を虚弱にするという罪をきせられて来た。あらゆる種類の科学の進歩のおかげで、病人をいつまでも生きさせ、或いは遺伝的欠陥をのこしつたえさせ、ますます抵抗力のない子供をつくるようにさせてしまった。

もしも、勝手に自然淘汰するがままにまかせたならば、これらの人々はどんどん消滅し、他の、その代りにもっと強健で、育つ見込みのある人々が位置を占めるようになるだろう。ヘッケルは、医学の影響の下に人間が退化する過程に『医学的淘汰』という名をつけている。

非常に生殖力のあるそして人類にとって最も大なる有用性のある人物が完全に弱い肉体と、不安定な健康と両立する事は幾多の例に徴してみても明らかである。結核や獲得乃至《ないし》遺伝黴毒《ばいどく》及び各種の狂者、すなわち言わば「退化したもの《デジェネエ》」（精神性退行変性者すなわち所謂《いわゆる》変質者ごときもの）の中に、人類の進歩に最も大なる寄与貢献をした人が沢山に見出される。実に多くの天才がこの種の疾病を持っていたが、ここではフレネル、レオパルディ、ウェーバー、シューマン、ショパンの名を挙げるに止めておく。

病気をやしない、自然淘汰に抵抗する個体保存の配慮を自然淘汰に委ねなければならぬというようなことが、その結果として起こるという様な事はない。それどころか、一般の病気と特殊の老衰病とを、衛生学と治療的方法によって絶滅させるということが緊要欠くべからざるものである。『医学的淘汰』の説は人類の福祉に反するものとして、顧みられなくなるようになる。

人間に、完全に天寿を全うさせるためと、老人に、生活の長い間の経験を身につけて若い者たちに適切な忠告や判断の如き重要なことをしてやることが出来るようにするための、あらゆる努力がいたされるべきである。

本書のこの章の冒頭に記された問題に対しては、たった一つの答えしかない。そうだ。人類の生命を長くすることは絶対に有用だということだ。

II

延寿のために昔の人が用いた諸方法――養老――道教の不死の仙丹――ブラウン・セカールの方法――Spermine de Poehl《ポエルのスペルミン》――ウェバー博士の進言――世紀の流れに沿っての長寿者の増加――実行すべき衛生の掟――皮膚癌の減少

延寿の一般的価値などそう考えもせず、あらゆる時代の人々は、ただその結果を得ようとひたむきに、あらゆる試みをした。旧約時代のことだが、身心ともに衰えた老人どもが、若い娘に接すると回春延寿が叶うと考えて大いにそれを実行したものだ。

列王紀略の中には、

《爰《ここ》にダビデ王年すすみて老い寝衣《よぎ》を衣《き》するとも温《ぬく》まらざりければ、その臣僕《しもべら》等彼に言ひけるは、王わが主のために一人の若き処女《をとめ》を求めしめて之《これ》をして王の前にたちて王の左右《とも》となり、汝の懐に臥して王わが主を暖めしめんと。彼等すなはちイエスラエルの四方《よも》の境に美しき童女《をとめ》を求めてシュナミ人《びと》アビシャグを得て之を王に携《つ》れ来れり。此の童女《をとめ》甚だ美しくして王の左右《とも》となり王に事《つか》へたり、されど王之と交はらざりき》

という話がある。

この方法はずっと後になって養老と名づけられて盛んに用いられたが、ギリシア人とローマ人によって、特に大いに採用されたものである。そして近世になってもやはりこれは行われている。

オランダの有名な医者であるボールハーヴ（一六六八—一七三八）は、《アムステルダムの老市長は二人の若い娘の間に入って寝た。この方法は彼に活力と精気とを十分に補ってくれるということを証明した。》と記している。

この例を引用してフーフェラントという十八世紀の有名な延命術（Macrobiothèque）の権威が次のごとき省察を試みている。

《麻痺した肢体の上に生じはじめる動物の体から発する臭気の効果の如何なるものかを考える時、そして生きている動物の上にそれを応用して見ると如何に烈《はげ》しい痛みが減じられるかを考えて見る時、この方法を一がいに排斥するわけにはいかない。》（一八〇九年、ローザアヌ版『延命術』）

コーハウゼンという十八世紀の医者は百十五歳で死んだ一人のローマ人ヘルミップスについて論文を発表した。ヘルミップスは女学校の先生で常に少女たちの中で生活していたのでこんなにまで長寿を保ったのである。フーフェラントは次のようにつけ加えている。

《結局彼は朝夕若い娘の息《いき》を呼吸するということについて立派な忠告を与えてくれたわけだ。このことが無限に生命の力を増加し保つことに寄与するものだということをたしかめた。彼の門人の意見によると『娘盛りの子どもたちのいきは、まことに純粋で、その純粋さの中になお第一の物質を含んでいる』——というのである。

古代に於ける大陸のむこうの端（支那）では昔から、身体を若返らせ、人寿を延長《のば》すための薬が考えられていた。老子の後継者達は不老不死の霊水をもとめて旅したと伝えられている。そして、それにまつわるさまざまのめずらしい物語がのこっている。》

秦の始皇帝（紀元前二二一―二〇九）は道教士達に非常な好意と同情を寄せた。

何故かなら、彼は、彼らが不老不死の秘法をにぎっていると信じたからである。彼の治世時代にあって、スー・シー（Su-chi 徐市）とか言って、魔法をよくする道士が、彼に支那の東にあたって「至福」の島があり、そこには多くの天鬼が住んでいて、訪問者には不死の霊薬をのましてくれると、まことしやかに述べ立てたので始皇帝はすっかりそれを信じ込み、この啓示に心から魅了され、早速この島を発見するために遠征の支度万端とどこおりなくさせたということである(108)。

ずっと後になり、チェン（Tcheng）皇帝（唐）の時代（六一八―九〇七）、道教が再び宮廷に特権ある宗教として羽振りを利かせはじめた時、皇室の支持のもとに又もや不死の仙丹を求めはじめ、仙人たちは非常に尊敬された。

道教では、この飲料を、丹または金丹、すなわち黄金のえりきしる（酒精を入れてつくった水様の強壮剤のこと）と呼んでいる。

マイヤースによると、

《それは朱か水銀の赤色の硫化物と砒素《ひそ》の赤色の硬化物及び苛性加里、真珠母等によって組成されたものであって、それらがこの化学的驚異の基礎をなしているのである。調製するに九ケ月を要し、九度の変化をうける。一度これを飲めば身は鶴と化し、天鬼たちのすむところへ、共に住むために、鶴に化身したままでとんでゆく。》

道教の道士たちは柳の樹蔭の下で長寿のえりきしるを求め合って一つの神聖な場所の景趣をあらわした。そして支那仏教の寺院では神聖な、そして長寿の象徴である亀の形をしたメリケン粉の菓子をならべる。信者たちは自分たちの寿命の長からんことを知ろうとして、来たるべき年にはそれを必要とするだけの数のパン菓子を奉納するという誓約をしながら、この菓子の上に神聖な符《ふだ》を投げるのである。

東洋人の神秘的な傾向は、ヨーロッパにも流れ込んで来ている。ヨーロッパでは中世及び近世に到っても、寿命を延ばすためのあらゆる薬品が使用された形跡が見られる。十八世紀の有名な香具師《シャルラタン》カリオストロは、長寿のえりきしるを発見し、それによって自分は何年も長生きできるぞと言って自慢した。

また、近代の薬理学の蒐集《しゅうしゅう》中にアロエ（l'aloës 百合科《ゆりか》の植物）と他の下剤から出来ている「長寿薬液」（un élixirad longam vitam）が保存されている。その他にも多数の同様な薬がある。たとえば「アウグスブルグの生命のエッセンス」——これは下剤と脂《やに》との混合物をふくんでいる。

医者はそうしたケレン一杯の香具師《やし》的発明を慎重に黙殺し敬して遠ざけ、何らそれに協力しようとはしなかった。医者は人間の長寿のための特効薬をさがすことをはじめから断念していた。

そして、この目的のためには一般的の衛生方法をうんと誇大に吹聴し、衛生と保健にさえ留意していれば長寿の目的は果たせると主張することを以て満足していた。たとえば身体を清潔にしておく事、適度の運動や体操によって通じをよくすること、それから質素な生活を守るようにとすすめた。

我々の時代になると、老衰に対する治療の研究者の中に数えられるのはブラウン・セカールがただ一人いるきりである。この有名な生理学者は、老人の衰弱の原因の一部は、睾丸の分泌物の消滅によるという考えの下に、動物（犬とモルモット）の睾丸のエムルジョン（乳濁液）を皮下に注射することによって、治療の目的を達そうとした。

ブラウン・セカールはこのとき既に七十二歳であったが、自分の体にこの液を何度も何度も注射した。そしてその効果を確かめた。なるほど見ちがえるように体が強壮となり回春したように感じられて来たのである。それ以来、他の多くの人々が、同様の処置を受けた。

そして俄然、セカールは人気をあつめてしまった。

けれども多くの医者達によって同じ液が老人や病人に対して試用されたところ、そのいずれもが成績おもわしからず、折角のセカール式療法はその期待を裏切られてしまった。(109)

ドイツでブラウン・セカールのこの注射に真っ先に不信を表明したのは、フールブリンガーであった。フールブリンガーは正確にセカールの処方通りにするかわりに、あらかじめ煮沸した睾丸のエムルジョン（乳剤）を用いた。(110)

とにかく、これらすべての場合に於いて、ブラウン・セカールの方法は大なり小なり重要な導火線の役目をはたしたわけで、やがては多くの近代科学的進歩への口火を切ったことになるわけだ。彼の方法は多くの国々では全然顧みられず見棄てられている。けれども少なくともフランスでは今なお諸所で使用されている。

ブラウン・セカールは睾丸の組織のエムルジョンの効力を主張し、化学的物質である睾丸の抽出物の使用に反対した。

他の学者は反対に後者を支持し、特に有機アルカリ、すなわちスペルミンの名で知られている塩の効果を主張している。これは、ペテルスブルグ（レニングラード）で多量にポエールによって製造され、広く実際的に用いられている。多くの観察者は、皮下に注射するか、または単に塗布して吸収されると年をとってから弱くなったり、過労で衰えたりする力を回復する事が出来ることを確認している。

我々はこのスペルミンについての適当な経験を持っていないから、ここではポエール教授の書物から、その効能についての数例を抜記しておく。多くの医家（マクシモヴィッチ、ブコイエフスキイ、ボグチェウスキイ、クリーゲル、ポストエフ博士達）は疲れた老人にスペルミンの溶液を注射すると、何ケ月かの間にすっかり回復し、組織までが改善されることを確かめた。

彼らが引用した多くの例の中で、われわれは、ただ一つの例、すなわち九十五歳で強度の動脈硬化症になり、食欲がなく、消化不良におちいり、便秘の著しい老婦人の場合だけを挙げておく。この婦人は何年も以前から、Region《レジオン》 Sacrée《サクレ》（薦（仙）骨部）に劇《はげ》しい疼痛を持ちひどく苦しんでいた。

その他、彼女はほとんど聾《つんぼ》で周期的の瘴気熱《しょうきねつ》の発作にかかる。

この老婦人にスペルミンの注射が十五ケ月間つづけられた結果、次の諸点に於いて回復の兆しがみられた。すなわち、聴覚がほとんど完全に恢復し、長時間の徒歩にも薦骨は些《いささ》かの痛みをも起こさなくなった。そのうえ全身的状態が極めて良好、全く申し分ないまでになった。


スペルミンで実際に応用されているのは、単に動物の睾丸の抽出物だけではなく、摂護腺（前立腺）や甲状腺や脾臓《ひぞう》の抽出物も使用されている。この物質は、精虫に関係があるのみではなく、哺乳類の両性の諸器管中に広く存在している事が知られている。老人の諸疾患の治療に於いて睾丸のエムルジョンやスペルミンは医学上主要な役割をする一般衛生的処置ほどに重要な働きをしてはいない。これらの処置は二三年前ウェバー氏によって要約された。

ウェーバー氏はロンドンの臨床医家であるが、同氏の言葉は、「その意見の効果をたしかめ得たのは自分自身に於いてである」という同氏の述懐をきけば、一層価値あるものと考えられる。ウェーバー氏は自分自身の上に以上の如き治療法をもちい、身をもってその薬効を試験したわけである。[11] すなわち同氏は八十三歳にして自分の多くの患者（いずれも老人）をもこの方法で治療した。

これは、彼が、その目的によって用いた規則である。すなわち、

《すべての器管を元気な状態に保っていることが必要である。病的な傾向を知り、かつそれと闘わねばならぬ。たとえそれが遺伝によるものであっても或いは生涯中に獲得したものであっても、必ず体内の疾患性部分や調子をよくしらべ自ら認知し、それとたたかうべきである。他の、肉体的快楽行為を行う時と同じように、食物と飲み物の摂取は中庸にして適度でなければならない。決して過度はいけない。住居の内外の空気はつねに清潔なるべし。毎日、何時間でもよいから必ず運動をすること。なるたけ時間を呼吸運動や体操や登山などに用い、夜は早寝、朝は早起きのこと。ただし睡眠時間は一昼夜を通じて六時間から七時間までを適当とし、これ以上長時間にわたってはならぬ。入浴は日に一回、或いは日に一回冷水をもって体を摩擦すること。用いる水はその時の気候と温度によって冷温いずれでもよろしい。時として交互に冷温いずれの水をもってなすも可。仕事は規則正しくすること。筋労のみならず理知的な仕事は絶対必要である。

生活の楽しみと、心の平静と、希望に満ちた生活という考えのためには、教養を積むべきである。無智はいけない。また一方では、熱情に打ち克ち、懊悩《おうのう》や煩悶《はんもん》などから来る神経質な気分に抵抗し闘わねばならぬ。決してそうした心的傾向にまけてしまってはならぬ。天空海闊《てんくうかいかつ》な気分をつねにたもつようにすること。

そして最後に――これはあまりに重要すぎることだし、わかり切っていることだけれども、健康を保ち、アルコール性の飲み物やその他強い刺激物とか麻薬やそれに類するものを避けることである。そのためにはつねに確乎《かっこ》たる意志の力が必要である。》

以上がウェーバー氏の健康延寿の法則なのだが、同氏は健康なそして幸福な晩年を送ったのはこの方法を守った御蔭である。

彼よりもさらにずっと長寿な一人、ノーゼンヌ嬢は、一七五六年三月十二日に百二十五歳で、フランスのコート・デュ・ノールにあるディネエの病院で大往生をとげている。彼女も同様に長寿の秘訣をもっていた。それによると《節食をすること、不安をなくすこと、（すなわち、いつも静心《しずごころ》をたもっていること）、感覚にも精神にも安静を保つこと》である。（シュメン著、既出百一頁）

寿命を長くし老年の苦痛を少なくするのは実に衛生的な方法なのである。

たとえ衛生学が最近までは、真に科学的な資料をほんの少ししか供給するにすぎず、しかもその法則が一つとして充分な方法に従ってはいなかったにしても、それにもかかわらず、衛生学はすでに人間の寿命を増加することに少なからぬ貢献をしているのである。その実績と結果とを知りたければ近代に於ける死亡率を参照して見るがいい。

文明国家に於ける死亡率は一般的に過去一二世紀の間に減少したと確言しても間違いはない。きっぱりとそう断言する権利がある。ここにこの問題に関するいくつかの例をウェスターガルト氏(112)の非常に参考資料に富んだ専攻研究《モノグラフィ》から引用する。この著者は次の如き結論に達した。

《十九世紀に於ける死亡率の係数は一般にその前世紀よりもはるかに低くなっている。》

この結果の一部分は小児の死亡率の減少に負うところ少なくない。

マレエによると十六世紀時代に於ける新生児の死亡率は、ジュネーヴでは生後一ケ年の間に、二六%であったが、それ以後次第とこの率は低下して、十九世紀の始めには一六%にまでなった。同種の変化がベルリン、オランダ、デンマーク、その他の諸国で確認された。しかしながら、年代とともに死亡率が減少したのは、低年なる小児のみではない、老人にも少なからぬ寿命の延長が見られるようになって来た。

ここにこの事実を裏書きする幾つかの例を挙げておく。

デンマーク人の新教の老牧師で、七十四歳半から八十九歳半の間の人々は十八世紀の後半に於いて二二%の死亡率を示したのに、十九世紀の中頃には、一六・四%の比率しか示していない。そしてこの事実は決して特殊なものではない。イギリスの老牧師（六十五歳から九十五歳）も同様、寿命が増している。すなわち十八世紀に於けるその死亡率は一五・五%であったが十九世紀（一八〇〇—一八六〇）では一〇・八%に下がっている。死亡率の減少は同様にヨーロッパに於ける支配階級の家庭の両性に於いても確かめられている。（ウェスターガルト、二八四頁）

一八四一年から一八五〇年の間、すなわちこの十年間に、男女千人に対して、イングランド及びウェールズで、百六十二・八一人が毎年死んでいる。が、一八八一年から一八九〇年の十年間には、これに相当する数字は百五十三・六七人に減少している。

ウェスターガルトはヨーロッパの主要な国々及び米国マサチュセッツ州で二つの期間に於いての死亡率を

一つの非常に示唆に富んだ表《タブロー》にまとめている。老人という題目の欄に於いて、七十歳から七十五歳の年齢では一般的に段々と減少を示し、この法則に一つの例外さえも示していない。正確な材料、恩給の預金及び保険会社によって集められた材料によって見ても同様な結果を示している。

それ故に一般に寿命は次第と増加し、老人がその世紀に於けるよりもはるかに長寿するようになって来ているという事実は否定出来ないわけである。もっとも、多少の例外、全く特別な例もないわけではない。すなわち、昔の方が現代よりも余計に百歳以上の長寿者がいたという様な事実である。

近代に得られた寿命の延長ということは、たしかに衛生学の進歩に俟《ま》つところ決して少なくない。特殊な方法で老人を目あてにせずとも、健康保持の一般的方法は必ず寿命の増加を来すものなのである。十八世紀と十九世紀の大部分に於いて衛生の科学は、そう著しい進歩を見なかったのであるから特に清潔と慰安の法則が長寿に貢献するところ少なからぬものだったということは信ずべきである。

リービッヒが、人々の文化の程度は使用する石鹸の多少によって測られる——という様なことを言ったのは随分古いことだ。実際、身体の清潔は最も簡単な方法、たとえば石鹸で洗うことによって得られるが、これは疾病と死亡を減少するに非常に役立つのである。かかる関係の下に、最近有名なドイツの外科医チェルニイ教授によって報告せられた事実に注意することは興味ある事である(113)。癌という、老人にとって厄介なもの……これは、近年一般に増加しているのにこの病気の変種《ヴァリエテ》である皮膚病は反対にいちじるしく減少を来している。

チェルニイ教授は次のように言っている。

《皮膚癌は著物《きもの》で蔽われない部分と、手の近くでは、殆ど例外的にしか見られない。皮膚癌は特に、潰瘍か又は創痕によって感受性を増加し、不潔なものによって容易に汚される部所に出来るのである。また、皮膚の清潔に絶えず注意をする階級では、皮膚の癌は殆ど例外的にしか見出されず、断然昔よりは少なく且つ稀になって来ている。》

ウェスターガルト氏は、《疱瘡《ほうそう》に対する予防接種は十九世紀の死亡率の減少にかなりな役割をしているが、ただこの原因は疱瘡による死亡が問題とならない老人の長寿には影響をあたえる事が不可能である。》――と述べている。十九世紀の後半、すなわちジェンナーの方法が入ってからは、ベルリンでは疱瘡の死亡率がすべての死の場合の十分の一（九・八％）に達しているのに、十五歳以上では〇・六％にしかなっていない。その他、すなわち九九・三％の死亡率を示しているのはいずれも十五歳以下の子供達である。(114) その当時の老人の大部分は既に若い時分に天然痘に感染して接種されていたものだということは考慮に入れておく必要がある。

もしも衛生が、前の世紀に於けるごとく、少ししか発達していないでいながら、寿命を延長させることがあれまでに出来たことを考えるならば、科学が格段の進歩を来した今日では、さらにこの方面の問題に対して一層有効な寄与をなすべきだと考えることは少しも不当とは思えない。

Ⅲ

長寿の一法としての伝染病に対する処置——黴毒に対する予防手段——人体組織《オルガニズム》の高等な要素を強化する目的の下に血清を準備する試み

生涯に於いて次々におこる伝染病は人の生命を短くするに役立つことしばしばである。百歳以上の大多数の人々は生涯を通じて健康であるという事に注意される。諸種の病気の中で、第一位を占めるのは黴毒《ばいどく》である。黴毒自体による死は稀であるが、黴毒にかかると他の病気に罹《かか》る素因をなすものである。この中では特に老人にとって致命的なものが多い。

心臓病と血管の疾患（特に狭心症及び大動脈瘤）、それからある種の悪性腫瘍、とりわけ舌と口腔の癌等である。

人の寿命を延ばす目的の下に於いては、黴毒を防ぎ避けることがそれ故ゆるがせに出来ぬ重要件である。そのためには出来るだけ性病に関する医学的知識を普及させることが必要である。性生活に関することはすべてひたかくしにかくす習慣に深く根ざした強い偏見を打ち破《こわ》すことがまず何よりも必要欠くべからざることである。

決して陰蔽することなくあからさまに患部を診せること、偏見など持たずに心から親切に、かつ真面目に教えれば、人類は黴毒というこの上ない不幸、災禍から完全に保護されるものだという事を広く汎《あまね》く知らせることが必要である。

実験的方法によってこの病気を研究した結果、科学は今や非常に役立つ立派な成績を樹《た》てるに至ったのである。近代の最も有名な性病学者であるブレスラウのナイッサー教授は次の数行によってこの問題の当面の状態を要約している。(115)

《メチニコフ氏とルウ氏とによって確かめられた甘汞《かんこう》三〇％の液を塗ることが感染の危険あるあらゆる場合に消毒の方法として特殊な効果あるものなりとして一般に勧めることは、医者であるわれわれの義務である。》

この忠告に従えば、将来の若きジェネレーションに於ける黴毒感染率は今の状態よりもはるかに減少するものだということは期待するに価するものである。

だが、たとえそれは実に重要なことに違いないとはいえ、黴毒が人間の寿命をこんなにまで短くさせる原因の唯一のものとは言えない。

黴毒がヨーロッパになかった頃の人間の寿命は知られていないが、今日とあまり違いがなかったであろうことは確かである。

それ故に黴毒だけでなく、他の伝染病を出来るだけ避けることも非常に緊要なことである。近年に於ける医学の発達のおかげで、これらの病気を予防することが段々と容易になった。最もしばしば老人に於いて見られる肺炎は今日でも依然として全くこれを避ける方法が完全してはいない。それから、抗肺炎血清はいずれも、まだ今日ではその効果に於いて著しきものをみないにしても、さればと言って将来この問題を満足に解決することに絶望すべき理由は少しもないのである。

老人の多数が罹《かか》り、多くの場合にはそれを起こす原因を充分に知る事が出来ないので、それだけなおさら予防をする事が困難なのは心臓病である。心臓病は不節制や黴毒の如き伝染病による場合が多いのであるから適当な方法によってこれを避けることが出来る。

老人の場合、大食細胞に蝕まれるのは衰弱した高等な要素なのであるから、この貪食な細胞を破壊し又は破損することによって寿命をのばすことが出来ると考えるべきである。

しかし大食細胞は伝染病、特に結核の如き慢性病を生ずる伝染病に対する闘争に於いて必要欠くべからざるものなのであるから、そのまま触れずそっとしておく事が肝腎である。高等な要素を更に強健にしておき、大食細胞に貪食されることのない様に何らかの薬品を夢想するは理由なしと言えぬのである。

人類の起源たる類人猿の始源の問題については、すでに『人間性の研究』の第三章で他の種族の動物の血球を溶解し得る動物の血清の問題の中で触れておいたが、今日の生物学に於いて、細胞毒の血清、すなわち、器管の細胞成分を中毒させる血清に対して『細胞毒血清』という名称が与えられ、これら血清およびそれと類似のものに関して全章にわたって展開されている。

その血液及び血清が一度オルガニズム（器管）に導入されるや、たちまち毒としての作用をするが如き動物も少なくない。たとえば鰻《うなぎ》や蛇には毒でなくても、その血や血清を他動物に導入する時は無事ですまされないというが如きである。

蛇、たとえば毒蛇の血の一定量を哺乳類（兎、モルモット、はつかねずみ）に注射するだけで、たちまち死んでしまうのである。同じく哺乳類の中にあっても、他の種のものは、たとえ蛇のそれよりは毒性のずっと少ないものでも、他動物の体内に注射されると毒に変ずる血液がある。

犬はその血液で他の哺乳動物を中毒させることが出来るので知られている。

それとは反対に、羊や山羊や馬の血液及び血清は一般に動物や人間に注射しても害はない。医学で応用する血清をつくるのにこれら、特に馬を用いるのは、この理由によるのである。

しかるに、これら無害な血清は、あらかじめ他の種族の動物の血または器管で処理された動物に適用するとたちまち毒に変ずるのである。たとえば兎の血液で処理された羊の血液は、兎の血液を溶かす事が出来るので毒性を生じたことになる。

この血清はこの囓歯類《げっしるい》（兎）には毒として作用するが、他の大部分の動物に対しては無害である。家兎《いえうさぎ》の血液を羊に注射すると、羊は専ら兎の赤血球に対してのみ表わす、新しい特性を与えられるのである。であるからここでは、伝染病に対する血清によって観察された事と同様な事が生じたわけである。ジフテリア菌及びその生産物を馬に注射すると抗ジフテリア血清を得られるが、これはジフテリアを治す力をもっているけれども、破傷風やペストに対しては全く無力である。

パストゥール研究所のボルデ氏によって発見された、他種動物の赤血球を溶解する能力のある血清の発見にしたがい、あらゆる種類の生体の他の要素に対する同様な血清がつくられた。

この場合、生体の他の要素というのは、白血球とか精虫だとか腎細胞だとか神経細胞等である。これらの研究中に、次のようなことがたしかめられたのである。すなわち、毒として作用するためにはこれらの血清の一定量が必ず必要であるということ、もし、中毒量よりも少量しか与えなかったなら、全く反対の効果を生ずるということ、同じ血清を多量に与えると、赤血球を溶解し、血液の中に於けるその数が減少するが、ごく少量を注射すると、かえってその数を増加するということ……等が確かめられたのである。

この手術は最初カンタキュゼエヌ氏及びベスレッカ氏によって行われた。カンタキュゼエヌ氏は兎に対してこれを行いベスレッカ氏は人体に対してこれを行った。(116)

その後、クロンスタットのベロノウスキイ氏が、貧血症患者に少量の血清を注射することによって一層たしかめられるに至った。それからずっと後れて、リヨンのアンドレ氏はこの問題を非常に注意深く研究した。同氏は人間の血を動物に注射することにより、一種の血清をつくり、これを、各種の原因による多くの貧血患者に試みた。むろん効果があった。が、アンドレ氏は一方、貧血がほとんど静止性になっている患者に血清の少量を注射した後、赤血球が突然増加するのを見た。(117)

ベスレッカ氏は実験室の動物に、ごく少量の血清を注射して白血球の増加を見た。その血清を大量注射すれば優に細胞が破壊されるのである。

以上の実験は、この一般法則（毒の少量は感受鋭い要素を刺戟し活動させるが、大量だと、これを衰弱させ且つ死を来さしめるという法則）の一つの特殊の場合を示しているにすぎない。医学に於いては心臓の作用を強くするためにジギタリンの如き心臓毒の少量を用いて成功している。工業界に於いては、酵母の作用を増加させるために多量に用いると肝腎の酵母を殺すようなことになる弗化ナトリウムのごとき物質をごく微量用いている。

以上の諸例に徴して見ても、我々の体性の高貴な要素を強めるために、これに相当する細胞毒の血清の少量の作用を応用すべきであるという原則をきめておくことは全く合理的だということがわかる。ただこの仮定を実際に実現させる段になると、いろいろな困難な事にぶつかる。

赤血球を増加せしめ得る血清を獲《え》るために、人間の臓器を実際の用に供する場合それを十分新鮮の状態に於いて得ることは極めて困難である。生きている人間の体から臓器をえぐり出して薬品をつくる事などは出来ないのだから、当然死人の体から臓器をぬき出してつくらねばならないわけだが、普通の場合病院でその手術をすれば病気で死んだ人の体を用いなければならない。ところが、これはあくまでも新鮮なそして健康な状態のものでなければならないのだから、いきおい死の直後に於いてなされねばならぬ。ところで法律によると、検死は、かなり死後時間がたってからでなければ出来ない。さればと言って検死前に臓器摘出など出来るものではない。検死が行われる時分にはもう死体は変質してしまっている。

その上臓器はしばしば使用に堪えぬまでに毀傷《きしょう》されている。巴里《パリ》でも同様で三百万になんなんとする住民が居るにもかかわらず人間の細胞毒の血清をつくるための適当な場所は稀にしか見出されない。

三年間以上もかかって、ワインベルグ博士は充分によく保存された人間の臓器を集めた。が、やっぱり充分に活性をもった血清を得ることは出来なかった。正常にして且つ最も新鮮な状態に於ける臓器の一片が得られたのは、出産の際の故障によって死んだばかりの新生児からであった。

しかしながら性質として、こうした出来事はごく稀にしかあり得ない事であり、それに第一産科の技術の進歩はそうした事故をますます絶無にさせるようになって来ているのだから、一層そうしたチャンスにぶつかるなど望み薄である。こうした状態なのであるから、何らかの確実な結果が得られるまでには長日月を待たねばなるまい。この至難なしかし、非常に興味ある仕事を容易にする方法は恐らく、将来を期さねばなるまい。

たとえわれわれの弱化した高貴な体内要素を強める事の出来る何らかの薬品の製造がますます困難になってゆくとしても、われわれが長寿を得ようとの強い要求を裏切るこの衰弱を避けるために何らかの方法が、いつかは恐らくより容易に見出されるようになるだろうと思う。我々の体内組織を破壊するものは、殊《こと》に細菌から生ずるものであることがわかった以上、この問題の解決の鍵を見出すべき方向はそこにあるのだと言わねばならぬ。

Ⅳ

人間にとって大腸は無用である――六ケ月間大腸の作用が停止した婦人の例――大腸の一番大きな部分が完全に除かれた例――大腸の内容物を消毒するための試み――腸内の腐敗を避ける方法としての長時間の咀嚼《そしゃく》

衛生学が伝染病に対して準備した方法は、一般に老人の寿命を延長するために役立つ。

けれども外部から入って来る細菌以外に我々の身体の中にも細菌の有害な作用のおびただしい源がある。われわれの体内に巣食っている細菌の中でも豊富な、しかも変化に富んだ腸内細菌群《フローラ》がその首位を占めている。腸内の細菌は大腸内が最も多い。しかるにこの器官が哺乳類に於いては、ごそごそした野菜食を消化し、その栄養物の残物の大きな貯蔵所として有用であることは否定出来ないが、たしかにこの大腸という器官は人類にとって無用なものである。

私はすでに『人間性の研究』の中で、人間性の不調和の説の重要な理論を形成するこの説を発展させた。私が特に公開した幾多の事実及び萎縮した無能力な大腸のまま三十七年間生きられた一人の婦人の例によって、この器官が如何に無用なものであるかについて十二分の証拠を挙げたつもりである。

多くの脊椎動物に於ける大腸の無意味な発達または大腸の欠如は、この結論を一層確実に裏書きするものである。さらに私はこの論旨を徹底させるために、真の経験として価値のある医学的観察に関して大方の注意を促したいと思う。ベルンのコッヘル教授の診療をうけていた六十二歳の一婦人について一寸《ちょっと》記して見よう。

その婦人は腸の一部壊疽《えそ》を伴ったヘルニアの絞窄《こうさく》を病み、緊急に手術しなければならなかった。まず回腸の壊疽を来した末端を切りとり、健全な部分を皮膚にくっつけた。

食物の残渣が大腸の中を通らずに流れ出やすいように人工肛門をつくる操作が行われた。高年である上に、病気が重いにもかかわらず、タヴェル氏によってなされた手術は完全に成功した。このめずらしい手術によって、小腸が大腸に再び結紮《けっさつ》されたのは六ケ月後にすぎない。

これによって屎《し》（大便）は自然の出口から出はじめるようになった。とにかく大腸は無用にされたままの六ケ月間というもの完全に操作の圏外にあったのだが、少しも健康の障碍を起こさなかったのみならず、この老婦人はさしもの難病全快を見るにいたったのである。その上体重さえも著しく増加した。小腸内での消化の過程と、栄養の交換に関する研究はマックファディエン及びネンツキ氏そしてジーベル夫人によってなされたが、[118]これらの人々は大変都合のよい機能《はたらき》（すなわち、腸内の腐敗物――これが人体の自家中毒の源となるのだ――の全然ない事）を証明した。

六ケ月という期間は使用外に置かれた一つの器官の役割を判断するには既に以上の例で十分である。けれ

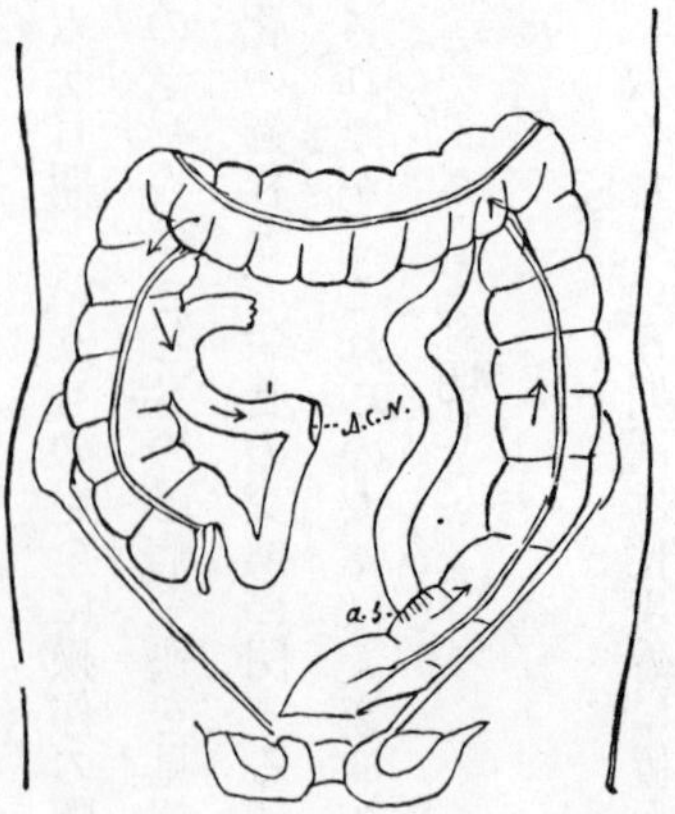

第十九図　人工肛門（回腸結腸開口術）（モークレール氏による）

ども、さらにより長い期間に関する正確な報告を入手したいならば、モークレール氏によってなされた次の如き観察と記録とによる外はない[119]。

一九〇二年に一人の青年に対して行った手術によって自然の肛門から少しも屎を出さぬよう、完全な人工肛門がつくられた。この手術後十ケ月してから、モークレール氏は腸の摘出手術を行った。人工肛門は大腸と連結したままにしておいて、小腸の末端と、大腸の下部（S字結腸）の吻合《ふんごう》を切除した。（第十九図）

この手術後数日間は直腸付近の大腸と小腸との直接連絡のために、糞は自然の肛門から出た。が、この状態は長くはつづかなかった。というのは屎は大腸の「摘出」した部分のおかげで逆行しはじめ、人工肛門から流れ出したからである。患者はそのために非常に不快を感じた。この原因をなくしてしまうことが望めそうもないので、モークレール氏は前の手術から二十ケ月後にまた新たなる手術を施す決心をした。今度の手術で彼は小腸との接続部に近い所を消化管が二つの部分に分かれるようなやり方で切断した。（第二十図）

一方は自然の肛門と連絡したままであり、他方は殆《ほとん》ど大腸の大部分を含み、人工肛門に通ずるようにしておいた。以上の如き条件下に於いて、食物の残渣は再び結腸に入って肛門から出ることなく、直接大腸の末端から直腸を通って行った。この最後の手術によって全体で約一メートルの小腸及び大腸の大部分、すなわち盲腸と上行、横行及び下行結腸を切除した。

モークレール氏の好意によってわれわれはこの四年間、この患者を観察する自由を得た。われわれは所謂《いわゆる》大腸摘出後、食物の残渣が消化管のこの部分に再び入り、人工肛門から排泄されることを確かめた。屎は大腸内にそのまま停滞していた。さらに食後三週間後にようやく人工肛門を通って排出された糞便中に食物の残渣がまだそのままにのこっているという具合で、とにかく、糞便はそっくり大腸の中にとどまっていたのである。自然の肛門からもう糞が全然出なくなったのはようやく最後の手術、すなわち大腸を切除して後のことであるに過ぎない。

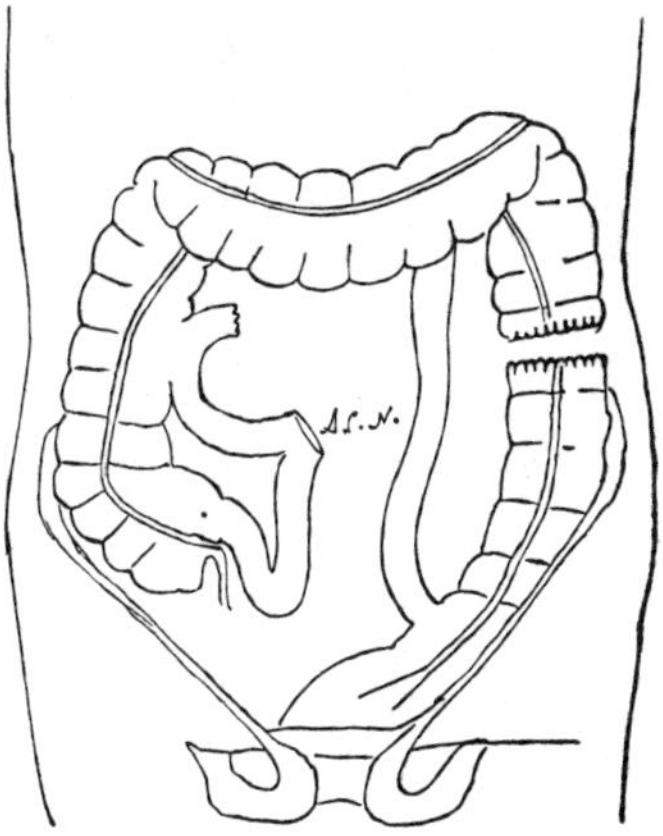

第二十図　（モークレール氏による）

人工肛門はさらにある一定量の粘液便を出した。その屎中にはかなりの細菌が含まれていた。手術三年を経てもこの根源は涸れなかった。

大腸はたとえもう糞を通過させなくなってしまっても、まだ分泌作用という役割だけはつづけていた。その他の点では完全に作用の圏外にあった。が、さて、それにもかかわらず、この問題の患者はすっかり回復し元気一杯で、全く使用されなくなった大腸を持ちながら、すばらしく健康に生きていた。それに栄養状態もすばらしかった。ただ一日に三四回は下痢気味で上厠《じょうし》しなければならなかった。屎は非常にやわらかく、時には殆ど水の様であった。特に果物を食べた後はそれが著しかった。

我々はこの稀《めず》らしい症状についてさらに研究をつづけた。これは我々の大腸無用説を立派に裏書きする事実であるから、どこでも、この問題に関する研究をやめずにいる。

かかる明らかな事実は、如何に懐疑心を抱いている者をも完全に説得せずには措《お》かないであろう。けれども、それと同時に殆ど全部の大腸切除が、なお数年間は腸内フローラを減少せしめるため、充分でないことを示している。

この例以前には、この無用の器官たる大腸内に保護されている腸内フローラの有害な影響を避けるために、手術によって大腸を除去しようなどという考えを持つ人はいなかったにちがいない。

大腸には手もふれず、そのままにしておいて、大腸に含まれているフローラを直接に殺菌剤などによって破壊しようと試みることは恐らく可能だろう——という考えは随分昔からあった。

腸器官の自家中毒の説が生まれてから、ブシャール氏はこれらの病気をベータ・ナフトール、ナフタリン、樟脳《しょうのう》を使用して、消化管内を殺菌消毒することによって治療しようと試みた。[120]

しかしこの殺菌剤は他の多くのそれと同様に、充分腸内フローラを殺菌する力がないばかりでなく肝腎の人体に有害なることがわかった。

詳細な研究によってシュテルン氏は、殺菌剤、たとえば甘汞やザロールやベータ・ナフトールやナフタリンや樟脳は人間の健康と両立し得る位の程度の量を以てしては消化管内の消毒などてんで望みのないということをたしかめた。[121] それから、ずっと近年になって、シュトラスブルガー氏[122]は、ナフタリンを屎にその香がそまる位に充分な量を与えても、腸内の細菌は消失するどころかその反対に数を増加するという事実を発見した。その代り、毎食後一リットルについて約〇・二五グラムの殺菌剤を加えた牛乳を用いると、腸内の細菌はかなりの多く減少する。

シュトラスブルガー氏の得た多くの結果中、最も優れたそれは、タノコール（Tanocol タンニン、ゼラチン化合物なる止瀉剤《ししゃざい》）を用いることによって得られた。一日三グラムから六グラムのタノコールを用いた二人の患者は、この方法でかなりの数の細菌を減殺することが出来た。

シュトラスブルガー氏は、

《化学的物質を用いて腸内バクテリアを破壊する試みは、多くの場合成功しなかった。》

という結論に達した。

ある状態では、ある点まではバクテリアの繁殖を制限すること、特に小腸に於いてはそれが可能であるという事は否定出来ない。

しかしこの効果は弱く、腸の自然の防御力をさまたげる時及びこの腸がバクテリアよりも余計に損害を受ける様な時は、全く反対の現象(すなわち菌がかえって繁殖する)が起こるのである。」と、シュトラスブルガー氏は結論している。

同氏は、あまり下剤使用に賛成していない。《尿の中の、エーテルの硫黄化合物の減少は、下痢につづいてみられるが、これは腸内の腐敗の減少によるものではなく、バクテリアの生産物を吸収する事が減少するためである。》とシュトラスブルガー氏は仮定しているが、この仮定は同氏が小腸の瘻孔《ろうこう》を用意した甘汞で下痢を起こさせることによって疑いもなく腸内のバクテリアの数が増加した犬で観察した事実によって支持されているのである。

シュトラスブルガー氏は、腸の自然の機能を助けることによって最もよい結果が得られるであろうことを期待した。もし、腸が栄養物をよりよく利用吸収すればするほど、それだけ細菌が少なくなる。同様の結果は胃に入る食物の量を減ずることによっても得られる。急性の腸疾患の時に、絶食が良結果を得るその一部の原因はここにあるのである。

多くの研究がのこしている一般の結論は、十年以上もかかる腸の殺菌について追究の手をのべているが、この研究はほとんど絶望に近いものである。この方法に多くを期待出来ないことは争われないことである。

しかしながら、それでもこの問題はまだ決定されていないものとして考えるべきである。コアンディ氏は数人の人の腸内フローラについて研究をした。腸の寄生虫を除く目的でチモール（タチジャコウソウ、ヤマジソ、イブキジャコウソウ等の揮発油に存するメチールイソプロピールフェノール。駆虫剤である。）を与えた。

このチモールの量は一人について九グラムから十二グラムであって、三日間つづけて与えられた。この治療法によっての殺菌の効果は否めなかった。

コアンディ氏によると、これ位の量のチーモルだと一般に腸内バクテリアの数を十三分の一に減ずる力がある。これらの事実はある程度までは腸内フローラ殺菌が可能なることを示すにすぎない。しかし、そのために前記の場合使用したごとき強い量は、よほど特別の場合に用いられるにすぎないこと、それから、使用については投薬上、時間的の間隔が相当置かれてあることを念頭に置く必要がある。

腸の細菌を破壊するのではなくて、機械的の方法で外に出してしまうある種の下剤を頻繁に使用することが可能である。多くの場合、真の殺菌剤としての作用及び腸内フローラの旺盛な繁殖力を減少させる作用のある甘汞は、治療上しばしば好んで用いられる。しかし、これを用いた結果は、下剤としての作用に帰すべきであることが最も可能であるということが仮定される。この水銀の塩は他の下剤と同様に、腸内の腐敗をかなり減少させる。これは尿の中のエーテルの硫化物の減ずることによって知ることが出来るということが確かめられた。

しかし、薬品によって起こされた下痢は、以上の如き結果を生ずるのに反して、自然に起こる下痢では、消化管内に腐敗現象の増加を見る。

これらの場合を考えて見ると、いろいろな種類の下剤の使用によっての腸の整調作用は、腸内の毒素生産を減少せしめ、その結果として、毒素の作用が人体の高等要素に対して行われるのを防ぐことが出来るはずである。[123]

われわれがロビノ夫人の親類の人に、この夫人のごとき例外的な長寿の状態について何か特別な事情があるに相違ないから、是非それについて知らせて欲しいと言ったところ、次の如き回答があった。

《彼女の寿命と健康とを保ったのは体の変調に対する自然の傾向で、これは、彼女の五十歳以上の時分からあらわれていたと思われます。下痢がないのに彼女はしばしば腸を空からにする必要がありました。》

この長寿の老女がすこしも動脈硬化の症状をあらわしていないのは驚くべきことである。

その反対に、私は一週に一度しか排便しない（腸を空にしない）老年の僚友達のことをあげることが出来る。

彼らが便意をしばしば催すようなことがあれば、それは必ず何かしら病気の起こっている兆候なのである。

彼らには五十歳なったかならない時分から既に強度の動脈硬化があらわれていたのである。この事実は動脈硬化と消化管の間の密接な関係に具合よく結ばれているのである。

ところで最近フレッチャー氏に刺戟されて食物をよく利用し腸内の腐敗の不都合を避ける目的で、非常にゆっくり食べる必要が声高く叫ばれた(124)。

速く食べる習慣は十分に咀嚼《そしゃく》されないで呑み込まれた食物のかたまりのまわりに細菌が急速な繁殖をするのに都合がよいということは争われない。けれども非常に長い間あまりに完全に咀嚼して、ゆっくりゆっくり呑み込むというようなやり方は、どっちかと言うと、これもまた少なからず有害である。アメリカはフレッチャー説の生まれた国であるが、既にこれは『緩食《ブラディファジイ》』という名がつけられていて《ゆっくり食べる》癖のことである。これによって起こる病気のことが、フレッチャー説に反対して唱えられた。アインホルン博士は消化管の病気の専門家として有名であるが、同博士は病人たちが、速く食べるようになってから完全に消化管の疾患が全癒した多くの例について注意をうながしている(125)。

比較生理学は非常にゆっくりした咀嚼に対して議論を供給している。フレッチャーの研究には反芻類《はんすうるい》が大きい場所を占めているが、これは腸内の腐敗がいちじるしいことと同時に生存期間が短いので目立っている。これと反対に、鳥類と爬虫類《はちゅうるい》とは食物を噛み砕く方法が反芻類に比しはるかに劣っているが、非常に長生きをする。

『緩食』は、それ故、大腸内の腐敗に対して、外科的な大腸の切除或いは消化管の実際の消毒よりもいいとは言えない。されば、ここに残された畑は、この問題を一層有効に、一層実際的に解決し得る他の方法の研究のために開かれているわけである。

V

人間における腸内フローラの発生――滅菌食餌の無害――腐敗した食物の危険――食物の腐敗を避ける方法――乳酸醗酵とその抗腐敗作用――人間とはつかねずみに関する実験――酸《す》い乳で栄養をとる人々の寿命及び種々なる酸乳の研究――ブルガリア菌の特性――細菌の助力による腸内腐敗をさける方法

人間は物質のいっぱいつまった大腸と共にこの世に生まれて来る。けれども、細菌だけはまだ含まれていない。が、この細菌は、胎便がその理想的な培養基だという事実を利用してただちにあらわれて来る。

その胎便というのは嬰児の腸の内容物で、胆汁と落屑した腸粘膜の構成分子とで出来ている。生まれると同時に細菌は空気と共に肛門の切れ目から腸の中に侵入して来る。嬰児が何ら栄養を取る前の第一日に於いて既に胎便の中に一種のフローラを見出す。

それは種々の多くの細菌から成り立っている。母乳の影響でこのフローラは一層に繁殖し、そしてその大部分が特殊の細菌により成り立っているように見える。そしてこれは、ティスィエ氏によりて発見され、バチルス・デ・ビフィズス（Bacillus de bifidus 二裂菌。哺乳児糞便中に存する小桿菌）という名がつけられた菌である。

それ故、栄養は腸内の細菌に大きな影響を与えるのである。

嬰児は牝牛の乳で育てられる。牝牛の乳は母乳より栄養の種類に富んでいる。それから少しすると腸内細菌群は栄養とともに変化し、種々なるものとなる。それはマクファディエン、ネンツキ両氏及びジーベル夫人によって、腸の瘻管のところで述べられた通りである。

腸細菌が栄養に深い依存関係をもっている事実は、われわれのフローラを変形させ、有効な細菌を有害な細菌に置きかえる余地を与える。不幸にして腸のフローラの実際的知識はまだ極めて不完全である。というのは、細菌を培養するためによりよき人工的な方法が見出され得ずにいるからである。従ってどの様に努力して試みをくりかえしても、この点に関する限り困難は消えない今の有様である。しかしそれは、決してこの問題の合理的な解決の鍵を探求する事をさまたげるものではない。

人間は食物を口へ入れるについてはなかなか面倒な手数を平気でやっている。原始時代からしてすでにそうだし、野蛮な生活状態に於いてさえもこれだけは同じだ。というのはどんなことかというと、食物を火にかけて、あぶったり、ただ焼いたり、煮たり、うでたりすることだ。すべて食餌を火にかける——ということは、とりもなおさず、食餌中に含まれている多くの細菌を減殺することだ。細菌が食道に侵入して来るのは、常に生の食物からである。従って腸内フローラ（細菌の種類）の量を減らすためには、焼いた食物を食べるか、充分に煮沸した飲み物をとることが必要である。普通火にあぶったり、温めたりした位では、我々の摂る食物の細菌をすっかり破壊してしまうわけには行かない。何となれば、細菌の中には優に百度の熱でも平気で生きているものもあるからである。しかしながら、百度の熱にかければ、まず大ていの細菌は死んでしまう。

焼くとか完全に消毒するかした食物——言いかえれば、百二十度から百四十度の熱を通した食物は、組織に対して有害であり、それらの中の多くはそうされると消化力が弱くなってしまう——ということについては既に記した通りである。この観点に立って、今日まで、赤児の栄養として、完全に加熱消毒した牛乳或いはただ単に煮沸した程度の牛乳はよくないという議論が行われ、論戦の火花が散らされて来た。

ある場合、時によると滅菌消毒乳が小児の体組織にそう無害でないとは言え、煮沸乳や焼いた食物が一般に無害であることは疑えないところである。

その好適な例としては入念に沸かした牝牛の乳で育てられた子供たちの大部分及び寒冷地方を旅行する人々が挙げられ、この主張を裏づけている。私はシャルコオ氏の場合をここで好実例として引用する。

同氏の、南極地方旅行の時、同氏とその部下とは、缶詰になった消毒され食物だとか海豹《あざらし》やペンギン鳥の肉の焼いたのだとかを食べた。

食べようったって野菜だの生の果物などはあり得ようもなく、ただ不消化物としてわずかのチーズだけを摂ったのみである。ところが、こうした貧しい給食の状態にありながら、この探検旅行の一行ことごとくがはちきれそうな健康にあふれていたこと、そして、とりわけ消化器の病いなど一人としてかかる者のなかったこと、しかも、それが一ケ年と四ケ月の間もつづいたということは特筆する価値が十分にあろうと思う。

非常に大きい割合で、新しい細菌の侵入（到来）を起こせる生《なま》の食物をなるべく口にせず遠ざけることは、前からあった腸内フローラの絶滅に何の役立ちもせぬことは明らかである。

とにかく、これによって見てもフローラが、われわれの器管や我々の高等な要素を弱めることによって生ぜしめ得るところの害悪に備えをかためておく必要があるわけである。決してフローラを軽視してはならぬ。

しかも、そうしたフローラの中にあって、とりわけ最も有害なものは腸の内容物に著しき腐敗を起こさしめ、有害な醗酵を生ぜしめるもの、（その中にあって酪酸醗酵が一番優位をしめる）なのであるから、まず挑戦を開始し、その撲滅をはからなければならぬ当の敵は有機物質のかかる障碍であり、かかる変化である。

細菌学が生まれる以前に、人類は既に腐敗をふせぐ手段に苦心しなければならなかった。

食料、殊《こと》にそれが暑い場所或いはしめった環境にある場合、腐敗するのに手間はかからぬし従って味は悪くなり、健康に有害となるのも造作はない。誰か腐った生肉だとか他の腐敗した食料による中毒の如何に恐ろしいものかを知らぬ者があろうか。

中央アフリカの探見者フォアは次の様な事実を述べている(126)。

《旅の最中餓《う》え切った部下たちは、がつがつして、一頭の死んで腐敗中の象にとびかかった。自分も、もちろん、どうにもならぬ程餓えていた。もう、前後の考えもなく、彼らはしゃにむに、貪り食おうとした。黒人どもは、この腐肉を引き裂こうとそのまわりをとりかこんだ。けれども、私は、大声をはりあげて、止めろ！　と制止した。こんな状態に化《かわ》った肉を食うと、たちまち中毒するぞ！　と叱った。けれども、もう、餓死せんばかりになっている連中の耳には私の制止など入りそうにもなかった。たちまち三人の黒人は死象の肉をこまかく切って、完全に焼くのももどかしく、半分生のままで、がつがつ貪り食ってしまった。すると、この三人はそれから二三日すると、首と喉とがすっかり腫れ上がり、舌はほとんど痙《けい》攣《れん》し、腹は太鼓のようにふくれあがって、他愛もなく死んでしまった。》

それから、また、他にもこんな例がある。それは一八八五年のことだ。プロシアのロールスドルフで伝染病にかかって死んだ馬の腐肉でつくった腸詰による中毒事件である(127)。

この腸詰を食った人間が四十人ことごとく、食後直ちに発病してしまったのである。そのソーセージは当事者の言によると、緑がかった色で、一見、どうも怪しかったし、においをかいだだけで胸が悪くなり、吐き気さえ催すほどだった。

最初食った一人が食後直ちに死んだが、その間に、他の被害者たちは擬似コレラの徴候ありというので、その手当てをされただけで放っておかれたのであった。もちろん皆死んでしまったが。

ところが、ここに不思議なことがある。くさった食物がよくないことは以上の如くであるとはいえ、世の中には、くさった食物にして少しの害をもなさぬもの、言いかえれば、腐敗した食物でありながら、右の如き結果に導かぬていのものがあるという事実なのだ。

従って、ここにまた一つティスィエ、マルトリイ両氏は、全然腐敗した肉を食べながら、何ら胃の苦しみも体の変調も来さなかった例を挙げるわけである(128)。

食道楽の連中が珍重して食う料理の一つに、わざわざ卵を腐らして料理するというのがある。これなど周知の美味だが、これを食っても何ともない。健康に有害であるはずのくさったチーズの外に、そうした腐敗物からなる食物にして、毫も悪い結果を生ずることもなくきれいに消化されるという様なのが他にもまだまだ沢山ある。それには理由がある。

すなわち、腐った食物が細菌と危険な毒素とを含んでるのが通例でありながら、しかも、必ずしも如何なる場合にもそうだとは限らぬ、すなわち特殊な例外があるという一事によって説明され得よう。

それから、この場合、こういうことも勘定に入れておくべきである。すなわち、人間には特別の受容力があって、ある程度有害な細菌とその生産物との有害な作用に堪えるということである。多くの人にあっては、ほとんどその害を受ける事少なく平気で多くの細菌をどんどん嚥下《えんげ》することが出来る。また、ある人々の体内ではそうした細菌がコレラに比する致命的な攻撃を促進するのである。

腐敗した肉で養われた動物の実験によっていろいろな事実が闡明《せんめい》された。その一方が何ら有害な結果なく腐肉を消化吸収するのに、他はこれと反対にたちまち嘔吐を催し、実験中止のやむなきにいたるほど、不快な表情を見せるのであった。

肉だの他の動物から作られたものだけでなく、さらに野菜も腐敗を起こすし、異常醗酵（酪酸醗酵）を起こす。それらは危険な消費物となる。いたんだ缶詰による多くの恐ろしい出来事がよく見うけられる。家畜の飼料のために穴倉に保存されている野菜は時々わるくなる。《例えば、もしも、日照りのつづいた数日の後に雨ふりが数日つづいたあげくの半分乾いたのや、すっかり乾いた飼料の入っている穴倉へ入って見ればわかる。たちまちむーんとする息づまるような悪臭が鼻をつき、吐き気を催して来るにちがいない。それは酪酸の烈《はげ》しい臭気なのだ。その穴倉には動物でさえ、入って行こうとはしない。[129-1]》時には穴倉の飼料が黒く汚損しても特別な臭気を発散する。《家畜は他の飼料が全然ない時以外に決してそんなものに手をつけようとはしない。そんなものを食うときまって排泄物は真っ黒になり、もしも、ずっと毎日そんなものばかり食っていると、しまいには、目に見えていちじるしく弱ってしまう。[129-2]》

　動物の肉でつくったものや、野菜をいつまでも腐敗せぬよう安全に保存しておくための方法の研究に於いて、一般に用いられているのは酸類の効果を応用することである。あらゆる種類の獣肉や魚肉や野菜を『漬物』にするのは酢である。醋酸《さくさん》性の酢（醋酸）には特殊な菌がいてそのはたらきで、酢が、そうした食物を腐敗から防ぐのである。

　物質が永持ちするために、物質自身すでに酸を発生する場合、わざわざ酸類を加える必要はない。酸は砂糖からも出来るし、こうして酸を含んでいる食料が酸性となるのは容易なことだし、それが食物を腐敗から守るとすればなおさらのことである。ここに問題は、一体何故糖分に富んだ野菜だの、動物から出た牛乳のごときものが、自然と酸性になり、保存されるようになったのかということである。

多くの野菜は事実、酸性となり、たやすく保存され得るのだ。

キャベツが漬菜になり、甜菜《てんさい》や胡瓜《きゅうり》が酸性の甜菜、酸《す》胡瓜になるごときである。ロシアに於ける例と同じく、多くの国で、酸性になった野菜を食べることは人間の栄養のために非常に大切なことだとされている。ロシアなどのような寒い国では長くつづく寒い季節のために果実と野菜とに不足を来すので、酸性醱酵を受けた多くの胡瓜や林檎《りんご》や西瓜その他を食べている。

そうした酸性醱酵中の主要なる生産物を構成するのは乳酸である。夏には多くの食物が酸性となり易く、乳酸を多く含んだ沢山の食べ物が出来る。飲み物としてクワス（Kwas＝ロシア農民が黒パンからつくる酒）が主要な役割を果たしている。クワスは黒パンでつくられ、アルコール醱酵の外に酸性醱酵をする。この醱酵はアルコール製造に役立つ葡萄液《ぶどうえき》の有害な醱酵を防ぐために酒造家で用いられる。

一般の食糧となっている黒パンも同様、醱酵の産物である。その中にあって、乳酸醱酵は重要な位置を占めている。けれども、黒パンだけではなく、パンは一般に砂糖の一部が乳酸に転化する醱酵の産物である。

酸乳は、その乳酸のおかげで、肉類の腐敗をのぞき、防ぐことが出来る。かくて、ある二三の国では、一般に少量の酸乳中に肉を保存しておく。この保存法は、一切の腐敗作用に対する有効な方法だからである。

乳酸醗酵はまた、家畜の食餌上主要な地位を占めている。特に穴倉にしまってある草秣《まぐさ》の腐敗をのぞく有用な方法として珍重され、従って大いにその貯蔵用にもちいられている。

乳酸醗酵は腐敗と酪酸醗酵を防ぐ方法として、重要である。腐敗と酪酸醗酵は有機的食料の保存にとって有害であり組織中に障害を起こさせる。

乳酸醗酵が一般に腐敗を防ぐため非常にすぐれた方法の一つであるのに、何故に消化管の内部の腐敗を防ぐことが出来ないと言えるのであろうか?

腐敗と酪酸醗酵とが砂糖のおかげで防がれるという事実は永いこと一般に注目されて来たものである。もしも肉が予防なしに保存されたなら早く腐敗を来すのに反し、牛乳は、そのまま放置されても決して腐敗しないで、ただ酸っぱくなる。それは、どうしてかというと、肉には糖分が少ないのに、牛乳には糖分が豊富だから、従って酸に変ずるものと思われる。

この基本的事実を単に科学的理由によって説明しようとする場合、まずぶつかるのは多大の困難である。砂糖は酸化するとは言え、砂糖自身は腐敗を防ぐことは出来ないという事は誰でも知っている。

また、糖分と乳糖の豊富な牛乳は、特殊の状態に於いてのみ腐敗し得る。

砂糖は非常に容易に乳酸醗酵するので有機物を腐敗からふせぐ。この醗酵は細菌の仕業であり、それはパストゥールが五十年前に既にその性質を明らかにしたものである。そして醗酵の中の細菌の役割を決定し、細菌学を設立したのはたしかにこのパストゥールの偉大な発見である。この科学は理論的事実に富み、実際上大いに適用される。

われわれは乳酸醗酵の防腐作用が乳酸菌による生産に基礎を置くというこの問題についてここに止まろうと思う。何故かなら、この問題は『人間性の研究』中の第十章で十分に詳述されているからである。乳酸菌の存在にもかかわらず有機物が腐敗するためには酸を中和させることで十分である。われわれが興味をもつ事は、乳酸醗酵が真に腸の腐敗を妨げる事が出来るかどうかということである。

この目的の下に多くの実験が行われた。我々はそうした実験のあるものについてはより真近からこれを眺めるだけの価値がある。ニューヨークのハーター博士はいろいろな細菌の量を一群の犬に用いた。まず、直接犬の小腸に注射してみた。

腸の腐敗に対する作用を判断するために、尿の中からエーテルの硫黄化合物を検出しようとした。それは当時大いに行われ正当なりと太鼓判をおされていた意見、すなわち、エーテルの硫黄化合物こそ腸内腐敗現象を示す最も優れた兆候だという意見に従ったわけだ。[130] さて、大腸菌の集塊とプロテウス菌（Bacillus Proteus 変形菌）の集塊とが、腸の中にどしどし腐敗部を増大させている一方では大量の乳酸菌注入は非常に著しく片っ端からこの腐敗を消してゆく。この、乳酸菌で処理した犬に於いて、ハーター博士は、この犬の尿の中にインジカン（Indican 尿インジカン試験は、尿に同量の局方塩酸を加え塩化石灰水を滴しつつ攪拌すれば、もし、インジカンが存在していたらインジゴブルーを生ずるから青色となり、エーテル、クロロホルムを混じて振盪《しんとう》すればこれを青染する。）[131] と、一般にエーテルの硫黄化合物の著しい減退を認めたのである。

それからさらに興味のあることは、ミシェル・コアンディ博士が六ケ月にわたって行った実験である。二十五日の間、腸内腐敗の強度を確かめた後にコアンディ氏は通常の摂食、すなわち混合食を摂取しつづけた。

その時彼はヨーグルト（殺菌性凝乳）からとった乳酸菌の純粋培養に没頭しはじめた。七十四日間、その二百八十乃至《ないし》三百五十グラムまでの種々量をとることが出来た。

実験の継続中、尿の分析によって腸の腐敗が乳酸菌の消費の期間中にいちじるしく減少したという事がわかった。この減少は細菌摂食を中止して後七週間はつづいた。

コアンディ氏はその実験によって、消化管中に乳酸醗酵素を注入すれば、消化管には明らかなる消毒作用がはじまるという結論を得た。

彼はこの結果をつぎのごとき食物よりなる栄養摂取法によって得たのである。すなわち四百グラムのスープ、百五十グラムの肉、七百グラムの澱粉《でんぷん》質、生の緑の野菜四百グラム、三百グラムの果物、および小皿物と水――これらの給食を食事に用いて以上の結果を得たのであった。

コアンディ氏はそして次のように結論した。

《食餌中の肉の廃止はよく言われることで、肉は腸内中毒の決定的原因とされて、さかんに、肉食の害が説かれているけれども、立派に培養された純粋の乳酸醗酵（乳酸菌）を摂取していれば、蛋白質分解菌の

腐敗作用を制止するに充分な力があるのだから、決して肉類を禁ずる必要などない。》

コアンディ氏の新研究によって、乳酸菌は人間の腸内フローラに極めて完全に馴化《じゅんか》し、たとえ数週間の間それを口から入れずとも、依然として、腸内で生き生きと生きていることがわかった。

ポーション博士はローザンヌのコンブ教授の弟子であるが、コアンディ博士の実験を追試した[132]。

ポーション博士は何週間もの間凝乳を呑んだ。この凝乳は乳酸菌の純粋培養でつくられものであり、彼は《腸内自家中毒の点で正確な結果を得た。》

同博士の尿の分析は、かなりのインドール（C_8H_7N ——蛋白質分解の際に生ずる）とフェノール（フェノール類——ベンツオールおよびその同族体の誘導体すなわち、C_6H_6 のH元素を OH にて置換せるもの）の減少を示した。インドールやフェノールは腸内腐敗の兆候である。

今やこの、乳酸菌を用いての実験のかたわら嚥下された乳酸自体について確かめられた多数の事実を述べる機会がのこされている。それは、結果として（われわれは今、ここで、グルントツァハ、シュミッツ、ジンガー等によってなされた研究を引用するに過ぎないのだが[133]）、この酸は腸の腐敗を減ずると同時に尿のエーテルの硫化物の量を減ずる。

この事実は多くの腸疾患たとえば小児の下痢とか、結核性腸炎またはアジア・コレラの時に乳酸菌を与えると大変調子がいいことを説明している。

治療法が、この薬品の使用によって一層効果をあげるようにしたのはハーエム教授である。乳酸菌は単に消化器疾患（消化不良、腸炎、結腸炎）の治療に役立つのみではなく、糖尿病のときにも又、言うまでもなく、咽喉の結核性潰瘍に対する局部的の使用にも賞賛されている。この乳酸菌は内服量として一日に十二グラムまで与えることが出来る。そして容易に燃焼されるか尿中に沢山出る。

またある糖尿病の婦人は四日の間に八十グラムの乳酸菌を飲んだが、ネンツキ及びジーベルは尿の中に少しの痕跡すら証明することが出来なかった。[134]

これに対して他の糖尿疾患者で、毎日四グラムの乳酸菌を飲んだ人の尿の中にシュタアデルマン氏[135]は、この酸をかなり多量発見した。

乳酸醗酵の有益な作用は、ただそれが分泌する乳酸のために、腐敗菌の繁殖を防ぎ減殺することにあると一般に考えられている。ベロノウスキイ博士の珍しい研究はパストゥール研究所でなされ、なおまだ発表されていないが、無菌性凝乳《ヨーグルト》から分離されブルガリア菌（桿菌）の名で記されている乳酸醗酵素が、単にその乳酸によってのみではなく、この菌が生産する特殊な物質によっても殺菌作用を行うということがわかったのである。ベロノウスキイ氏は、ブルガリア菌の純粋培養が、はつかねずみに及ぼす影響について研究した。同氏ははつかねずみの餌（それはあらかじめ殺菌してある。）に多量の乳酸菌を加えた。そして同時に、他のはつかねずみには、純粋な乳酸（ブルガリア菌が生産する量に相当する量だけ）を加えた餌、或いは、乳酸菌ならざる細菌の培養を加えた餌を与えたのである。

他の一群のはつかねずみには、対照用に、細菌も乳酸菌も加えない普通の餌をあたえて見た。

以上の如く処理した何匹かのはつかねずみのなかで、ブルガリア菌を与えられたものはよく生育し、最も多数の仔を産んだ。そして、排泄物中には細菌の数最も少なく、特に腐敗菌がごく少なかった。

この事実を確かめた後、ベロノウスキイ氏は、生きているブルガリア菌の培養のかわりに、この菌をあらかじめ五十六度から六十度の間の熱で殺したものを入れた餌をあたえてみた。すると、はつかねずみは、生きているブルガリア菌培養を加えて飼ったものとほとんど同じようによく生育し、乳酸を加えたものよりもかなりよい結果を示したのである。それ故に、腸内腐敗を妨げ、はつかねずみの生命機能の上に具合よくはたらきかけるごとき、ブルガリア菌以外の物質があるわけだ。

この結果の他に、ベロノウスキイ氏はさらに、ブルガリア菌がはつかねずみのチブスで知られている腸疾患を防ぎ、治療する力があることを確かめた。

この事実は、腸内の腐敗に抵抗する時に、乳酸を物質として与える事に反して、体内に乳酸菌の培養したものを導入すべきであるという事を十分に証明する。

これらのバクテリアは人間の消化管中に住むように馴《な》れ、消化管中にはこれらのバクテリアを養うに適した糖物質があるので、これらのバクテリアは殺菌作用をする物質をつくり、養いの恩人たる生体に恩返しをする。

人間は、乳酸醗酵する種になる食物、生のままの状態の食物（たとえば酸い乳、Képhir《ケフィール》、酢漬キャベツ、塩漬胡瓜等）を食べているので、遠い遠い古《むかし》から消化管の中に多量の乳酸菌を導入して来た。

こうして人々は全然無意識に腸内の腐敗の有害な結果を治療して来たのである。聖書の中では何度も酸い乳が問題となっている。

創世記の第十八章を見ると、神がアムレの橡林《とち》でアブラハムにあらわれた条《くだり》に、アブラハムは日のまだかんかん照っている時刻、天幕の入口に坐っていたが、目をあげて見ると、三人の人がその前に立っていた。で、彼は天幕の入口からはしって来てこれを迎え、身を地にかがめてこう言った。

《我が主よ、われもし汝の目のまへに恵《めぐみ》を得たるならば請ふ僕《しもべ》を通り過《すご》すなかれ。請ふ少しの水を取りきたらしめ汝等《なんぢら》の足を洗ひて樹の下に休みたまへ。我一口のパンを取来《とりきた》らん、汝ら心をなぐさめて然《しか》る後過ぎゆくべし。汝等僕《しもべ》の所に来《きた》ればなり。彼等言ふ汝が言へるごとく為《な》せ。ここにおいてアブラハム天幕に急ぎいりてサラの許に至りて言《いひ》けるはすみやかにこまかき麺《こな》三セヤを取り捏《こ》ねてパンを作るべしと、而《しこう》してアブラハム牛《うし》の群にはせゆき犢《こうし》の柔にしてよきものをとりきたりてわかものにわたしければ急ぎて之《これ》をととのふ。かくてアブラハム牛酪《すきちち》と牛乳およびそのととのへたる犢をとりて彼等のまへに供へ樹の下にて其側《そのかたわら》に立てり。彼らすなはち食へり。》

さらに、その五巻（申命記）では、エホバが人民に与えてくれた食物をモーゼが数えてあげている。「至高者《いとたかきもの》人の子を四方に散らして万の民にその産業《もちもの》を分《わか》ち、イスラエルの子孫《ひとびと》の数にてらしてもろもろの民の境界《さかひ》を定め給へり。エホバの分はその民にして、ヤコブの分はその産業《もちもの》たり。エホバこれを荒野の地に見、これに獣の吼《ほゆ》る曠野《こうや》に遇ひ環《めぐ》りかこみてこれをいたはり、眼の珠《たま》のごとくにこれを護り給へり。鷲《わし》のその巣雛を喚起しその子の上にまひかけるごとく、別神《あだしがみ》は之とともならざりき。エホバかれに地の高所《たかみ》を乗りとほらせ田圃《たはた》の産物《なりいでもの》を食はせ、石の中より蜜を吸はしめ、盤《いは》の中より油を吸はしめ、牛の酸き乳、羊の乳、羔羊《かうやう》の脂、バスカンより出る牡羊牡山羊および小麦の最も佳き者を之に食はせ給ひき。(136)」

エジプトでは、最も遠い古代から、一種の酸い乳を、水牛や牝牛や羊の乳でつくった。これは、『レーベン・ライブ（Leben Raib）』の名で呼ばれ、専らエジプト人の口に好んで常食されて来た。同じ性質の食物で『ヨーグルト』は、バルカン半島の住民の間に広まっている。アルジェリアの土人たちは、やはり『レーベン』の一種であるが、エジプトのそれと異なるものをつくっている。

ロシアでは、酸い乳は二つのちがった形の下にそれぞれ大量に消費されている。まず一方は『プロストクワーシャ（Prostokwacha）』というので、これは自然に凝固して酸っぱくなった生《なま》の乳だ。他方は『ヴァレネッツ（Varenetz）』という名の食物で、それは煮沸した乳に酵母を加えたものである。

南アフリカではいろいろな黒人種が主要食物として酸っぱくなった乳を食っている。ムペゼニア土人にあっては「凝固した乳、殆《ほとん》ど固形になった乳が、国民食である。」「これとは反対に肉はよほどの場合でなければ決して口にしない。」[137] アセウエ（L'Asséoués）は、ニアッサ・タンガニアカ（Nyassa-Tanganyaka）の高原に住する土人であるが、ツウルウ（ズールー族）やウアノクンデと同様に、乳は単に塩と胡椒とを混ぜた新鮮なチーズの状態にして食べるだけである。

私は西部アフリカのモサメデアのリマ医師から、アンゴラの南の多くの地方の土人は、ほとんど専ら牛乳を食物としているという事実を聞いた。彼らは皮膜を柔軟にする目的でクリームを塗擦用に用いるが、酸っぱくなって固まった乳は食用としているそうだ。

同様の事実はノゲイラ氏によって観察された。彼がアンゴラ地方を旅行したのは今から五十年以前のことだ。

国々によって、乳の凝固物は地方地方の細菌のフローラに原因してある程度の変形を示す。ちょうどチーズが国によって異なるようなものだ。自然的な過程によって出来る酸乳の過半数、さもなければそのことごとくが、乳酸菌以外にアルコールをつくる能力のある酵母を含んでいる。それは主としてケフィール（コーカサス地方の牛乳酒）とクミス（韃靼人《だったんじん》などが用いる馬乳酒）である。すなわち、牛か馬の醗酵した乳で、かなりの程度にアルコール醗酵をしている。クミスはキルギス人や韃靼人やカルムーク人——大々的に牧馬をやっている東部ロシアやアジアに住む遊牧の民――の間に非常に広まっている一般的な飲みものである。ケフィールはこれに反してコーカシア、オセティーヌの山嶽地方の民族的飲料である。

ケフィールは牛乳よりも容易に消化される飲み物であると考えられている。と、いうのはケフィール醗酵はカゼイン（凝乳酵素を用いた時に生ずる沈殿物で、牛乳中の燐蛋白質《りんたんぱくしつ》）の一部が溶解しているからである。だからケフィールと共に、彼らは半ば消化した乳を飲むのである。と、こう一般から考えられているけれども、どうもそれは首肯し難いところがある。

ハーエム氏は《ケフィールの人体に対して働く好都合な作用は、胃の酸と置換されること、そして同時に、ある種の抗細菌作用をする乳酸を含んでいることにある。》と考えていた。この人の示した事実は争論の余地がない。そして、他の多くの実験による事実の中にあって、これはロヴィジ氏の数度の実験の結果として起こったものである。

ロヴィジ氏の実験については、自分は既に『人間性の研究』に於いて述べている。すなわち、その実験によれば、ケフィールは尿の中のエーテルの硫化物の量を減少させるという次第である。もしもケフィールが腸内腐敗を妨げるなら、それはたしかにケフィール中に多量にふくまれている乳酸菌によるのである。

ケフィールはある場合において有用であるとしても、長い間規則的に使用する飲み物としてはすすめることが出来ない。ただ、それは腸内の腐敗から来る慢性病を撃退しようという場合必要欠くことのできぬものなのだ。

ケフィールは乳酸醱酵および、その上に起るアルコール醱酵の結果である。ケフィールは一%までアルコールをふくんでいるのだから、そのアルコールを長い年月の間毎日摂取するということは決して望ましいことではない。

アルコールをつくる酵母は人間の消化管中で馴れることが出来、伝染病菌に都合のよい作用をする。たとえばチブス菌とかアジアコレラのヴィブリオン（コンマ状菌）であるとか——。

ケフィールの欠点はまだある。それは、その中のフローラが非常に多種多様で、これらの作用をすっかり知悉《ちしつ》することなどとても不可能なことである。またケフィールの生産を細菌の純粋培養によって得ようとしても、その方法は実にむずかしく今日でも至極不完全なたった一つの方法しかない有様だ。

しかも、それはこの飲み物を長期にわたって用いるについては非常に重要な条件である。ケフィールをその残りものからつくるときは異状醱酵を来す有害な細菌が混入する危険が十分にある。ハーエム氏はまた、胃の中に食物が長い間たまって困る人々に、ケフィールの飲用を禁じた。

同氏はそれについてこう言っている。

《ケフィールが胃中にたまると、醱酵をつづけ、かつ、どんどん殖えてゆく。同様にすべての胃の内容物も従属的な醱酵すなわち酪酸醱酵や醋酸醱酵を起こす。これは消化障害をますますひどくさせる。[138]》

ケフィールを有用なものとするのは乳酸醱酵であって、アルコール醱酵ではないので、アルコールが痕跡の程度にか、または、全然含まれない『酸い乳』をケフィールの代りに用いるのもごく自然である。

多くの人々が酸い乳を常用し、かくべからざる食物としているという事実は、その有効性の非常に確かな証明である。ノゲイラ氏は、われわれに手紙をよこして、同氏が長い間の不在の後に、かえってみたら、モサメデア地方の住民が少しも老衰の徴候をみせず、実に達者で暮らしているのを見て驚いたと言って来た。モリマ医師はアンゴラ南部地方の土着の人々の中で「おどろくべき長寿の人が多数いる」ことを我々に報告している。たとえ非常に痩せて骨と皮ばかりであっても、その地方の老人たちは実に活発であり、若い者を凌ぐ元気で、どんな長途の旅でも平気でやってのけるという。

私はアメリカ合衆国、ビンガムトンの検事ウェルス氏の好意により、ジェームズ・ライリーの著書から引用された非常に興味のある事実の報告を得た。そしてこれは貴重なそして珍な文献となっている書物である[139]。

一八一五年の旅行中に遭遇した難破の記述の中でライリーは、砂漠を遊牧するアラビア人はほとんど極端なほど、甘く又は酸い駱駝《らくだ》の乳だけで生活していることを述べている。

この養生法が彼らにすぐれた健康と元気とを供給し、非常な高齢に達することを得させるのである。ライリーの計算によると、アラビア方面には二百歳以上から三百歳の老人が相当いることになる。

この数字は非常に誇張されているらしいとは思うが、アラビア人中、ライリーが語った養生法（すなわち酸乳生活）をするものが驚くべき長寿を享受しているという事実は十分に信じていい。

ウェルス氏の批判的研究によると、ライリーは、機敏な聡明なそして全く良心的な観察者として考えられている。ジュネーヴ住のブルガリア人の学徒グリゴロフ氏は、ブルガリアの多くの地方では酸い乳――ヨーグルト――が必要欠くべからざる食物となっていて大多数の百歳以上の人々がいるのにおどろいたと言っている。百歳以上の人々の中で、シュメン氏の論文中に蒐集されている人々の多くは、乳様の食物を主要食物としている。また、ホート・ガロンヌに於いて、一八三八年、百五十八歳で死んだマリ・プリウという老嬢はすべての能力を完全に持っていたが、最後の十年間は専らチーズと山羊の乳とだけで生活していた。ヴェルダンの一労働者アンブロワーズ・ジャンテエは、百十一歳で一七五一年に死んだが、《パン種を用いない大麦パンのみを常食し、そして水か少量の乳を飲むだけで、ぴんぴんしていた》。

次に、ニコール・マルクという婦人は、百十歳で、パ・ド・カレエのコランベール城下で死んだのであるが、佝僂《せむし》で、不具であったが《パンと乳様のもののみで生活していた。》そして《むりやりに少しのブドー酒を飲まされた》のが原因となって彼女は死んだのだが、そんな事がなかったら、まだまだどの位長生きしたか知れない。

われわれは、コーカシアの技師スィミイヌ氏の好意により、次の如き報告を得た。これは一九〇四年十月八日のチフリスキイ・リストク新聞から抜いたものである。

ゴリ区にあるスパの村にオセティーヌ・タンス・アバルヴという老女がいた。彼女は約百八十歳（？）と言われていた。この人は今日なお結構元気であり、家事をすることも出来る。腰は少し曲がっているけれども、かなりしっかりと歩くことが出来る。タンスは決してアルコール性飲料を口にしたことがない。縫い物ぐらい眼鏡もかけずにやる。

朝は早くから起き、主食物は大麦のパンとクリームを撹乳器にかけてとった残りのバターである。けれどもこのバターは非常に乳酸菌に富んでいる。

アメリカ人、ジェニイ・リード夫人は、私に彼女の父のことをことこまかに書いてよこした。それによると《八十四歳の老人ですが四十歳の時から食べている固まった乳のおかげで実にビンビンと元気一杯です。》とある。

凝乳及びその他の生産物は、この報告されたものに関係があるが、これらは糖と乳とを消費して乳酸をつくる乳酸菌の作用によって出来るものである。酸い乳の消費の程度の非常にまちまちな度合がそれらに見出されるので、それらを体の中に入れることは、腸内腐敗を避ける目的で、規則的な用い方をすれば大変に役立つものである。

次に味の点から見て、一番好ましいのは生の乳からつくった、われわれにとっては少々酸っぱい乳が一番美味だ。これは非常に長期間にわたって消費すべき食物として用いる場合、衛生的注意をおろそかにしてはならぬ。ところで、ロシアの『プロストクワーシャ』は他の酸っぱい生の乳と同様に絶対によくない。生の乳はすべての細菌のフローラを含んでいるからだ。その中に時として有害な細菌が発見される。牛の結核菌がその中に発見される事だって決してめずらしくはない。この中には他の細菌でやはり健康に害を与えるのも見出される。ハイムの研究によると、(140) アジアコレラのヴィブリオン（コンマ状菌）を生の乳に加えると乳が全く酸っぱくなるまで保たれている。同様の条件でチブス菌は三十五日間生きている。これらのバチルスが完全に死ぬのには四十八日間このすっかり酸味になった乳の中に置かなければならぬ。

生の牛乳は殆ど常に牛の糞の痕跡をふくんでいるので、時としては有害な細菌が入りこみ、乳が酸性となり凝固するにもかかわらず、いつまでもこの有害な細菌は生きている。

乳酸菌はこれらの細菌の急激な繁殖をふせぎ、また同じ時に腐敗菌の繁殖をも遏《ふせ》ぐ。けれども、これらを破壊する力はない。それに、生の乳は、しばしば菌類 Champignon（酵母や torule《トルラ》 という不完全菌類の一種や、oidium《オイディウム》 という、粉霜菌科エリシフェーの分生芽胞形の菌――糸状菌と分裂菌の中間に位するもの）を含み、これは極めて有害な細菌の発育に力をあたえるものである。たとえばコレラ・ヴィブリオンであるとか、チブス菌などを勢いよく繁殖させる。

それ故長期にわたって酸乳を用いている間には自然とこれら危険な細菌を体の中に入れる惧《おそ》れが十分にある。かかる偶然の出来事は、酸い乳をつくるのに、予め煮沸した乳を用いる事を余儀なくさせる。その目的のために一番よい方法は、含まれているすべての細菌を破壊するために、乳を滅菌することである。そうするための方法は至極かんたんで、ただ百八度から百二十度に熱すればいいわけであるが、そうすると困ったことには、とても味がわるくなり、食用とするに不適当となる。そうかと言って、約六十度位で乳をパストゥーリザシオン（パストゥール氏法のことで、摂氏六十度で間歇滅菌を行うこと）する位では、結核菌や酪酸菌の芽胞《スポール》を除くに不充分である。だから、中間の温度を選んで、乳を何分間か煮沸すればよい。この条件だと、すべての結核菌及びある種の酪酸菌の芽胞が完全に死に、もはやいくらかの酪酸菌芽胞及びバチルス・スブチリス（微細桿菌）の芽胞だけしか残らない。これは極めて高い熱によってのみ破壊される菌である。(141)

多くの酸っぱい乳、たとえばヴァレネッツとかヨーグルトとかレーベンなどは、煮沸した乳でつくられるから、長期にわたって食べるのに必要な条件を容易に充《み》たすものと考えることが出来る。この問題の深い研究は、しかしながら、以上の諸結論と一致しない、その反対なることをわれわれに証明する。

煮沸した乳が十分に乳酸醗酵するためには前もって酵素の種子がまかれなければならない。この場合時々考えられる如き凝乳酵素は関係しないが、有機酵素、すなわち細菌が関係する。事実、これらの酸っぱくなった乳をつくる時に、一種のパン種が入る。これは、特にマーヤ（羊胃酵素のこと）という名称で呼ばれているものである。

このパン種は、乳酸菌の他に多数の他のものを含む。またリスト、クーリイ両氏[142]によれば、エジプトのレーベンは、五種類から成り立つフローラを含んでいる。その中の三種がバクテリアで、二種が酵母である。前者は乳酸をつくるが、後者はアルコールをつくる。ケフィールは飲み物であるのに、レーベンは非常に固いものである。しかしいずれもよく似通ったものである。これらの二つの場合は、乳酸醗酵とその上にアルコール醗酵が関係する。ケフィールについてわれわれが注意したことは、それ故にエジプトのレーベンにもあてはまる。

ジュネーヴのマッソール教授[143]の世話で、われわれはブルガリアのヨーグルトの見本を手に入れることが出来た。マッソール氏は、その弟子グリゴロフ氏の協力でこの乳から多数の細菌を分離した。その中で一番強力な菌は乳酸菌である。われわれの実験室に於いて、この酸い乳はコアンディ、ミシュロン両博士の研究対象とされた[144]。

彼らはブルガリア菌の名をあたえられた非常にアクティヴな細菌を発見した。これは何度も述べたベロノウスキイ氏の経験したものと同じものである。最近この桿菌《かんきん》は化学的見地から慎重に、パストゥール研究所のベルトラン、ワイスワイラー両氏によって研究された。この桿菌は最も強力な乳酸生産者であることを示し、一リットルの乳について二十五グラムの乳酸をつくった。

ブルガリア菌がつくった他の酸、たとえば、琥珀酸《こはくさん》や酢酸《さくさん》は、非常に少量（一リットルで約五〇センチグラム）

にすぎなかった。蟻酸《ぎさん》はようやくその痕跡にしか生産されるにすぎない。これに反してブルガリア菌はアルコール、アセトンをつくらない。

アルコール及びアセトンは、他の細菌の酸醗酵の結果生ずるのである。この桿菌が他の乳酸醗酵菌と区別されるのは、この菌がほとんどアルブミン様物質（カゼイン等）に作用せず、脂肪をほんの少し変化させるにすぎない点である。そうしたすべての特質によって、ブルガリア菌は腐敗および有害な醗酵、たとえば酪酸醗酵に抵抗するために、われわれの消化管の中に住み得る細菌中にあって非常に有用なものであることを示している。

既知のすべての酸乳がそうであるように、たとえば、ヨーグルトやレーベンやプロストクワーシャやケフィールやクミス等に於いて乳酸バクテリアどもは、すべてある種の細菌フローラと一つになっているのである。そしてこの中には有害な細菌（たとえば紅色トルラ——これはコレラやチブスに力を添える細菌で、巴里《パリ》の市場で求めたヨーグルトの酵母の中に見出された）などが見出される。それ故によい乳の凝固物をつくるためには、乳酸菌の純粋培養を用いる方法が考えられなければならぬ。

この目的の下に一番優れた乳酸の生産者として、ブルガリア菌に目をつけることは極めて当然のことである。ブルガリア菌は少時間にして乳を凝縮させて、酸味を与える。しかし、しばしばこの菌は長時間すると乳に脂肪臭い不快な味を与えるようになってしまう。

実験室に長時間置いておいたあげく、しらべてみるとこの桿菌は、殺菌した乳の純粋培養されるものにふくまれている脂肪を鹸化《けんか》させる力の大半を失っている。そして凝乳の味をすっかり変なものにしてしまうのである。それ故、必要によっては単独にブルガリア菌でつくった酸い乳を用いる事も出来る。けれどもそれと同時に実験的には、周知の如く、それを他の乳酸菌すなわち異性乳酸菌の名で知られているものと組み合わせることも出来るのである。この異性乳酸菌は、ブルガリア菌から比べると乳酸の生産力がずっと低いけれども、脂肪には作用しないし、第一凝乳に極めて快い味を与える。

時間が経ってから用いるものとしては、多量の脂肪分の消費は望ましくないから、酸い乳をクリーム乳でつくるべきである。この乳には煮沸した上急速に冷却させた後、乳酸菌の純粋培養が加えられる。これに、乳に含まれ、沸騰によって破壊されなかった芽胞の発芽を妨げるに充分な量が投ぜられる。温度によっては、醗酵作用は多少ともに何時間かつづく。そして味のよい、しかも腸内腐敗を妨げる酸い凝固乳をつくるにいたる。この乳は一日に五〇〇乃至六〇〇立方センチメートルの割で用いると、腸の作用を調整し、腎臓の分泌作用をよくするから、多くの消化器管障碍、泌尿器管障碍、多数の皮膚病患者などに用いることをすすめたい。(145)

ブルガリア菌は酸い乳と同様に、ヨーグルトに含まれ乳酸菌の純粋培養でつくられるが、これは高い温度でも生きていられ、かつ、ミシェル・コアンディ博士によって示されたごとく、人間の腸の中に入って腸内フローラの要素を形成する。

我々が説明しようとする方法によってつくられた酸い乳はパストゥール研究所のフウァール氏によって分析された。この乳が食用に供され得る様になった時期にフウァール氏がしらべて見たところ、一リットルにつき約十グラムの乳酸をふくむことを証明した。さらに、カゼインのかなり著しい量（約三十八％）が、醗酵によって可溶性となり、この酸い乳の中でアルブミン様の物質を示すものは、ケフィールの中に於けるより消化し難くはないことがわかった。

乳の鉱物質の大部分をなしている燐酸カルシウムは醗酵の間に六十八％の割で可溶性となる。これらの例は乳酸菌の純粋培養でつくられた酸い乳の良質であることを証明する以外のものではない。

何かの理由で乳を口にしない人は、ブルガリア菌の純粋培養を乳なしで用いることが出来る。ただこれらの細菌は乳酸をつくるのに糖を必要とするので、それらの菌を飲むには何か糖分の入った食物（ジャム菓子、ボンボン、特に甜菜《ベトラアヴ》等）を食べなければならない。

ブルガリア菌が乳酸をつくる場合、乳糖だけでなく、他の糖類をも用いる。例えば蔗糖《しょとう》だとかマルトーゼ（麦芽糖）だとか果糖だとか、それから特にグリコーゼ（葡萄糖《ぶどうとう》）などを用いる。

この菌は普通乳を培養基とするが、しばしば動物性のペプトンのブイヨンに糖質を加えたものも優れた培養基である。培養は乾いた形（粉末、錠剤等）でも飲むことが出来るし又、菌が発育している活性液のまま飲むことも出来る。

これらの物質をあまりよく知っていない読者は、おそらく多量の細菌を含むということだけをただやたらに真っ向から鵜のみにして、驚くのである。これはすべて細菌というものは害になるものだという軽率な先入観が一般に広まっているからのことだ。この考えは全然間違っている。世の中には有用な細菌が実に沢山あるのだ。そして、乳酸菌はその中で特にすぐれている。その他にも、すでにある種の病気にバクテリアの培養を与えることによって治療する試みが大いに行われている。

ブルッチンスキイ氏は乳呑児《ちのみご》のある種の腸障害に、乳酸菌の培養を用いており(146)、ティスィエ博士は、それを多量に子供や大人の消化管の疾患の治療目的で用いている(147)。

われわれがさらに研究しようとするこの問題の中には実際から言って、たとえ酸い乳を食べる時でも、ブルガリア菌の純粋培養をのみこむ時でも、それは同時にある量の乳糖または蔗糖をも食べることが含まれるわけだ。

八年以上も前から我々は我々の摂食中に、まず、煮沸した乳に乳酸醗酵菌を加えてつくった酸い乳を導入した。それ以来われわれは、つくり方の方法を変えて、ついにここに説明しようとする純粋培養という方法に達したのである。われわれはこれによって得た結果に満足し、我々の考えを正しいと認めるにこれは十分に長期間の経験であると考える。

私の多くの友人たち(その中には腸や腎臓の障碍を患っている人もいるが)は、私のすすめにしたがって酸乳を用いはじめてから元気になり、いずれも私に満足の意を示してくれた。それ故我々は、腸内腐敗に対するたたかいでは、乳酸菌こそは疑うことの出来ない重大な役目をはたすことが出来ると確信する。

もしもこの説、すなわち、毒によって我々の組織を害することによって起こる早老と不幸な老衰に貢献するところのこの説が正しいとしたならば、(この毒の大部分は無数の細菌が巣くっている大腸が原因となっているのだ)腸内の腐敗を避ける方法はとりもなおさず老衰をおくらせ、老体質を改善することに役立つべきこと明らかである。このアプリオリの結論は、酸い乳で培養をとり、高年に達した人々に適用した結果の実例を集めたものによって確定されるわけだ。けれどもこの重要性大の問題に於いて、直接の証明によって、この説を支持することが必要である。多数の老人の収容所で、早老の場合の腸細菌の役割や、腸内腐敗を避ける養生法の効果や延寿の方法や、能動助な体力の保存に関する系統だった調査等を計画することが、如何に大切なことかというわけがここにあるのだ。専ら人間性に関する重要な問題の一つについて正確な報告が得られるのは、多少ともに今からかなりの未来に俟《ま》たねばなるまい。

さしあたって目下のところでは、一般的のつましい(質実な)そして合理的な衛生の法則にのっとった生活こそ、出来るだけ長く知力を保ちたいと欲する人々を導き、実際にもっとも正常にして完全な天寿を全うさせる唯一の方法だと考えねばならない。

第V章　人間の心理的未発育状態について

I

人間の起源が猿に類するものであるという事を否定する批判に対する回答——実際に存在する未発育器官——人間の感覚器官の構造の整復——人間のヤコブソン器官（鼻腔から切歯管に連なる管）とハルデル氏腺（哺乳動物の瞬目膜にある葉状線。人においては時として涙阜《るいふ》に存在す。）の萎縮

私の著書『人間性の研究』に関する多くの批判は人間の起源が猿に類するものであるということに反対する。そのあるものは、われわれの議論が不充分であって、拠りどころが少ないとなし、また他のものは、特に類人猿が突然変化して原始人になるという考えに反対する。

我々は我々が化石学でさえほとんど全く知られていない地方に埋もれている骨の山でできているのだということさえも知らない今日の有様では、人間の起源の問題なぞ、仮説にでも頼らなければ、手におえない事だという位のことはわかりすぎている。

けれども人間の起源が猿に類するものであるという説を徹底して確かめた近年の科学の収穫は、最も強硬な反対論者たちをも動かさずにはすまなくなったのである。

特に、類人猿の発生学およびその血液の研究とによって提供された議論は多くのものを与え、大方の期待を満たさせるに至ったのである。それにもかかわらず、なおまだこの説に反対論をとなえる多くの人々がいる。

私に対する批判の中でジュセエ博士は人間と類人猿の骨格の構成についてある種の差異ありと指摘して、「この差異が、人間と猿とを根本的に区別している」と結論した。(148) だれだって人間と猿とが同じものでないという事や、また、他の多くの器官と同様に、骨格の特徴の多くが異なっていることぐらいは知っている。しかし、これらの差異がどうあったところで、人間と類人猿とが根本的に区別されたものであるという考えを正当づけるものではない。われわれの反対論者が主張するところの、腕の長いということは、木の枝をつかんだり、四つ足で歩行したりするすべての類人猿仲間の生活に関係があるのである。

類人猿とヨーロッパ人の腕の長さは、実際のところ非常にことなっている。けれども、ある下等な人種、たとえばウエッダ土人を見ると、前肢が非常に長いため、殆《ほとん》ど膝まで手が届いている。ヨーロッパ人の胎児を見ても、やはり非常に腕が長い。これは祖先の特質を示すものである。この腕が比較的ずーっと短くなるのはそれから後のことにすぎないのだ。

人間と類人猿の間の他のすべての差異点については、いずれもこれから論じられるべきである。

しかし、類人猿同志の間にもかなりの差異があるように、種族のことなる人種がしばしばかなりの差異を示すことがある。猿の筋肉系の比較解剖学に於いて、ミヒアエリス氏は、オラングウータンとチンパンジーの筋肉の構成に関して非常に詳細な報告をなしている(149)。それによると、この二種の類人猿の間には何らかの差異があるからと言っても、要するに、そのいずれもが、人間の筋肉と同様なものであることを示すにすぎない。

人間に多く見られる筋肉の変異は、類人猿の筋肉と関係づけ得られるものである。

筋肉以外のものの異状についても、同様なことが言えるのである。

時としてこの後者に於いて、人間が、猿の如き下等な哺乳動物と近い関係のあることが見られる。たとえば、往々、人間にも見られる数多くの乳房が、胸の両側に二列にならんでいることがある。同様の異状はやはり猿にも見られる。

これはこれらの動物が人間をふくめて、何対もの乳房を持っていたある種の哺乳動物を祖先にもっていたのだという仮説によって最もよく説明されるのである。

人間の器官の多数の異状および未発育状態は、人間の起源が動物であるという事に好都合な最も大きい価値のある学説を提供する。

何人かの学者が、まだこの考えに依然反対をこころみ未発育器官の存在を否定したことも事実である。

われわれに対する反対論者の中で、とくにブレット氏(150)はこの問題に関して最も多くの例を集めることに努力していた。それは、これらの器官が常に、生体に欠くべからざる何かの機能を行うものであって、また、生体の一般的の計画の指示に役立つものであることを示す目的のもとになされたのである。

だが、われわれの反対論者は単に一般的な秩序の考察にのみ支持されているに過ぎない。

未発育器官の実際の作用を証明することなくしてどうして《諸器官の従属性》の法則に基づいた主張が出来ようか？

われわれの『人間性の研究』の中で、われわれは智歯《おやしらず》は無用なものであることを主張した。この歯は長い間かくされていて、食物を咀嚼《そしゃく》する仕事に少しもたずさわらないのだ。

多くの人々にあって、この歯は一生涯生えて来ないで、そのために少しの障碍さえも見られないのである。だからこれは、典型的な未発育器官の例である。もしも反対論が正しいならば、この歯が必要欠くべからざるはたらきを持ち、この歯なくしては、体に何らかの故障が起こらなければならないし、その事実が示されなければならない。ところでいくら骨折って研究したところで、こんな事実を我々の反対論者は発見する事など出来ないのだ。

さらにもう一つの未発育器官の例として男性の乳（房）などは、好個のものだ。女性におけるその役割についてはよく知られているし、男性に於いて、この機能は全く例外的な事実の場合にのみ働くのだということも知られている。

官能（感覚）器官は我々の未発育状態にある器官の多くの例を供給している。

光のない洞穴の中に生活している動物は物を見分けることが出来ない。そうした動物の視覚器官は未発育状態である。それ故に未発育器官の存在を否定することは絶対に不可能である。これらの未発育器官は我々人類の過去を調査する手がかりを得させる端緒として役立つものである。また人間の未発育器官の比較研究は、われわれの起源の問題に根本的の重要さを示している。

すでに高等な猿、または類人猿は、ある部分の感覚器官の減退を蒙っている。彼らにあって嗅覚器官は他の大多数の哺乳類よりもはるかに発達が悪い。人間はこの器官の不完全な構造を受けついでいる。そして人間の嗅覚はずっと程度の低い下位をしめる哺乳類の嗅覚と比べてもはるかに発達が悪い。

しかし、人間は智能のおかげで家畜動物を飼い馴《な》らすことを知った。

たとえば犬だとか、白鼬《しろいたち》だとか、豚だとかがそれで、これらの動物は嗅覚が非常に鋭敏であって、それによって獲物や、食用になる植物を得ることが出来るのである。人間の嗅覚の不完全な状態は、他の状態、すなわち、智能的能力という優秀な点によって立派につぐないされているのである。敵が近づいて来るのを逃げるために、遠くの方からそれと感ずる必要はない。と、いうのは、これらの動物とは別の能力で防御する方法をそなえているのだから。かかる状態では人間の嗅覚装置が下等動物のそれに比してはるかに減退しているといったところで別に何も驚くことはない。すでに頭部、すなわち鼻の部分は猿と人間では、その祖先である下等哺乳類に於けるよりもずっと低く小さいのである。鼻の内部にしたところで、それはそれなりに、それに相当する差異があるのだ。大部分の哺乳類、特に犬には四つの鼻甲介があり、鼻粘膜の表面を大きくしているのに、人間にあっては甲介が三つしかなくその一つは未発育状態にあるのだ。

大部分の哺乳類の嗅覚器官はヤコブソン器官（鼻腔から切歯管につらなる管）の名で知られている非常に発達した部分を含んでいる。人間では、この器官は未発育の状態であり、その機能を果たすことが出来ない。というのは、それに相当する神経を具えていないからだ。とはいえこの無用となったものは、われわれに人間の嗅覚器官の進化に関していろいろなことを教えてくれる。人間の胎児にあって、ヤコブソン器官は、単に成人よりはるかに発達しているのみでなく、胎生期の終わりに消失する一つの大きな神経幹をそなえている。

しかしながら、それにもかかわらず、この器官は何ら嗅覚作用を果たし得ないでいるのだ。他方、人間の胎児には五つの鼻甲介がそなわっており、ずっと後になって、それが三つに減ずるのである。そしてただ二つだけが充分な発育を得るのである。

嗅覚器官の進化史（たとえば、比較解剖学と胎生学の結果として生じたものだ）は人間のこの装置と哺乳類のこれに相当する器官とを関係づける。そしてこれは科学的研究のために参考資料の役目をはたす無用な未発育器官のお蔭である。人間にあって聴覚は、この機能の役目を果たすこの器官のある種の部分が同様に退化している。動物は生存競争のさなかにあって、人間または智能の最も発達した哺乳類よりも、はるかに発達した聴覚を利用しなければならない。外部からの一寸《ちょっと》した刺戟によっても馬が、よく聴こうとして耳をたてることは誰にも知られているところだ。猿と人間とはこの機能を失っている。

人間は時として人為的な方法によってそれを補っている。たとえば講演者の声が十分に大きくない場合など、聴衆は耳のうしろに手をあてがう。ちょうど聴聞を容易ならしめる小さいコルネットかメガフォンのような具合に。

人間には耳の方に集まっているあまたの筋肉があるが、それがあまり多数なので耳朶《じだ》を動かすには弱すぎる。耳を動かす事が出来る人はごく稀で、例外に属する。というのは耳朶を立てる筋肉はわれわれの祖先の下等な動物だとずっと発達している筋肉の、人間にあっては未発育の状態のものにすぎないからである。

われわれの視覚器官に於いて、特に興味のあることは、半月状襞皺《へきしゅう》と名づけられている目の内側にある小さい膜である。この膜は、下等哺乳類にあっては非常に発達した器官の、人間になると全く無用となった未発育器官であるにすぎない。

犬だとこれは小さな眼瞼《がんけん》の様な形をしており——第三眼瞼——特別な軟骨によって支えられていて、ハルデル氏腺（哺乳動物の瞬目膜にある葉状腺で、人にあっては時として涙阜《るいふ》にある。）という名で知られている。分泌腺をそなえている鳥類や爬虫《はちゅうるい》類や蛙の類だと、これに相当する器官が、ずっと著しい発達をしている。

鶏やその他の鳥について、この薄い膜が眼の内側の角から生じて眼球全体にひろがっていることはよく知られている。動物では適当な筋肉をそなえた第三の眼瞼によって眼が保護されている。犬であってもこの、鳥や下等脊椎動物の有する第三の眼瞼は、一般に涙様液を分泌するハルデル氏腺と関係がある。

猿にあっては、この種類の器官はすべて非常に退化し切っている。猿の多くはいまだにごく小さいハルデル氏腺とごくせまい第三眼瞼を持っている。既述した如く、人間はそれらを単に未発育器官として持っているにすぎない。

ハルデル氏腺は萎縮し、第三の眼瞼は無意味な半月状襞皺をとどめるにすぎない。下等な人種にあっては、この襞皺は今なお小さな軟骨をふくんでいるものもある。ギアコミニは黒人十六人中それを持つもの十二人あることを証明した。が、白人では五百四十人中わずかに三人しかない。

この事実の説明は少しの疑問もない。

我々の半月状襞皺は、われわれのずっと遠い祖先では有用であった器官の最後の名残である。

人類では生殖器は同様の未発育器官の多数を示している。やはり雌雄同体の状態（すなわち非常に下等な構造で、しかも極めて古代から始まったもの）の名残をとどめているものが相当ある。

この器官に頻繁に見られる異状をよくしらべてみると、人類の進化の長い期間中出現したり消えたりしたすべての一連の変型の痕跡が見出されるのである。女の人で、二重の子宮をもった、有袋類に至る下等哺乳類の子宮に相当する子宮の形が見られる場合がある。

人間の進歩は脳と智能との偉大な発達に支配されているのだ。そして人間は多少なりとも遠い祖先に役立った器官と機能とのあるものを失っているのである。

II

類人猿の心理的特質——その筋肉の力——恐怖の表示——恐怖の場合人間があらわす潜在的本能

われわれが結論しようとする事実はこうだ。——すなわち、すべての進化は発育の段階を示す未発育器官の形の下に、正確な痕跡をのこすという事を示すように運命づけられている——ということだ。

それ故、長い歴史を持つ先行人類《プレユメン》の心理的機能或いは精神生理機能も同様に、多少ともそうと評価され得る痕跡をのこしているはずだということは、疑うべからざる事実としか思えない。ただ解剖が出来て、見られるように出来る未発育器官ほどにははっきりと、それを見ることはむずかしい。

まず最初、我々にもっとも近い動物の上に目を注いで見よう。現在の類人猿は人類と非常に近い親類であって、それと、我々の祖先の動物との類似も同様甚だ大きいはずだということも争えない事である。

われわれの時代（すなわち現在）の類人猿は、特に原生林に住み、主として果物と木の芽とを食って生きている。けれども卵や小さな鳥をも捕食する。また、必要に応じては樹木をつかみ、楽々と頂上まで上ってゆく。オラングウータンとチンパンジーは実にゆっくりと、非常に注意深く樹登りするが、ギボン（手長猿）は完璧な方法で、きわめてすばやく攀《よ》じ上る。そして、四十尺（約十二メートル）も間隔のある枝から枝へ非常に正確に飛ぶことが出来る。恐ろしく高い樹の頂上を飛びかける。どんどん登ってゆきながらも殆《ほとん》ど枝に手をふれない。そして十二尺から十八尺の間隔も造作もなく何時間でもつづけ様に飛びまわることが出来る。手長猿の器用さと軽速さについての概念を与えるためにマルテンは、捕えられている一匹の雌で観察した例を挙げている。

《一度この手長猿の雌は、幅が少なくも十二尺（約三・六メートル）ある空間を、止まり木からとび切って、窓扉にとびついた。窓扉はたちまち破壊《こわ》されたなと思って私はハラハラして見ていた。見ている者を最も驚かしたことはそれどころの仕業じゃない。彼女は窓硝子《ガラス》の間についている狭いちゃちな骨組を不自由な手でひっつかみ、ぐーんとにぎりしめ、それから新たに、さっきまで入っていた、檻の中にひらりとんで入った。この事はただにえらい力を要するばかりではなく、さらにおどろくべき極度の正確さをも必要とするわざだ。》

筋肉の強い力については、右の話の中であますことなく語られているが、これはすべての類人猿に共通である。イギリスの水夫バッテルは、十七世紀の始めにゴリラについて最初の記述を発表したが、この動物の力は成長した一匹のゴリラに人間十人かかっても、どうすることも出来ない程強いことを確かめている。他の類人猿はゴリラに比して劣るけれども、それでもやはり驚くべき力を見せている。

幼い雄のチンパンジーでエドワールという名をつけて、我々が黴毒《ばいどく》の研究に用いた奴は、一寸触っただけで、これを取りおさえるのに大人が四人かかっても困難な位暴れた。あまりえらい力なのでついには、もう二度と檻から出してやることをあきらめなければならなかった。というのは、取りおさえて再び檻の中に入れる方法がなかったからだ。又ずっと子供のチンパンジーで、やっと二歳になったかならない雌さえも同様、なまやさしいことでは取りあつかえなかった。性質はおとなしいのだが、夜を過ごすために、ねかしてやろうと思って檻の中に入れてやろうとするたび毎に、非常な力で抵抗した。檻に入れるたびに二人がかりでもやっとだった。

さて、こんな非凡な筋肉の力があるにもかかわらず、類人猿はとても性質が臆病だ。優れた動物であるにもかかわらず、ごくつまらぬ一寸した事にもびくつき、危険視して、それの近づかぬ間に早くも大いそぎで逃げてしまう。我々の若いチンパンジーは歯と筋肉とがすでに恐るべき武器だったにもかかわらず、モルモットや鳩や兎のような、弱くておとなしい動物のいるそばへつれて行くと、非常な恐怖を感ずるらしく、ブルブルとふるえるのであった。はつかいねずみもやっぱりチンパンジーをまっ蒼《さお》にさせる。そして、こうしたとるにもたらぬ相手から逃げ出さない様にさせるには余程の薫陶と訓練が必要だった。

また自然の中に於ける生活条件でも、類人猿はほとんど全く攻撃的なところがない。おとなしいものだ。ハクスリイはこう書いている。

《巨大な力をもっているにもかかわらず、オラングウータンが抵抗を試みるなんてことはほとんど稀である。特に火という武器で攻撃された時など、あわてふためいて命からがらにげてゆく。そんな時、絶対に手出しなどするどころのさわぎではない。そんな時には、すぐどこかへかくれてしまう、そして一生懸命、樹上に逃げようとしがみつく。逃げながらも枝を折ってやたらに地面へなげつける。》

サヴァジュの記述によるとこうだ。《チンパンジーは決して攻撃しないらしく、抵抗することなどは稀、といふよりは絶対にない。》そうだ。

一匹の雌が子供を連れて木の上に居たが、おどろいて最初の動作は木をおり輪伐樹林の奥に逃げ込んで行ってしまうことだった。

ゴリラは類人猿中最も強く粗暴である。時としては攻撃するのが見られる。われわれが引用しつつある書物の著者サヴァジュはこの事実を次のように述べている。

《ゴリラは極端に獰猛《どうもう》で、常に攻撃してくる。そして、人に出会っても、決してチンパンジーのように逃げない。》

《一番最初の警告で雌たちとその子供たちは急にかくれてしまう。雄は恐ろしい叫び声をひとくさりたてつづけて、怒り狂い相手にむかって来る。》

攻撃するのは雄に限られている。そしてこれもそういつもではなく、むしろ稀な位である。というのは最近の観察者コッペンフールス(151)が次の如く確かめているからである。

《ゴリラは最初は決して人間を攻撃しないで、出来るだけ人間に出あうのを避け、そして逃げるのを常とする。特別な喉声で叫び声を上げながら。》

かかる特徴ある動作は、一体人類にもあるだろうか？　人間だってその本性は決して強くも暴《あら》くもないし、また、類人猿のように活動的でもない。その上多分に臆病な性質を持っている。心理的に乳飲子《ちのみご》が表現する本性は、多くの周囲のものに対する恐怖である。ほんの少しの平衡が破れてもどえらい恐怖を示す。たとえば湯に入れてやる時など大変な泣き方をしてこわがる。ずっと大きくなってからだって子供は、どんなに小さな獣が近づいて来ても、前述したチンパンジーの子供と同じように恐ろしがる。少しもむかって来ない蜘蛛《くも》を見てさえ子供の恐怖心はひどく刺戟される。

知的教養は恐怖を次第と薄らがせる。けれども、往々にして多かれ早かれ強い恐怖をあらわす。これは人間の祖先の心理の痕跡がのこっている証拠だ。

ここでしばらく恐怖というものの正体を分析してみよう。

恐怖感の最初の表示は逃走である。危険が近づくと足がまず顫《ふる》え出す。そして逃げたいという本能的必要に迫られる。たとえこの動作が避けようとする危険自身より危険であってもだ。また、公衆の場所で火事のちょっとした警告をきいても人々はさきをあらそうようにしてもう夢中になって出口に突進して、しばしば逃れようとあせりながらふみつぶされる。

非常に大きな恐怖の場合にもやはり最初は逃げようという要求があらわれる。有名なイタリアの生学理学者モッソは恐怖に関する書物を書いているが、その中で、凶悪非道な一盗賊が死刑の宣告を耳にした時、《鋭い苦しそうな、恐怖の叫びを立てた。そして何ものかをむさぼり求めるように周囲を見まわした。そして、逃げようとして後の方に向き、手をひろげて法廷の壁をめちゃめちゃに敲《たた》き、身もだえし、石を引っ掻き、あたかもその頑丈な石壁を突きぬけようとでもするかのようだった。》

この例によって見ると、むしろ有害であり全く役にも立たないが、こうした、人間が祖先の動物から伝承して来た逃走の本能は、あきらかに危険から逃れて個体（自分）を守り永らえんとする方法として獲得されたものである。けれども、恐怖のあらわれは、ただひとり逃走のみにとどまらない。非常にしばしば、恐怖には逃走を妨害する身震いが伴う。モッソ氏はこの例について再び盗賊を例にあげている。《盗賊は、叫んだり、苦悶の表情をみせたり、さまざまに努力をした後、ちょうど、襤褸屑《ぼろくず》の一かたまりのように、じっと動かなくなり、次いで倒れてしまった。彼の顔色はまっ蒼だった。そして誰にも見かけたことがないほど、おそろしくはげしい身震いをしていた。彼の諸筋肉は、柔《やわ》くてぶよぶよのゼラチンのようであった。》と、モッソ氏は付け加えている。

この顫える体の表示というものも、やっぱり人間が祖先（動物）から受け継いでいる本能だ。

実際恐怖の時の筋肉の顫動《せんどう》は、多数の動物にも全く共通である。ダーウィン(152)は、身顫《みぶるい》は自己保存のために少しも有用ではあり得ない、時として有害でさえあると考えた。この現象（すなわち、モッソも抱いていた意見だが）は彼には説明することが一般に曖昧であり困難であるように思われていた。体躯筋肉の顫動は、我々に「とりはだ」をつくる皮膚の筋肉の運動の普遍化と誇張とを示している。

しかるにこの現象は動物にとっては確かにしばしば非常に有利な、機構の未発育状態である。

針鼠《はりねずみ》はめったに危険にのぞんでも恐怖感など持たないので、多くの場合は逃げず、じっとそこにとどまったまま、皮膚の筋肉の非常な発達のおかげで体全体がまるまると球のようになってしまう。

鳥類や多くの哺乳類では、皮膚の筋肉は羽毛と毛とを逆立てる。この運動は恐怖の時に非常に頻繁に観察される。そして皮膚を再び温めるに役立ち、時としてはまたダーウィンの考える如く、敵に対して自分の体をずっと大きく見えるようにさせ、恐ろしく見させるのに役立つ。

恐怖と寒気とは共に末梢血管を収縮させ、人間では毛根をとりまく未発育の小さい筋肉の運動を起こす。そしてこの筋肉の収縮を起こす一方では、「とりはだ」をつくる。

この「とりはだ」は生理的の未発育状態のものにすぎず、皮膚を温めることも、体の大きさを増すことも出来ない。ところで、「とりはだ」を意識的につくれる人が稀にはある。

人間だと正常の状態では未発育状態の皮膚の筋肉は運動をしないから、その作用をさせるためには特殊な刺戟が必要なのである。意志的には収縮させる事の出来ない皮膚の筋肉に収縮を起こさせ得る恐怖は、他の筋肉運動を止めさせようとして努力しても、なかなか止まらぬ。

神経系統を強く刺戟する感動（興奮）、ことに恐怖の場合に、膀胱と腸の収縮が非常に強く起こって、内容物の排泄を怺《こら》えることができないようになる。こんな事は試験をパスした青年たちならば誰だって知っていることである。モッソは、彼の友人で一八六六年の戦争に義勇兵となった人の例を報告している。交戦中恐怖におそわれ、体がくたくたっとなり、力がぬけ、どんなに気を張ろうと努力しても意志をしっかりしようとしても、体が言うことをきかず物凄《ものすご》い光景の前で動きがとれなくなってしまったという。

この膀胱と腸の無意識な機能は、やはり動物から受け継がれているのである。同様な現象はしばしば犬や猿に於いても見受けられる。

チンパンジーは捕えられるとすぐに腸の排泄物を出し放尿する。私はマデールで一匹の尾長猿《セルコピテーク》を手に入れた。これはほんの少しの恐怖によってもすぐに直腸から排泄物を出した。これがここでは個体の保存のために有用な機構と考えることは非常に確からしく思われる。いろいろの排泄物の排出が生存競争を容易ならしめる事は知られている。

狐があなぐまを巣から追いのけてそこの主人公となるために非常に悪臭のある液体を放出し、臭猫《スカンク》と鼬《いたち》も彼らより強い肉食動物に対して同じ様な液を出して、相手を僻易《へきえき》させる。

それ故、本能的恐怖は強力な興奮剤であり、未発育状態で殆ど完全に消滅している機能を覚醒させ、復活させることが出来る。

時としては恐怖はずっと以前から麻痺している機構を運動させることがある。ポオザニアは若い唖《おし》の婦人で獅子《ライオン》を見たことによって烈《はげ》しい恐怖を覚えた時から再び話ができるようになった例を挙げている。ヘロドトスの語るところによると、クレズスの唖の息子は父親が一波斯人《ペルシャ》に殺されそうになったのを見ていきなり大声で叫んだ。そのために波斯人はクレズスを殺すことができなかった。この時から彼は口がきけるようになった。

これら古代の話は今日なされている多くの観察によって確かめられている。何年も前から唖になっている一人の婦人が火事をみて恐れのあまり突然「火事だ！」と叫んだ。その時から死ぬまで楽に口がきけるようになった。この例は単に何年か停止していた機能がよみがえった事実を示すにすぎないのだが、しかし、恐怖は記憶に辿れぬ遠い昔から消滅している他の機構を復活させる力がある。

種々の動物は本能的に泳ぐことを知っている。鳥類に於いても哺乳類に於いてもこの法則は一般的にあてはまる。ある種のもので水に対して先天的嫌悪を示すものがある。けれどもそれにもかかわらず水の中に投げ込まれるとよく泳ぐものである。

猫は水が大きらいで出来る限り水から遠ざかるものだが決して泳げないわけではない。ほうりこまれると結構泳ぐ。歴史家の記すところによると、ハンニバルはローヌ河を象で横切る事が非常に困難なることを知った。そこでまず数頭の雌に乗りかえた。そうすると他の象は水の中にとびこんで、それらにつづきどんどん泳ぎ何の苦もなく河を横断してしまったということである（ランテリック『ローヌ』一八九二年版、八一頁）

下等な猿も、やはり少しも教えられないでも泳ぐことを知っている。しかるに類人猿はこの泳ぎという本能を全然失ってしまっている。人間もやはりそうである。フォルツ氏[153]はスマトラではいろいろな種類のギボン（手長猿）が、川を中にへだててさまざまの地域に分かれ分かれになって棲んでいることを報告している。こういう状態の下にある下等な人種はいずれも我々よりはよく泳ぐことが出来る。

「ネグロ人の子供は産衣《うぶぎ》をぬぐや否や海とか川へ走ってゆき、そして歩けるようになると同時に泳ぐことが出来た。[154]」白人の中で泳ぎをおぼえることのとてもむずかしい人々が沢山いる。

これらの場合を綜合してみても、泳ぎということは決して人間祖先の動物伝来の本能ではないことがわかる。クリストマン[155]は『遊泳説』の著者であるが、方式化して人間の理性は畜生の必然的な本能よりも不良に導かれていると言っている。

恐怖は理性を窒息させる力があり、未発育状態の本能を喚《よ》び出す力をもっている。

また、子供でも大人でも、泳ぎを教えるに良い方法は、いきなり水の中へ入れてしまうことだということが一般に知られている。

水に投げこまれるとまずはげしい恐怖で本能的機構が目をさます。この本能的機構は動物から受けついだものだが、とにかくこの本能が俄然冴えて来て、人間は間もなく泳げるようになる。多くの水泳指導者たちはこの方法によって成功している。私はこの方法で水泳を学んだ人を知っている。

トルウバ氏は国立図書館の図書係であるが、友人にこんなのがいたと一つの例を知らせてくれた。

《この男は数年前ノワイヨンで死にましたが、新聞記者でしたがね、全然泳ぎを知らなかったのですが、ある晩ヌイイのセイヌ河で水浴びをしたのです。と、その瞬間足をとられました。ハッとした恐怖のあまり運動はじめたところ、自然に泳げて、助かったのです。その時以来彼は泳げるようになったと言っていました。》

恐怖が人をしていきなり逃走させるように刺戟する一方、運動を停止させる場合がある、と同様、よく泳げる人をも動けなくさせてしまうと言った風な場合がよくある。指導者で、泳ぎを教えるのに恐怖を利用する人は、ほんとうに危険な場合に助けることをよく心得ている。恐怖がある程度まではずっと以前から萎縮している機能を復活させたり、我々に人類進化の一方面を教えてくれるものだということは事実である。

Ⅲ

ヒステリーの動機としての恐怖――自然の夢中遊行――二重人格――夢中遊行者の例――夢中遊行的表現と類人猿の生活との間の類似性――群衆心理――人間の起源の問題の解決にとってのヒステリー研究の重要性

恐怖の研究の興味はわれわれが述べて来た事実の限界内に止まるものではない。恐怖の感動はまた、実に曖昧にして複雑なる、ヒステリー現象の大きな動機でもある。

この奇怪な病気の諸原因中、恐怖が大ていの場合一位を占めている。ジォルジエ(156)によって観察された二十二人の婦人のヒステリー患者においては、その原因として恐怖が十三、深い悲嘆が七、烈《はげ》しい不満が一の割合であった。

ボルドーのピイトル医師の一患者において《ヒステリーの始まりは烈《はげ》しい恐怖からひきつづいていた。》《熊のサアカスがある日街を通った。彼女はその演技を見物に行った。すると熊は踊りながら彼女の近く、動物の冷たい鼻面が、彼女の頬とすれすれになるくらい近くに迫ってきた。マリイ（これがこの病人の名だ）は肝を冷やした。慄《ふる》えあがって自分の家へ逃げ込んだ。そして家に着くが早いか、無意識状態でベッドの上にたおれた。はげしい痙攣《けいれん》が起こり、極めて強度の精神錯乱を伴う衝撃から死んだようになって倒れた。この時から毎日日に幾度と知れず発作が起こった。そして、譫言《うわごと》が仕切りなしに唇をついて洩れたが、それは心に受

けた態の恐怖に関するものだった。》

また、あるヒステリー性の硝石製造工は、恐ろしい夢にうなされた。それは《誰かが自分を殺そうとしているとか、烈しい裏切り行為をしたとか、自分を虐殺しようとしているとか、水の中に落ちて溺れ死のうとしたとか、大声で救いを求めるとか[157]》いう様な夢ばかりだった。

ヒステリーには、その顕《あら》われ方が種々様々、いちいち枚挙の遑《いとま》がないほどあるけれども、我々は今ここで、特に、先天的夢遊病者の、実に馬鹿げた程不可解で、一寸《ちょっと》信じられぬ程奇怪な例をあげるにとどめておく。

夢遊病者は、睡眠中あらゆる動作をする。そして、意識がもどって来た時には一切その時の行動について、微塵の記憶も残っていない——という如き症状を特徴とする。

夢遊病について最も典型的な例としては、二つの全然無関係な精神状態が、かたみがわりに起こり、一方の状態がつづいている間は、その前の状態についての記憶が全然ないという、真の二重人格の事実が一番広く知られている。

多くの観察がこれについてはなされているが、その中で最も奇異なその一つは、病人が第二の状態中に妊娠してしまったところが、この状態が過ぎ去り、再び第一の状態にかえるや、（すなわち、第一の状態とは、夢遊病がすっかりはなれた、正常の状態のことだ）腹が大きくなったことの原因について、本人（すなわち患者）は一向御存知なかったということなのである。しかも、当人は、夢遊病中、すなわち第二の状態にあった時、あれほどまではっきりとその事を自覚をし、大っぴらに、その事を人にも語っていたのに……。

先天的夢遊病の患者は、夢遊病のまま日々の仕事に従事しており、最もしばしば無意識の習慣が出来てしまった日常生活を占めて職業の動作をくりかえすのである。だから従事している仕事を全然無意識のまま巧みにやってのけるのだ。習慣づけられた巧みというものの力だ。

手先の仕事をする職人、たとえば仕立屋はせっせと縫いつづけ、召使は履物や衣物《きもの》にブラシをかけたりテーブルかけをととのえたりする。教養の高い人だと習慣になっている知能の仕事に没頭する。教職者だと夢遊病のままますばらしい御説教をやってのける。しかも、文体や綴りの間違いを再読して訂正する。

以上の如き、生活上習慣となった動作を夢の中でくりかえす夢遊病者とは全然反対に、習慣にも何にもなっていない、特殊の全く新しい事をやってのける患者がいる。我々の立場から見て最も興味あるのはこの後者に属する方である。

早速例を挙げよう。

一人のヒステリーを病む娘、二十四歳。彼女はレエンネック病院の看護婦であった。ある日曜日、あまりに多くの客がたてつづけに来たあげくのこと、急に不快を覚えた彼女は就床するや、午前一時頃に床をはなれた。

宿直当番の監督者はおどろいた。次の如き光景の目撃者を探した。すなわち当夜の彼女の行動を見た者は直ちに監督の前に呼ばれ逐一報告したわけである。

《彼女は、夜警の部屋につづく階段の方へ、どんどん歩いて行った。が中途で急に引きかえし、いきなり洗濯場の方にむかって歩き出した。けれども入口が閉まっていたので今度は手さぐりで、方向転換、ずっと前に彼女が起き伏していたことのある付添婦部屋にむかって急ぎ足で行った。この寝室のある屋根部屋まで上って行った。そして中段にさしかかるや、一歩そとは屋根になっている窓を開き、大股で窓をまたいでそとに出た。今も言った通り外は屋根だ。屋根に出ると、頑丈な樋《とい》の上を歩きはじめた。一人の看護人は彼女のあとからここまで見えがくれについて来たのだが、この有様には肝を冷やしてしまった。あれよあれよとばかり口もきけずにおどろきみはるその眼の前を彼女は又もや平気な顔して方向転換くるりとこの危険な樋上の散歩から再び窓をまたいで中に入り、すたすたと階段を下りて行った。私たちが彼女の姿を見たのはちょうどその瞬時だったのです。》

と、病院詰看護婦見習は言った。

《さらに彼女は音も立てずに歩きつづけた。その動作は全く一個のからくり人形そのもので、ぎごちなく機械的だった。両腕は肩からだらりと下がり、体を多少ねじまげ、頭は右に曲がり、髪の毛は乱れ、眼はがーんと大きく開いていた。この世のものとも思えず、一個の化け物そのままだった。(158)》

この例に明らかなるごとく、この場合に於けるヒステリーは、正常な状態の時だと決して屋根へ上ったり、樋の上を歩いたりなどするような習慣を持っていないおやめが、一朝発作が起こるや、平常のそれとは似ても似つかぬ芸当をやってのけるのである。

さらにシャルコオという人から、他の観察の報告があった。それは十七歳の一青年についての例である。この青年は大実業家の息《そく》で、病型に著しい特徴がある。学年末の試験にせまられて目茶目茶に勉強し、過労を来した。で、その夜は早く寝た。

《就眠数時間後、彼はマリスト学校の寝室でいきなり起き上がり、窓をまたいでそとに出て、屋根にのぼり、長い樋を伝わりながら、この危険千万なコースをどこまでも無事に散歩しつづけた。部屋に戻って来たのはしばらく後だったが、身にかすり傷一つ受けず無事だった。》

それからメスネ医師が、モッテ氏とともに観察した一件は、さらにより以上の興味ある事例である。それは、強度のヒステリーのある三十歳の一婦人が、夜半ベッドからはね起きて、

《着物をきがえ、さっさとお化粧をはじめた。それが終わるや、彼女の通路を妨げている家具を片っぱしから置き換えにかかったが、しまいまで決してぶつけたり、ガタガタさせず、きれいにやってのけてしまった。この患者は日のあるうち、すなわち昼間ほとんど眠っているみたいで動作も言語も不活発至極で、動くことさえやっとだったのだが、一度び夜半ベッドから下りるや、まさかと思えるほどの活き活きとした大胆な行為を手さばきよくやってのけるのだった。彼女は部屋うちを散歩した揚句ドアを排して庭口へとび下り、ひらりと身軽にベンチの上にとび上がり、……走り出し、大へんないきおいで運動をはじめた。彼女をおさえるに男手が要った程それほど無軌道に、全く覚醒時とは似てもつかぬ敏捷な行動がつづいたわけだ。》

次はホルストの著書から引いてみる。これは十六世紀に行われた全く特殊な事実である。

《眠っていた軍人が、眠ったまま窓に近よって行き、いきなり綱にすがって、するすると猿の如く塔のてっぺんまでよじのぼり、鵲《かささぎ》の雛が入った巣を持ち帰り、そのままベッドにもぐり込み、翌日まで再びぐっすりとねむりつづけた。》

残念ながら、こんなにまで興味あるこうした事実については今日まで十分の資料が見つからずにいるのである。

さらに一層細密にして貴重な報告を得るために、われわれは今日行われている種々な観察の上に目をそそぎ、以て検討し且つ研究して行こうと思う。ギノン博士の手で、極めて完全にとりまとめられた資料がここにある。

三十歳の男子。通訳業を営んでいたが、ヒステリーの発作によって入院した。

《療養所収容後日ならずして、ある夜のこと、明け方近く、この病人は突然ベッドから起きあがり、直ちに窓を開き、拱基石《らんま》を横切って病舎の中庭へとびおり、ぴょんぴょんはねるようにして歩き出した。宿直の看護人が追っかけて来た。患者ははだかのまま大股でどんどんかけ出し、逃げて行った。見れば枕を小脇にかかえていた。どんどん庭を横切り、一度も行ったことのないはずの通廊内に入り込み、そのあたりの地形など全然知っていないはずなのに、あたかも心得切ったもののごとく垣根をのり越え、梯子《はしご》をよじのぼり、とうとう水治療法をする治療室の屋根の上に飛び上がってしまった。しかも何とも言い様のないほどのすばしこさで、色々な方向にむかって歩きまわった。折々彼は途中で立ちどまり小脇にかかえ込んでいた枕を子供に対してするように、さも可愛いという風に愛撫しはじめた。それから、もと来た道をとってかえし、部屋にかえって行った。翌日、本人にその時のことをたずねたところ、その夜の散歩の一件など少しも覚えていなかった。発作は五回か六回くりかえされた。》

同じ病人にこんな例もあった。

《床上二度も三度も寝返りをうったあげく胸にひっしと枕をかかえて起き上がり、下着のまま走り室外へとび出し、廊下をどんどんかけてゆき、ゆきどまり、事務所の便所への通路となっている入口の扉を難なく、しかも荒々しく開き、便所の中へまっしぐらに入って行った。しじゅう枕を小脇にかかえたり胸に抱いたりしたまま終始して、かなり危険なそして一寸《ちょっと》出来そうもない様な体操的な身振りを、しかもたくみにこなしながら……。それから、あいている方の片手と足とで、開きっぱなしになっている拱基石《らんま》の枠の上に逆立ちをした。それから、手にした枕がつっかえ棒にならぬようよく注意しながらこの欄間をするりぬけ出た。そして遂に窓かまちの上に一足とびに飛び下りる。それから今度はその窓のかまちから病室に入り込んだ。(彼の病室は一階にあった。)さて、地におりるやいなや中庭の反対の隅の方へむかって大いそぎで出かけて行った。それから今度は他の大きな建物のむこうがわを通り又かけ出した。これで、さしもに広大な病院の内輪を一廻りしたわけだ。看護人たちはこれを追いかけるのに大苦労、息がきれる位だった。でも当人は相かわらず枕を肌身はなさずにしっかりかかえていた。さてそれから彼は、浴場をとりまいている小さな路に入り込みどんどん走って行った。そしてある場所にたどり着いた。それは、てっぺんに風呂の水をいれておく貯水所をもった大きな塔なのだ。この塔には鉄の細い梯子がとりつけてあり、ほとんど塔にくっついてとりつけてあり、地面からは垂直だった。それには又ほとんど垂直に円《まる》い横木《ふみだん》と、独特な側面階段とがついていた。この側面階段は坂のようにのびて観測所になっている中段に通じている。この中段の一点は浴場の屋根の端に接している。》

さて、病人は

《枕をかかえていない方の手で、てすりにつかまったかと思うと、ぐんぐん、またたく間におどろくべき正確さをもって、はだしのまま、鉄梯子をよじのぼり、浴場の屋根の上に登って行った。

浴場の屋根に接したところまで来ると、彼は活発に屋根の上にとび上がり、しじゅう走りつづけ、時々幻想的な迫害者が追跡して来はせぬかと気をつけて周囲をみまわしながら、どんどんと、傾斜のはげしいトタン屋根の上を登って行った。そして遂に屋根のてっぺんまで来てしまった。

屋根はさまざまの角度に傾斜したトタン張りの山だが、その上を、小きざみに、すべらぬように、軽業《かるわざ》使《つかい》以上のたくみさで歩きつづける。専門の屋根葺《ふ》き職人でさえタジタジとするような危険千万な芸当なのだが、彼は一向平気なものだった。あまりに突拍子もない所へのぼってしまったので、彼のあとを追って来た多くの看護人たちのうち、誰一人としてつづいて来ようとするものもなかった。しかも病人は目ざましい正確さと、あやまつことなきしっかりとした一歩一歩によって立派にこの危険な散歩をなしとげたわけだ。こうしてとにかく建物の中央部に達するや彼は屋根のてっぺんにある通風筒にもたれかかりながら、一息ついた。ここではじめて今まで一刻も手ばなさずにいた枕を持ちかえ、膝の上に置き、その一端に肩をもたせ、子供を愛撫するかのように、よしよしとばかり揺さぶっていた。
それから歌を歌いはじめた。子守歌だ。歌にあわせて枕をなでたり頬ずりしたりしていた。時々眉をひそめる。眼ざしには優しみが消える。自分のぐるりを、追われまた捜査されていはせぬかとみまわす。怒りのあまりのどをぐっと言わせ、再び危険な道を枕かかえて逃げはじめた。その間じゅう彼は何かしきりとしゃべっていたが、何を言っているのか、下の方でみあげているわれわれには全然わからなかった。明らかに彼は夢を見ているのだ。大声で名を呼ばれてもわからない。けれども、もしも耳もとで大きな音を立てたら聞えるはずだ。時々仔細ありげに首をかしげ、追っ手にやって来られでもしたように悲しげな表情をする。こうした場面は二時間の余もつづいた。が、あげくの果て、彼はわれわれには目もくれず、悠然と手近の屋根から屋根を自由に走りまわっていた。[159]」

われわれは他にもこれと似た例を利用することが出来るけれども、今の例によってみても、これだけははっきりと言うことが出来ると思うのである。すなわち、人間は生まれつきの夢遊病状態にあっては、正常な状態の場合には全然思いもよらなかったところの、そして類人猿の先祖のごとく強く逞しく、しかもたくみなスポーツマンに再び化身するという特質をもつものだ——という事である。

夢中遊行に於いて俄然原始人時代の本能がそっくりそのままあらわれるのだ——ということをはっきりと言い切ることが出来ると思う。

我々が既に声を大きくして語ったはずの、マルタンの手長猿のしぐさと、夢遊病者の危険な歩行との間に大きな類似の存在していることを思うと慄然たらざるを得ない。屋根や杭の上によじのぼる傾向は、そして又、樋の上をかけまわったり、鳥の巣をとるために塔の上にのぼる性向は、類人猿のように木にのぼる動物の本能の表現と符合する特質ではあるまいか?

バルト医師は夢遊病を次の如く定義している。(160)

《記憶の増強、神経中枢の自動的活動をともない、しかも、自然の意志を意識した意思の欠如した夢。》

《記憶の驚くべき増強、他のすべてのものを支配する第一の行為のごときものである。》

《行為の記憶の極端な完成、そして、夢遊病者に於ける場所に関する記憶の極端な完全性》であり、

《余は次の如く結論する》

と、バルト氏は記している。

《すなわち、これによって、彼ら夢遊病者が、あのように、殆ど全然感覚の助けをかりずして、多くのすばらしい人並はずれた行動をやってのけながら、夢中遊行をなしとげるという事の如何なる意味をもっているかがわかるだろうと思う。しかも、目覚めた状態にあってはまず不可能な多くのとてつもない行動をやってのける事の次第が——。》

しかしながら、人間は個人の生涯を通じて嘗《かつ》て完成し得なかった新しい行為を行うのであって、この増進した記憶はおそらく人類以前の時代から始まったと思われる非常な昔の事実にさしむけられるということは

想像し得る。

人間は祖先の脳の機構の多くを継承しているのである。が、脳の機構の作用はある制限によって活動をさまたげられており、発達が非常におくれているのである。人間が通常の状態では乳の分泌が不可能である乳腺を持っていると同様に、人間の神経中枢も通常の状態では機能のない細胞の集まりによって充《み》たされているはずである。しかし、ある例外的場合に、人間の男性または哺乳動物の多くの種類の雄は、乳を供給することが出来ると同様に、異常の状態に於いて神経中枢の萎縮した機構が活動をしはじめるのである。

雄の乳様分泌作用は非常に古昔の状態の再来である。この状態に於いて両性は、子を乳房で養うことができたのである。従って体育《ジムナスティック》の妙技と夢遊病者の法外もない臂力《ひりょく》については、雄の哺乳類よりも人間に近かった動物（人祖獣）の状態への復帰である。

数々の例証によって生まれつきの夢遊病は耳朶の可動性《モビリテ》と一致するものだということを知るのは興味あることである。

われわれはここに二人の兄弟についてその好例を認めるのである。すなわち、この兄弟は青年期に於いてもっとも典型的な夢遊病を持ちさまざまの奇怪な夢中遊行をおこなっている。彼らのうち一人は化学者で高い戸棚によじのぼったり、やたらに部屋中を散歩したりした。弟の方は船員で、夢遊病発作で帆船のBas-mât（折り畳みマストの下部）の檣楼《しょうろう》にのぼって行った。

この兄弟は夢遊病者であると同時に自由に耳を動かすことの出来る極めて発達した睫 筋《しょうきん》をもっていた。

この場合においては、この兄弟の家族に異常性及び遺伝があるということに重大関係がある。何故かというと、この兄弟の二人の娘は夢遊病者であり、非常によく動く耳を持っている。ここではわれわれの先祖の二つの特質への同時的追憶が問題である。

バルト氏は夢遊病の特性をつぎのように記述した。

《意識ある意志が一時的に破壊されたところの、生きている機械的人間》

それから、同氏によると、

《夢中遊行は行為の圧迫下に行われ、外観的にみて、最もおどろくべき行為は本能的反動にすぎないのだ。》

この特質は、人類以前の祖先の本能が生まれつきの夢遊病者のうちに復帰するものだという仮定と一致する。しかもこの本能は、正常の状態に於いては潜伏しているか、発育未全の状態にかくれているのである。時として、恐怖の影響の下に、遊泳の本能的機構が人間に眼ざめて来ることがある。同じ経過と移行現象が同様に夢遊病者の上にも起こるかどうかを知ることは極めて興味あることであるが、残念ながらわれわれはこの問題に関して充分な報告ある文献を見出すことが出来ない。従ってここでは僅かにその一例に該当する事実を引用し得るにすぎないのである。しかも、それはすべてまだ解決を保留されているものだ。すなわち、六十巻の大冊からなる『医科学辞典』中に発表された「夢遊病」の項から引用するのである。

《……ある夢遊病者で、その発作の間に遊泳をつづけている人は幾度か大声で呼ばれ、ハッとして覚醒すると同時に、正常の状態にかえったとたん、もともとこの人は泳げないのだから、たちまち溺死せんとしたので、周囲のものは、いたく驚かされた。》

夢遊病者に於ける本能の発現に関して多数の例を集め得られれば、実に興味深いものである。われわれは長い間生まれつきの夢遊病に関して、類人猿の生活を想起しながら、その特色を証明する仮定の中で立ちつくして来た。非常に変化に富んださまざまのヒステリー現象は、他の多くの例を人間の精神生理学の歴史に対して供給することが出来るように思われる。「千里眼」とか「透視力」という事実――最もはっきりとその存在を認められている一つとしては、人類には全然萎縮した本能でありながら、動物にはちゃんとあらわれているのだが――この事実は、特殊な感覚に帰せしめることが出来るであろうか？　脊椎動物の解剖の場合しばしば、人間の体にはこれに相当するものがない感覚器官の存在にぶつかることがある。一方ではまた人間が認知する方法を持たぬ外界のある現象を認めることの出来る動物が多いことも知られている。魚類は水の深さの程度を知覚し、鳥類と哺乳類とは方向決定の感覚を有し、また気候の変化を、我々の気象学よりもはるかに正確に予知する。

ヒステリーの影響の下にあって、その病者は、われわれのずっと遠い祖先のこれらの感覚をとりもどすことが出来、そして異常な状態ではわれわれにとって想像もつかない種類の事を知ることが出来るのである。

ヒステリーは人間にも動物にも共通のものである。われわれは多くのチンパンジーの中でヒステリーの発作を持つ多数の例を見た。またこれら類人猿中のあるものは一寸した不満にも、地面の上にぶったおれ、ちょうど子供がむずかった時のように、恐ろしい叫び声を出し、ころげまわる。

一匹のチンパンジーの子は激情の発作の時毛を逆立ててしまう。

ヒステリーはわれわれの祖先の動物の状態の無意識的な記憶であるという仮説がバビンスキイ博士によって記載されたが[161]、ヒステリーのヒポテーゼ（仮説）はその中に一つの支持を見出すことが出来る。この有名な精神病学者は次のような結論にまで到達した。

《ヒステリーの発現は二つの特質を持っている。その一つは、暗示によって発作が起こり、また一方では、こんこんと説得されると消滅する可能性がある》ということである。バビンスキイ氏の意見によると、《ヒステリーは無意識的なものではなく、完全に意識しているものでもない。無意識乃至《ないし》潜在意識によるものだ。》というのである。この後者、すなわち潜在意識とか無意識とかいうものは、われわれの仮説によると、多少とも遠くへだてた我々の祖先の精神状態に相当しているのである。

何か全く思いがけない刺戟を受けると人間は極度に凶暴な状態となり、もはや自制力などというものは消えてしまい、とんでもない事をしでかしてしまい、あとになってひどく後悔するようなことがままある。そうした瞬間、人間の中に眼ざめて来る本能は普通一般、もはや人外的なるもの、すなわち「禽獣《けだもの》だ」と一般に言われている。これは比喩《メタフォール》にすぎない。

われわれの祖先の神経機構のあるものが、何らかの極端な原因に刺戟されて作用をはじめるという事は確からしい。われわれの祖先の類人猿と原始人たちは、種族をつくって集団生活していたのであるから、特にある野蛮な本能が覚醒するのは集団の状態においてであった。人間は多数が集まった中で非常に暗示を受け易くなる。ここにこの状態の特性をあらわすものとして、ジェ・ル・ボン氏の『群集心理』に関する著書中から、この状態が如何なる特性を持つものなのかを記述した数行を引用しておく。

《最も慎重に行われた観察は、次の事を証明するものと思われる。すなわち、ざわざわと激動する群集の中に数時間まじっていると、やがて一種特別な状態に置かれたような気がして来る。すなわち催眠術者の手で催眠術を施されているとしか思えない一種恍惚状態に近いものを味わうようになって来る――ということである。

催眠術にかかった人の脳は麻痺させられ、施術者の思い通りに行動させられるような具合に、脳髄の無意識な活動がことごとく変化させられてしまう。そして自覚した個性は完全に失われ、意志と識別力は消え、すべての感性と思慮は術者の手中にあやつられてしまう。》

群集に影響された人はヒステリーと同じ状態になり、我々の祖先のそれと共通の精神状態を示す。

《……構成された群集の一部を受けもつという唯一の事実によって、人間は文明の尺度からはるかに低くなってゆく。孤立している時には如何程《いかほど》教養ある個人でも、群集すれば野蛮になり、とりもなおさず本能的になるものだ。》

ヒステリー発作のすべての種類の中にして、我々の有史以前の無意識的の記憶というものを求めようとするのは決して不可能なことでも、理に反することでもない。
人間のヒステリー現象の関係について調べて行ったなら、如何に多くの興味ある報告を、我々は類人猿の集団及び性的生活に関して行うことが出来ることだろう！　ヒステリー者特有のあの熱狂した態度、ちょうどヒステリーの発作の時に患者が発するあの不可思議きわまる叫喚と同様なあの態度は、極めて簡単に説明出来る。

解剖学者が人間と動物を比較して類似の諸点を発見したり、化石学者が類人猿と人間の中間的な動物の埋没している遺骸を発見せんとして発掘を行ったりするのと同様に、心理学者や医学者は精神生理的機能の未発育状態を、われわれの心理的生活の進化の歴史を樹《た》てる目的から研究すべきであると考える。これは科学の分野における一つの枝であるが、この枝に於いて我々はうたがいもなく、すでにはっきり定置された人類の起源が猿に類するものなりとの説を裏づけるべき新たなる論拠を見出すことが出来るであろう。

第Ⅵ章　動物社会史の諸点について

I

人類における種族の問題——下等な生物群における個体性の消滅——中間動物粘菌類及び腔腸動物くだくらげ——ほやの群体における個体性——社会生活を営む個体の発達過程

この章で述べようとするところのものは、『人間性の研究』に対してはなたれた反対に対する回答である。

この反対の要旨は、前記『人間性の研究』において、私が専ら個体のみを見たにすぎず、社会および種族の点に心をくばらなかったというのである。進化の一般経過に於いて、個体は個体自身の利益に従うものではなく、つねにそれが属する共同体の利益を優位として、これに従うものだという真理を私が考えに入れていないと言って反対者たちは批難するのである。Orthobiose《オルトビオーズ》すなわち、人間の最も完全な生活圏(162)——非常な高齢による老衰にまで導く合理的な生活圏を責《とが》めて、私が人間社会生活に最も害になる説を述べたと彼らは言うのである。

だが要するに、私にむけられた多くの反対論の一つ一つにむくいることは、そのいずれもが甚だしい誤解に基づいているのだということを明らかにすれば足りるのだから、これはなかなか興味ある事である。個体の完全な発達は単に共同体を害さないばかりではなく、むしろ有用なものであるべきだと私は考える。また、他面に於いて、個体は毫も無視するをゆるさぬ権利を有《も》っているのだという見解を失ってはならない。

私の説に反対論をとなえて、動物および植物界に於いて、個体は常に種族の利益の犠牲になっていることを示す多くの事実が挙げられている。この点については毫末の疑いも容れないところである。本書を読んで行けば、この問題について非常に正確なる多くの資料が見られる。我々はりゅうぜつらんや、ある種の隠花植物の如く、繁殖作用直後に死んでしまう植物を数種挙げておいた。それからあの小さな雌の線虫類（Nematode《ネマトーデ》 円形動物に属する。各種の回虫、蟯虫《ぎょうちゅう》、腎虫等のごときもの）のことを語った。これは己《おのれ》の子供たちによって無残にもむさぼり食われ、引き裂かれてしまうものである。種族のために個体を犠牲にする最適例は一寸《ちょっと》見出し難い。ただこの法則は種族と個人の関係に於いて全く特殊な地位を占める人間にはあてはめられない。

人間は地球上から消滅し去った多くの種族の動物を見た。

人間は鳥類で最大なものとして代表されているマダガスカルのモア（Aepyornis《エピオルニス》）の潰滅をうながし、モーリス（モーリシャス）島のドドやリチナ・ステレリ（Rytina stelleri）すなわちアリューシャン群島の温順な鯨類を地上から消滅させてしまった[163]。それから人間はある種の有害な肉食獣、たとえば狼や熊を今現に消滅させつつある。そして恐らく非常に稀な豪華な動物となるであろう所の馬に、自動車がとってかわる時代もそう遠い先のことではあるまい。しかし、他種族の破壊者である人間は、自分自身の保存を全く確実にしてしまった。すでに文明によって実現された進歩は、人間の死亡率を非常に減少させて来ている。

毎年多数の低年の小児たちが、衛生を治療手段のおかげで保たれている。

争闘と殺生の減少は、その方面からも人類を保持する事に貢献している。

世界で人間が獲得した地位は、逆に、人口の過剰を怖れ、マルサス一派の説が流行した。これは何ら一顧の価値にすらあたいしないけれども、人間が地上に充満するという事だけは依然として真実である。いろいろな兆候中の若干によって見ても、人間は次第と流血の機会を約《つづ》め、人類の増加に役立つ、この他種族のユムールを破壊する事を以て血に置きかえるであろうということは予見し得ると思う。

人類の種族の問題は法則づけられているのであるから個人の問題を第一位に持ち来すことはすこしも無理がないことである。この関係の下に生物科学の題材は真の興味を示すことが可能である。

地球上で社会生活をいとなむのは人間のみではない。

人間の出現よりもはるかに以前からすでに有機的な社会で結ばれた生物がいた。海の表面にはくだくらげというすばらしい植民地（群体）が浮いていた。海の深い底には極めて変化に富んだ珊瑚《さんご》の社会があった。そして上には数多の昆虫がいた。その中のあるものは完全に有機的な状態で相互に結びついていた。

この群体生活は少しも外部の協力なしに独自に発達して行った。共通目的の下に結合する各員の行動を掟づける何らの法律もなしに立派にこの社会生活はつづけられていた。

こうした社会の基本的原則に概括的一瞥を投げることは興味あることである。

そこで私は、今動物の社会の根本的諸点の一つをえらんで専ら注意を集めてみたいと思うのである。すなわち、個人と社会との関係がこの動物の社会生活に於いては如何なる性質を帯びているのかを知ろうためである。

人間の社会組織の困難な問題の一つがそこにあるという事は誰もが知るところである。どの点まで社会は個人を犠牲にし、どの程度に於いて個人の完全と独立とをゆるしているであろうか？われわれはこの問題を詳細に議論しようとは思っていないし、また、人間は多少なりともその一員をなしている社会の犠牲になるべきであるというような説を樹てるつもりもない。われわれはただ、人間よりも簡単な生物体の社会に於ける個体について研究をすすめて行こうと思うだけである。

動物および植物の中間に位置する下等な生物でも非常に多数の個体の結合によって形成された社会の例が決して無いわけではない。

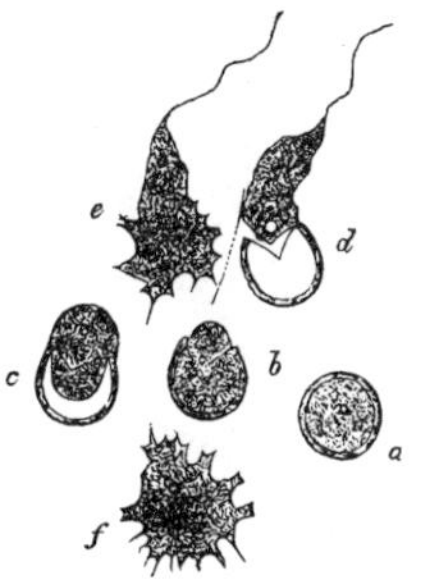

第二十一図　この図は粘菌類の個体の分離された状態。（ゾプフによる）ａ胞子　ｂ—ｆは遊走胞子の出現

しばしば、木の中や枯葉の上や朽ち木の上などに、小さな茸を思わせるような外観の植物を見出すことがある。これは粘菌類であって、球状の粒または胞子の多量を含んだ小さな嚢《のう》である。この胞子が雨によって湿気を与えられると、水中を活発に泳ぐことの出来る運動器官をそなえた微小な生物が出来る。この小さな生物は一度に多数が葉の上

や朽ち木の上に残った小さな水滴中に充満するのである。（第二十一図参照）

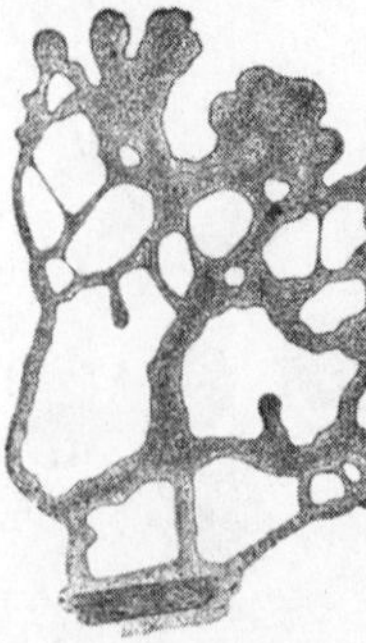

第二十二図　プラスモードとなって結合した粘菌類

けれどもかかる顕微鏡的の生物の独立した生活はそう長くはつづかない。別の個体と接触するようになると、彼らの体は接合し合いしばしば非常な大きさに達するゼラチンのかたまりになってしまう。（第二十二図）

この合体につづいていわゆるPlasmode《プラスモード》（胞子虫類に於いて多数の核が同一原形質中に並列せるもの）になるのである。すなわち、徐々《ゆるゆる》と木の葉や木の表面を運動出来る生命のある物質の塊である。そして、それは噴火口から湧出する熔岩流を思わせる流動体の観を呈する。

このプラスモードは社会を代表しているのである。この、社会の構成のために、生体の個体性は完全に犠牲になる。ある哲学者によって説かれた理想、すなわち個人的独立に対する人間の放棄と共同体への完全な融合とは、既に人類の出現より以前の時代に生物の、反対の極に位するものによって実現されている。

動物ではさすがに最も下位のものでも、その各員が完全に社会（植民体）の利益のために犠牲となっている如き社会を我々は見出すことは出来ない。彼らに於いて個体性は多少なりとも完全に保たれている。はいどろくらげ（ひどろくらげ）類のポリイプ（Polype＝レオミュールが、はいどら（ヒドラ）、さんご、いそぎんちゃくなどのごとき腔腸動物につけた名で、たこの腕とこれらの触手と類似があるからである）の上に目をそそいで見れば、この下等な動物はしばしば非常に多量に堆積していて、一種の暗礁をつくり、遂には、真の島となってしまう場合がある。

これらの生物は一つの大きな社会を形成する。そしてこの各員はいずれも独立した個体性をいとなむことが出来ない。体の可動なそして生きている部分によってお互いにつながり合っているこれらポリイプは非常にしばしば話題にのぼり、しかも数年前にドワイヤン氏によって手術が行われたことについて一層話題を賑わした微小な生物 Doodica《ドオディカ》 や Radica《ラディカ》 のような奇怪な双生怪物に似ている。

この双生怪物の腹膜腔はお互いに連絡している。血管系統はドオディカの血液がラディカの生体にながれ、また逆にラディカの血液もドオディカの体中を流れるようになっている。それとは別で人間のこれもまた双生児であるチェッコのローザとジョゼファの二人娘は、まだ存命中であるが、これは腸が連絡していて唯一つの直腸に通じている。そしてまた腹膜は前記微小生物の場合と同じく相互につながっており、唯一つの尿道があるだけだ。

ポリイプに於いては、群体を形成する個体間の連絡が殆《ほとん》ど、はるかに完全である。かかる社会《コロニイ》の各員はそれぞれ口と胃とを持っているが、他の多くの器官はいずれも個体にくっついているとは考えることが出来ないようについている。これが全体の群体に属する器官なのである。

さらに、個性を失った生物の例として我々に与えられた一層顕著なものは、遊泳するポリイプと、くだくらげである。これらは透明な生物で、非常に細長い型をしている。いずれも海中に棲み、時々大群をなして

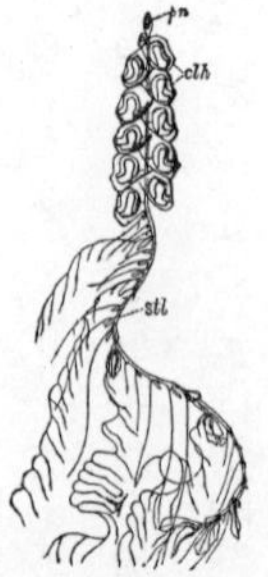

第二十三図
くだくらげ

水面に浮上する。時には甚だ巨大なのがいる。大部分は長い線条形をなしていて、多くの触手をそなえ、胃と、泳鐘をつけている。(第二十三図)それがここで動物の群体《コロニィ》に関係ありと考えられること当然である。ただコロニィの各部、各泳鐘、胃等を一つの器官または完全な個体に相当するものと考えることは困難である。動物学者はそれに対して全く反対の意見を持っている。ある動物学者は《共同の生活に於いて、いちいちの生体の個体性は単に一つの器官にすぎないように退行を来していて、ある個体は中央の線条もっていてそれが肺の役割をつとめている。が、他方、又ある個体に於いては器官を全部失い、泳鐘と化した運動器官だけを持っている。》と考え、また、他の動物学者(私もその意見だが)、くだくらげは分化した個体を持たぬか、またはほとんど器官らしいものをそなえぬ器官の群体《コロニィ》を構成するものであるとなす。

くだくらげの泳鎖は共通の体幹にむすばれた多数の器管、たとえば泳鐘や触手や肺やその他のものをふくんでいる。われわれはここで異論をとなえることは出来ない。と、いうのは、われわれが興味をもっているのはくだくらげに於ける個体が、たとえ非常に減退していても、決して粘菌類に於けるごとくに決定的に喪失してしまっていないということにあるからなのである。

この説を支持するために私は Eudoxie《ユードクシィ》(生殖器の成熟したくらげの一種で和名なし)という名の小さなくだくらげに関して読者の注意を引きたい。これは共同体躯から全然かけはなれたかけらのごとき形をなしていて、これが自由に海中を泳いで、実に著しい組織と構造を示す。

ユードクシイの運動性は非常に発達した筋繊維をそなえた鐘形器官（泳鐘）によっている。この鐘形器管は生殖器官をそなえた個体の一部をなしているが、完全に食物の捕獲と消化の手段を失っている。（第二十四図参照）この最後の二つの機能（食餌の捕獲と消化）は、これに反して第一の個体に密接にむすびついた第二の個体によって果たされている。栄養摂取の役目を果たす方の個体は長い触手を持っており、これで餌物をとらえる。そして、この個体は別に餌物を消化するダブダブした胃をそなえている。この消化された食物は管脈によって、生殖者の個体に運ばれてゆく。そしてあらかじめ用意の出来た血液をその個体に運ぶ。ユードクシイは、従って二重の存在を示している。すなわち、第二の個体（運動及び生殖も不可能であるが、糧食を供給し、栄養を司るに適した方）及び、第一の個体（生殖を行い、種々の運動をなす方）の二つによって構成されている。われわれはここに有名なフロリアンの寓話の中にある盲人とかたい（こじき）の助け合いといういみじき相互扶助的生活の実現を見る。

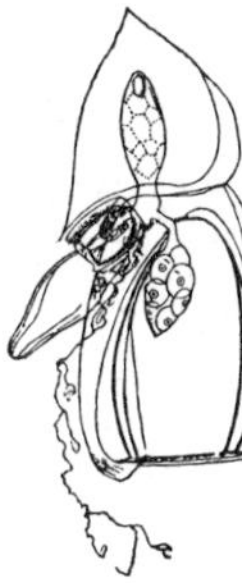

第二十四図
ユードクシイ

社会生活を営む動物の構造の進歩はあきらかに個体性の完全な消滅と両立しないものである。高等な生物になればなるほどその結果は正確である。

群生するほや（原索動物ほや類）にあっては、群体《コロニイ》の全員は各々生活に必

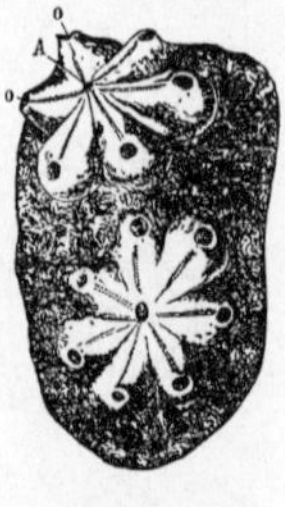

第二十五図
こもんぼや

要な器管を保存している。こもんぼや（複ぼや類）はほや類中一番興味のあるものの代表者であるが、環状のコロニイ（群体）をつくっている。この群体を形成する個体は、共通排泄腔として作用する共通の中心の周囲に群がっている。群体の各メンバーはそれぞれ自分に適した口及び完全な消化管をそなえている。（第二十五図参照）

しかし、その腸の末端部は共通の総排泄腔《クロアーク》に開いている。この排泄腔はすべての個体の消化の残渣を引きうける。だから排泄用としてたった一つの口しかもっていない。ちょうど前に述べたチェッコのローザ・ジヨゼファ双生姉妹のようなものだ。

Ⅱ

昆虫の社会生活——動物における個体保存の発達——ある種の昆虫の作業における分業及び個体性の犠牲

これまでわれわれは動物の社会の事を観察して来た。これは多少ともに発達した有機的な連絡によって各メンバーがお互いに結ばれているものであった。

ところが、昆虫の世界では非常に立派に構成された社会生活を営む代表者たちが実に沢山いる。ただ、昆虫の構造ではそれ自身すでに非常に高等であり、群をなして結合している個体間の密接な有機的結合とはもはや両立し得ない状態にあるのだ。

まず最初に、ある種の蜂の社会生活の発達について述べると、この個体は完全に発達しており、同種のものが個体の生存を確立する目的のもとに結合しているのである。ある時は共通の敵を追い払うためであり、また、ある時は寒い季節の間、暖をとるために巧みに集合生活をするのである。

この原始的な社会では、共通の子供を養うというようなことはない。生会生活の本質が子孫を世話することにあるのはずっと完全な昆虫の社会に於いてであるにすぎぬ。たとえば家畜の蜂（蜜蜂）だとか、胡蜂《こほう》だとか、蟻《あり》だとか白蟻だとか言うような昆虫の社会にそれは限られているにすぎないのだ。

しかしながらこの社会生活の非常な発達は社会を構成する個体の利益と安全とを破壊し犠牲にしてはじめ

てなされるのである。これらの場合には、非常に強度の仕事の分業が行われ、雌は卵を生む機械以上のものでなくなっている。

家畜の蜂に於いては、この機能を果たす女王蜂は社会にとっての利益を判断する事が出来なくなるほど、その知能の発達はおくれている。専ら巣の中にとじこもっているだけで、働き蜂が何から何までよく面倒をみてくれるのだ。この働き蜂にとっては女王蜂が種族を保存してくれさえすればいいのだ。ただそれだけが女王蜂に対する期待なのだ。

食糧が欠乏すれば、働き蜂どもは自分の生存を犠牲にして最後にのこされた貯蔵物を女王蜂に譲り、そして一番最後まで女王蜂を生かしておいてやる。もちろんその前に彼らはさっさと死んで行く。

雄蜂はまことに不完全な存在であって、社会に役立つ間だけしか生きているにすぎず、用がなくなると、働き蜂によって情容赦もなく殺されてしまうのだ。共同体のために血の汗しぼって苦しい働きをする働き蜂は、不完全な個体であるにすぎぬ。非常に発達した脳をもち、蝋《ろう》をつくり食物をあつめるための完全な器官をそなえているが、生殖方面では正常な機能を果たすことの出来ない未発育状態の性器を持っているにすぎない。

われわれはここで、昆虫の社会が完全であればあるほど個体の特質を失うという事実をあらためて主張しようと思う。蟻及び白蟻に於いて、これらの社会生活は、全く蜂のそれとは無関係な発達を見せているけれども、われわれは同様の根本的な特質をここにも見出すのである。

高度の智能と能力とは、やはり働き蜂の特性である。そして生殖機能は萎縮している。兵蟻は社会の安全と福祉とを守るけれども、これはおそるべき咀嚼器《そしゃくき》を有《も》っている。が生殖器管はいずれも未発育状態の不完全なもので、生殖の機能に欠けている。

雄と雌とに於いては、この生殖器官の発達に極めて著しいものがある。けれども、能力はほとんどないと言ってもいい程で、智能の点となると全く零だ。ただ、生殖産物で満たされた袋であるにすぎぬ存在だ。

蟻を例にとったついでに、ここでわれわれは是非ともメキシコの各地に生息する在来種に見られる働き蟻について記述しておかなければならぬ。この働き蟻は蜜をつくるのだ。この昆虫のあるものは、与えられた期間が来ると、体全体が甘い砂糖水でふくらんだ一つの袋にかわってしまうほど体一杯蜜を吸う。脚は膨張した体を運ぶことが出来なくなってしまう。

従って蜜蟻は巣の中で完全に怠惰になり動こうともしなくなる。こうなると、この昆虫にとって正常な生活というものは全く不可能になってしまう。普通の働き蟻或いは生殖蟻が餓《うえ》を感じて来ると、雌蟻共は蜜蟻の一つ一つに近よって行って、あらかじめ用意された消化し易い栄養物を、その口から吸い取って来る。これら蜜のある働き蟻は従って生きた蜜を入れた壺の役割をするわけだ。（第二十六図参照）

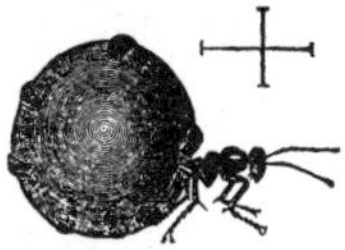

第二十六図
蜜　蟻
（ブレームによる）

白蟻は、蜂や蟻を含むそれとは全く異なった昆虫の群に属している。しかし、白蟻とてもやはり蟻や蜂の仲間にとって一般的な原則を実行する。すなわち国家の利益のためには個体を犠牲にするのだ。雌は非常に多くの卵の一ぱい入った妙な形の袋に変形している。動くことが出来ないので細長い地下廊下の中にとじこもっており、その中で毎日八万からの卵を生む。この性別のない昆虫、兵蟻は、敵と戦うよりほかの仕事が出来ぬほどに物凄く発達した咀嚼器をそなえている。

社会生活をする昆虫の個体性の部分的消滅は、われわれが先に観察した下等動物に於けるものとは全然異なっている。

故に、一般法則として、機構の完全さは、社会生活においてますます個体の保存の原因となるものだという事を確言する事が出来る。

この法則が同様に人類に対しても適用し得るということを考えればそこにまた一段と興味を覚える。

III

人間の社会——人類の分化——学識ある女性——Halictus quadricinctus（はなばちの種類）という蜜蜂の習性——高等動物の社会における個体性の進歩

脊椎動物に於ける社会生活は一般にあまり発達していない。魚類と鳥類の社会生活は昆虫の社会生活機構とは全然比較にならない程幼稚で不完全なものだ。

哺乳類でも、社会生活の進歩はそう目ざましいものを見せていない。ただ人間にいたってはじめて非常に完全なる社会生活が見られるのである。それ故に人間はこの種の動物中第一の代表者であり、人間において社会生活は完全な発達を見せているのである。ところで、昆虫は極めて発達した本能によってその社会的関係の中に導かれているのに対して、人間だと、本能のはたらき（あらわれ）は単に従属的な役割をなすにすぎないのである。

個人的感情或いはエゴイズムといった様なものは、人間の場合よりつけない程強烈だ。この事はたしかに、我々の遠い祖先が、社会生活をいとなまないでいたという事によって証明される。

類人猿は、家族または小さな群集によってむすばれているが、この場合真の意味での組織をもってむすばれているのではない。同胞愛とか愛他主義とかいった風な感情は人間にあってはごく最近になって獲得されたものにすぎないということが示され、しばしば、発達が甚だ遅々としている。

非常に進歩した社会機構及び非常に分化した仕事の分業にもかかわらず人間は社会生活をいとなむ昆虫に匹敵すべき何ら個体としての分化を示していない。くだくらげや蜂や蟻や白蟻のごとき分化の著しい動物に於ける社会生活は独立した方法によって生殖器の萎縮を示しているのに、われわれ人類の社会生活にはそれが認められない。

時として男性及び女性の性の機構においてある種の異常に出あう事もあるけれども、これはわれわれが今引用したばかりの動物における性の欠如した個体の発達とは程遠いものである。ある種の宗教によって特殊の人に課せられた独身生活は、働き蜂のそれと同じ意味の分化にむかって一歩近づいて来ているという仮定は問題とするに足らぬ。真面目に取り上げる価《ねうち》はない。あらゆる場合に於いてこの仮定に重要性を期待することは出来ない。何故かというと、そんなことをしていれば子孫は発展するかわりに、次第と消滅してゆくからだ。

最近ヨーロッパとアメリカ合衆国とで、女権を主張する手強い運動（フェミニズム）があらわれた。その運動は全女性をして高等教育を受けしめよと叫んだ。母としてはたまた家事をつかさどる人として当然の天職に従うことに反対し、女性はよろしく医者、弁護士の職を持てと叫び、既に多くの女性はそうした職業についた。大学教育を受ける女性の数は日ましに増加してゆく。そして高等教育への接近を女性に対して妨げているドイツなどでさえ次第と抵抗出来ない情勢に圧《お》されるようになって来ている。

この運動の中に、社会生活をいとなむ昆虫の、労働者《はたらきて》に比較すべき、人類の分化への完成を見る権利が我々にはあるのだろうか？

われわれはこの問いに対して「否」と答える。

若い娘であるという理由の下に結婚することを欲しないで科学の研究をしたがる女性が数多いることは争えない事実である。ただこの場合、独身は高等な知的活動の結果ではなくして原因であるに過ぎないのだ。他方では科学する若い女性にして、ずっと遅れてから結婚する者が多勢いることを見逃すわけにはいかない。聖彼得斯堡医学校にあって医学の研究をしている千九十一人の女性の中で、八十人は最初から結婚しており、十九人は寡婦であり、九百九十二人は未婚である。この未婚者中四百三十六人、すなわち約四十四％は研究中に結婚している。

四十年以上もつづいている女権主張《フェミニスト》運動を観察した結果、それは多数の場合に於いて昆虫の生殖能力なきはたらき手に比較される個体の形成にむかう一つの傾向と何ら関係を持っていないことがわかった。大部分の女医や婦人学者達はいずれも家庭をつくることを心から願っている。科学者としての立派な仕事をして有名になった婦人の場合でも、この通例（結婚して家庭をもちたがるという）の例外とはならぬ。その意味で現代における婦人の学者中第一番に数えらるべきストックホルム大学の数学教授ソフィ・コワレウスキイ婦人の私生活の内面をしらべることは非常に興味のあることである。彼女は娘時代数学の勉強をはじめた頃には、愛とか結婚とかいう事にはてんで見むきもせず、ひたすら科学に没頭していたのだが、ずっと後になって老境に入りかけた時分この感情（愛とか恋とかいう）は、科学院賞《アカデミ・デ・シアンス》を与えられた日その友に次の様に書きしたためずにはいられない程高潮に達し、眼ざめをあらわしていたのである。

「あらゆる方面から祝賀の手紙をいただきます。そして運命のある不思議な皮肉によって私はこれほどまでに不幸を感じたことは今までにありません。」

こうした不満の原因は、彼女が親友に語った言葉によって翻訳されている。「何故、何故、男性は誰一人私を愛してくれないのでしょう?」と彼女はくりかえして言った。そして、「私は大ていの女性が与えるよりずっと多くのものを与えることが出来るのに……最もとるに足らない様な女たちでさえも男性から愛されているのに、それなのに、私だけは誰からも……」[164]と嘆《かこ》っていた。

要するに、宗教であれ、科学的研究であれ、そうしたものに一生を捧げた人々の独身という事実に、働き蜂のそれと同一《アナローグ》なものを見るということは不可能なことである。しかし、それにもかかわらず、人類の中に、本質的な種々の機能を完《まっと》うするために、ある程度の分化が生じたという事は非常に確実なことと思われる。

人間の社会機構が決して社会生活を営む昆虫の『性別なき個体』（中性体）の形成の方法に従ってはいないことはたしかだ。

これは動物界から離れた全く独自の型によって示された方向に於いて果たされるのである。

Halictus quadricinctus（はなばちの一種）と呼ばれる孤生の蜂は雌が最後の卵を生んだ後も、昆虫に於ける

法則のごとく死にはしない。生きている。生きのびて子供の世話をするので有名だ。（第二十七図参照）

この生命の最後の期間はしかしそう長くつづかず、この蜜蜂は、年とった雌のこの専門化の後に組織された昆虫の社会の中で永久の教育係としての役割をはたすことは出来ない。人類では、個人の寿命ははるかに延長しているのであるから、仕事の分業は Halictus quadricinctus がえがいた如き方法によって行うことが出来る。

婦人は普通四十歳から五十歳の間に妊娠、分娩が停止し、その後は統計によると平均二十年は生きている。この長期間の間に、社会のために非常に有用な役目をはたすことが出来る。この役目は Halictus quadricinctus の老いたる母蜂のそれと似て、特に子供の訓育にあるのである。

偉大な母の極めて大きな献身と、一般に老いたる女性が教育家として非常に有用な仕事をもっているという事実を知らぬ者はあるまい。そしてなおまた実際には、老衰は正常の条件におけるよりはるかにおくれて始まり、寿命は生存の理想的条件に於けるよりも長くはつづかぬということについての見解はこの場合も必要である。

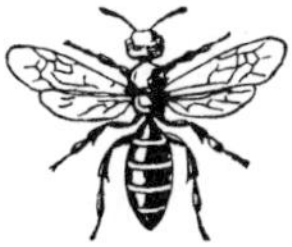

第二十七図
はなばち
（ビュッフォンによる）

科学が人間社会の中で当然の優位を占め、衛生学的認識が進んだ時には人間の寿命もずっと長くなり、老人たちの役割は今日よりもはるかに重要なものとなるであろうということは十分に予想出来る。

人間社会のメンバーは昆虫に於いて見られるように有性と無性の個体にわかれてはいない。

しかし人間の活動的生活は二つの周期を含んでいる。すなわち一つは子供を産む周期であり、他は専ら共同社会のために有用な仕事をささげ、子を産まない周期である。この二つの場合の本質的差異は煎じつめれば、動物社会を形成する個体の機構が不完全であるのに、人間社会では個体がそれぞれ完全さを保っていることにある。

だから我々は社会的生活がその機構に於いて高まれば高まるほどそれだけ個体性が発達するものであると結論する。それから又、その発達および個人の自発性のために、十分に自由なそして広大な余地を残すことが社会生活を整調しようとする学説の中で最もすぐれたものであると結論することは容易である。

しばしば声高く説かれる所の、そして、それに従うと個人は社会のために出来るだけ完全に犠牲となるべきだという理想は、生体の連合の一般法則を強化するものとして考えられるべきでは更にない。

多くの犠牲が避け得られない社会生活に於ける特別な状態というものがある。けれども、これは一般的なものでもなければまた確定的なものでもない。そして多くの人々は個人が犠牲にならねばならぬ場合の外は、共同生活に於いて進歩を実現するであろうということは十分予見されるべきである。

人間性に深く根ざす利己主義と闘うためには、個人の幸福の抛棄《ほうき》と、社会の福祉への必然性が説かれる。非常にしばしばこうしたプロパガンダは何の結果ももたらさない。が、時としては特に、若い女性が自身の幸福を犠牲にして、一般の幸福と考えられる何かしらのために自身の生命を犠牲にするようなことになる程の結果をもたらすことがある。

かかる自己の抛棄がありあまる程行われているにもかかわらず、世間では社会の福祉のために個人を犠牲にせよと声高く叫ぶことを一向やめないでいる。

どんな色彩の主義でも、個人の充分な完全さを保存して、社会生活の問題を解決する事の不可能な事は非常に確からしい。しかしながら人間の認識の進歩は必然的に、実際に存在するずっと大きな幸福を平等化するようになる。


私的教養は不要な事柄の非常に多くのもの及び今日必要かくべからざるものとして多くの人々に考えられている有害なものの抛棄にまで達する。

最も大きな幸福というのは通常な生涯の完全な進化の中に存し、そして「この目的には控え目な質素な生活によって容易に達する事が出来る」という考えは生存を短縮するところのぜいたくが如何に無益なるかを教えるであろう。

そうすれば富裕な人々は自分達の生活様式を単純にする事が必要である事を認めるであろうし、貧しい人々は更にすぐれた生活に達する事が出来るであろう。

しかし、これは世襲的にまたは自分で得た私的の所有物の保有を妨げはしないであろう。

すべての進化は段々に完成されるにすぎない。そして多くの努力と新しい認識を必要とするであろう。この関係の下に生まれたばかりの社会科学はその姉さん格である生物学に教えらるべきであろう。

しかるにこの科学の進歩と平行して個人性の自覚は社会の利益のために犠牲になる事が不可能になるほどに発達するという事を我々は知る。非常に下等な生物、例えば、変形菌類及び管状《くだ》水母類《くらげるい》では、個体は完全に又は非常に大部分が共同体に拠っている。しかし犠牲は大きくはない。すなわち、これらの生物では個体性の感情は全然発達していないからである。社会生活をする昆虫は下等動物と人間の中間の階梯《かいてい》を示している。

個人が確定的の自覚を獲得したのは後者すなわち人間にすぎず、そして立派な機構が、良く知られた口実の下に、決して個人を犠牲にすべきでないのはこのためである。

生物の社会的進化の研究が達するのはこの結論に対してである。このエッセイによって非常に明らかに人間の個人性の研究は人間の社会の生活の構成の欠くべからざる行程を形作るという事が結論される。

第Ⅶ章　悲観論と楽観論

Ⅰ

東洋における悲観論の源——悲観論的詩篇——バイロン——レオパルディ——プーシュキン——レルモントフ——悲観論と自殺

人間性の楽観論の説を発展させたとする際、すぐれた人々さえもが純粋に悲観論を固守しているのは如何なる理由によるものであるかと言う事を訝《いぶか》るのは、少しも不自然な事ではない。悲観論はたとえ近代に於いて、大いにはばをきかし拡がっているとはいえ非常に古くからある理論である。

現在よりも十世紀も以前に言われた『伝導之書』の悲観論者の叫びを思い出す。すなわち、《空の空なり、一切は空なり》と。

サロモン（ソロモン）はその著者であるとみなされているが、彼は、

《是《ここ》に於て我れ世に存《ながら》ふることを厭《いと》へり。凡《およ》そ日の下に為すところの業《わざ》は我々に悪しく見ゆればなり。

すなはち皆空にして風を捕ふるがごとし。》（伝道之書、二章十七節）

と言い、

仏陀は悲観論を教義の一つとまでした。彼にとっては生活の総ては苦である。すなわち、

《誕生は苦であり、老衰は苦であり、死は苦であり、愛さない人との結合は苦であり、愛する人との別離は苦であり、欲する所を得ざるは苦である。摘要すれば地上の事物への五欲は煩悩である。(165)》

これは仏教信者の悲観論であって、これが近代の悲観論の理論の大部分の源となっている。

東洋での起源を考えると、悲観論は仏教の他にも多く印度《インド》に発達している。パルトリハーリの名称で知られている基督《キリスト》紀元の初めにしたためられた一節に次の如く人間の存在が歎かれている。

《人間の生命は百歳に限られている。夜が半分を占め、他の半分の半分は少年および老年時代にとられる。そして残りはそれに伴う病気や、離別や不幸に過ぎてしまい、そして他人の為になりまたは同じく他の仕事に従事して過ぎてしまう。浪間にゆらぐ泡に似た存在の中で何処《どこ》に幸福を見出す事が出来ようか？》

《人間の健康はあらゆる種類の心配と病気によって破壊される。そんな風に幸福が低下する所へは、不幸がちょうど門が開かれている様に次々と入って来る。死は次から次へすべての生命を、その運命から免れるために抵抗する事をさせずして、うばってしまう。万能のラマの神が創造したものの中に常住不変のものがあろうか？(166)》

悲観論の理論は東部アジアからエジプト及び欧州に広がった。既に基督紀元の三世紀以前にヘゲシアス（Hégésias）の哲学が起こっている。

これは《経験というものは非常にしばしば人を瞞《あざむ》くもの、享楽は間もなく飽満と食欲不振を起こすものである事》を教えている。

彼に従えば、苦痛の総ては快楽の総てを凌駕し、幸福は実現されぬものであって、根本的に、全く存在しないものである。それ故に実現され得ない所の快楽と、幸福を求める事は無用の事である。むしろ感覚と欲望を鈍らせて、無関係でいるように努力すべきである。要するに、生命は死よりも価値はない。それでしばしば自殺によって生命を断つ事が選ばれるのである。ヘゲシアスにはピシサナテ（Pisithanate）或いは、死のすすめ人の名が与えられた。

《多数の聴き手が、彼の傍に馳せつけた。彼の教義は急速に広まった。そして彼の忠告によって納得した弟子達は死に身を委ねた。トレミー（プトレマイオス）王は怒って、その不愉快な生活に触れるのを恐れ、そしてヘゲシアスの学校を閉鎖して先生を追放した。(167)》

悲観論者の文書は、時として色々の哲学者の著書や、またはギリシアやラテンの詩人の作品の中に現われている。ここにセネカの歎きを引用しよう。

《人間の生命は全体として哀れなものである。新しい不幸が群をなし、お前の昔の負債の償いがお前の上にふりかかる。》

しかし悲観論が非常に広まったのは特に近代においてである。

今世紀の哲学の学説とは無関係に、ショーペンハウエル(168)やフォン・ハルトマンやマインレンデルの諸説は我々の『人間性の研究』の中で充分に問題となった学説であるが、生命の悲観論者の概念を発展させたのは、特に詩人達である。すでにヴォルテールはある悲観論者の歎きを次の詩の中で述べている。

あ！　生命の流れと目的とは何であろう？
ただ苦しみと虚無だけだ。
あ！　ジュピターの神よ、
おんみはただ冷酷な揶揄《やゆ》のみをうかべているのだ。

バイロンが人生の不幸に関する考えをどんな風に発表しているかを我々は知っている。この英国の有名な詩人が死んで少し後、有名なイタリアの抒情詩人のジァコモ・レオパルディは絶望的な悲観論者の言葉を並べている。ここに彼が自身の心への言葉を書くと……

永久に休め、お前の胸は非常に高鳴っている……が、
お前が胸を高鳴らすに値するものは何物もないのだ。
そして地上の事はお前のため息にも値しないのだ。苦悶と憂慮とが生活のすべてだ。

世界はみにくくいやしいものにすぎぬ。
もうこの上は休むがいい
永久に失望していればいい
我々の仲間に運命は死のみを与えるのだ
もうこれからは、自然のすべてや一切の滅亡や
すべての無限な変化を命ずる恥ずかしい、秘めかくされた能力を軽蔑してやれ。

レオパルディは自分の倦怠と、苦悩との立会人として読者を用いた。彼は読者に自分の計画を打ち開けて話した。すなわち、

《私は真の盲目を研究しよう。私は死と不死の事物について盲目の運命を研究しようと思う。何故に人間性が生まれそして苦痛と悲惨で充《み》たされているのか、如何なる最高の目的へ、人間性が運命と天性を導くのか？　我々の深い苦痛を誰が喜び誰の気に入り、役に立つのか？　如何なる秩序、如何なる法則が賢者が賞讃のかぎりをつくし、そして私も尊敬する事に満足するところの不思議な宇宙を規制するのか。》と彼はカルロ・ペポリ伯に捧げた詩文の中で述べている(169)。

ギヨオの著書では世界の苦痛を歌った七人の詩聖が詳述されているが、特にその中でハイネとニコラス・レナウが秀れている。

バイロニズムの影響を受けて生じたロシアの詩文とその最もすぐれた代表者であるプーシュキンとレルモントフは、しばしば人間生活の目的の問題に及び、そしてその問題に対して最も悲観的な解答を与えている。

またロシアの抒情の父として考えられるプーシュキンは悲観論者の概念を次の如く述べている。

無用な贈り物、僥倖《ぎょうこう》による贈り物
生命よ！　お前は何故私に与えられたのか
そして何故死に近付いて行くのか
宿命がそれをおまえに宣告したのか？
虚無の、あだなす如何なる力が
わが心をパッションでみたし
わが思いに疑いを吹き込んだのか？

我が前には何ののぞみもない……
我が心は空しく、我が魂も空しい
かくて、わが生はその単調な感動とともに
暗い悲しみで私を満たすのだ。

近代において詩の中で、現実には、その傷ましい苦悩の原因を決定する事のできていない様な世界と生命を見ることの苦悩を発表している人はアッケルマン夫人である。

もし一方で哲学者、詩人の悲観論者達が、その同時代の人々の意見と感情とを反映していたとすれば、他方では読者に彼らが非常に影響をあたえていたことも確かである。

斯様《かよう》に人間の生存は幸福によって補われない不幸の一例であるにすぎぬとする生命の悲観論者の概念はどこまでも根が張っている。

これらの考えが近代の自殺の普及に一役を占めていることも確かである。

たとえ未だ大部分の自殺の内面的の動機をあまり知り得ていないとしても、生命の一般的な概念はそれに重要な役割をなしているに違いないということを否定する事はできない。統計学者の教えるところでは、自殺の中で最も多いのはヒポコンデリー、メランコリー、生活の倦怠、精神錯乱を数え得る。

つぎにデンマークの統計の資料によると、――デンマークは自殺の頻繁に行われる国であることは有名である――一八六〇年から一八九五年の間に男の自殺千人中で二百二十四人、すなわち四分の一は前述の原因に帰すべきである。これに相当する女の前述の原因による数はずっと多い。殆《ほとん》ど自殺の半分（一、〇〇〇人に対し四〇三）を示している。

男での第二位はアルコール中毒が占めており、千人に対し百六十四人である。(170) しかるにこの原因の二つの種類の中で、自殺は悲観論に原因しているというのはまったく確かなことである。

真の精神錯乱を除いて、メランコリーとヒポコンデリーと生活の倦怠の中で、精神状態が狭義の病的ではなく、生命に対する悲観論を持っているがために死を選んだ人々が多数にある。飲酒に耽《ふけ》った人々のなかで多くの人々は人生なんてものは、ながらえるにはふさわしくない、あまりに悪《あし》き賜物だと考えて自殺をしている。


近年の自殺の漸進的増加は、統計によって確かめられた範囲では悲観論者の理論の重要性を示している。

一部の人々は自殺のクラブをつくった。

この世紀の始めに巴里《パリ》で結成された同種類のクラブには、彼らの運命を試すために自分の名前を投票函の中へ入れる人々が集まって、自殺の順番を待っていたということだ。

投票函から出された名前の人物は会員の目のまえで自殺をしなければならなかった。その規約によると、人々から不正なことや、友達から恩知らずなことをされたり、または配偶者だとか愛人などから不忠実な目にあわされたり、また何年も前から魂の空虚感およびこの世の中で味わされるすべての不満を表わすようになった知名の人々だけが会員になっていた(171)。

生命の悲観論的概念がそれ故にこの宿命的決定の根底をなしていた。

たとえこの自殺団体《クラブ》が我々の時代までは続いていないとはいえ、今日でも依然として毎年多くの人々が自殺によってその生存の幕をとざしていたことは事実である。

II

生命の悲観論の概念の合理性を尊重する傾向――この問題に関するエドワルト・フォン・ハルトマン氏の考え――コワレウスキイ氏の悲観論の心理学的分析

われわれが蒐《あつ》めた前章の諸事実について、生命というものはでき得るかぎり追い払ってしまうにふさわしき不幸な事実であるように考えるに到る内部機構を決定することが妥当なりや否やを考えるべき機会に到った。

何故にこんなにしばしば人間は獣よりも幸福ではなく、教養や学識のある人間が常に無学で知識のない人間より不幸だなどということが考えられるのであろうか?

我々は自殺クラブの規約によって、人々が特に不正と不忠実とをもって生命の嫌悪を来す主要原因であると主張したのを知った。

シェイクスピアは既にハムレットの中で、もしも我々に我々の生命の最後を定める事が出来るならば誰も生活を続けることを承諾するものはいない、という事を言わせている。

すなわち、

《誰が時の鎌と嘲笑を、圧制者の侵害を、そして傲慢な人間の軽蔑を我慢しようと欲するだろうか？》

バイロンにとっては、病気や死や奴隷の身分やその他われわれが知りうる不幸をことごとく除いてもなお非常に悪い不幸というものがあった。

すなわち、

《我々が知らない不幸というものは、常に新しく胸の張り裂ける様な苦痛をもって、癒やす間もなしに次々と魂を横切ってせまってくるものだ。》

その多くの作品の中で、彼は殆《ほとん》ど断えず感ずる飽満感をくりかえしのべている。すべての快楽の感覚は彼の著作の中ではむしろ快楽よりももっと強い嫌悪の念にまで悪化している。

ハイネは生存を不幸なものであると考えた。というのは、彼の考える所では、(172)

《……固い石のおもてのように、

人の住家と人の心には

嘘言と瞞着と不幸が……横たわっている》

ことを彼はみとめている。

われわれが『人間性の研究』の中で発展させたように、人生なんて短いものだと知ることが世の悲観論者の考えのなかで非常な役割を演じている。この問題は一切の悲観論の使徒たちの行動を支配しているのだ。レオパルディはこれを彼の詩の中で何度も繰り返して書いている。すなわちその詩『思い出』のなかで次のように言っている。

《私は不思議な病気によって帰（死ぬこと）の危険にさらされている。
私は私の青春と、哀れな日々の華やかな時がこんなにも早くすぎてしまった事を悲しむ。
そしてしばしば夜おそくなって、ベッドの上に坐り、苦しみながら、
私はランプの青白い光の下で痛ましい一つの詩を作る
そして私は私の短い生命《いのち》を静かに嘆き、嘆息する。
憔悴しながら、私は私自身を歌い、
私の悲しい死と葬いの歌を唄う。》

古風な墓石の低い浮彫《うきぼり》は、両親に永別をつげさびしく死んで行った若い娘の死を表わしているが、この悲しみを通して次の様な詩を綴っている。

《いとも愛されていた人たちのはらからを
生まれるときから、悲しませ、おののかせて来た母よ
ほむるによしなき怪物《まがつもの》なる自然よ、

汝は、ただ死をあたえんためにのみ子供をつくりそだてているのだ
もしも、人々の、早き死が、一つの損害《いたで》であるならば、
どうしてああした、罪もなき幼きものに、
かかる悲しみを科するのか？
もしも、それが、幸福というものならば、
人らにかかる悲しき別れもて、
逝《ゆ》くものと残るものとの心をえぐろうするのであるか？
いかなる苦痛も、慰めんすべ、かくまでに、
かたきはなきは、そも何故なのか？……》

《不幸の唯一の解決法は死である。それは避けることのできない終局であり、人生の動かし得ない法則である。ああ、何故に、我々は苦しみのはて快楽《たのしみ》に達しずに逝《ゆ》くのか？

このあまりにも確かな、そして、生きながらに常に我々が魂の前に持っている目的、そしてこの魂だけが我々の不幸をなぐさめる唯一のものであるが、何故この目的を黒い羅紗《らしゃ》で蔽いかくし、あんなに陰気な影でつつむのであろうか？

何故に避難所めがけてどの波よりも更に恐ろしいもの与えるのか？》

主なる三つの歎き、不正に対するなげき、病気のなげき、そして死のなげき、それらはしばしば一つになってせまってくる。

神人同類の立場からは「運命」は人間にあらゆる不幸をあたえて不正を犯す悪い存在であるように想像される。

生命の悲観論の概念に達するのは、感情と自省とをふくめた複雑な心理学的の研究によってであり、またこの概念を満足に分析する事が非常に困難なのはこの理由によるのである。

昔は人々が悲観論者になる所の機構について、一般的な、常に漠然とした判断のみで満足した。

エドワルト・フォン・ハルトマンはこの研究を人間の魂の内部にまで、一層正確に行わんと試みた。彼はまず、快楽は常に苦悩が苦痛の感じを得るよりも僅かしか満足を得ないという事実を主張した。同様に、また不協和音は、すぐれた音楽がもつ快楽の力より以上に、不快な力をもっている。歯の痛みは痛みがやんで後に得る快楽よりももっと強く感じられる。

同様な事がすべての病気について言える。変愛では、ハルトマンによると、快楽が常に、優位な地位を占めるのは不幸であるということから割り出して、苦痛の存在によって釣り合いがとられているというのである。筋肉労働は非常にわずかな快楽が得られるすぎないというのと同じ意味で、科学と芸術の教養および一般の智能的な仕事はそれに耽《ふけ》る快楽よりも数倍する苦痛が誘起される。

この分析の結果から敷衍《ふえん》して、ハルトマンが、「この世の中では苦痛は快楽よりもはるかに力がある。」と考えるに至ったのも無理ではない。従って彼は悲観論者の概念の根底は、それ故人間の感覚の本質的のものであると考えたのである。

精神作用を出来得る限り測定しそして確定するという傾向に従って、最近ケーニヒスベルグの獨乙《ドイツ》の哲学者コワレウスキイ氏は、悲観論者の詳細な精神分析の小論を発表している。

この小論はたとえこの問題を解決する事は不可能であるとは言え、近代心理学の、最新流行の方法を応用したものの一例として、興味あるものである。

コワレウスキイ氏は我々の感動の価値をつかむために必要なすべての方法を用いた。また彼は同時代の他の心理学者の覚え書を利用しようとしている。

その心理学者ミュンステルベルヒは新聞を持っていて、その紙上に彼の日々の、心理学的及び精神生理学的な印象を書いている。

この記事は、悲観論の問題を説明する目的のためではなく、それによってコワレウスキイが自分の研究のために特に重要である覚え書を識別するのである。

ミュンステルベルヒは感動を快、不快に分類するという、あの頃大いに行われていた方法では満足しなかった。

彼は感動を多数のカテゴリーに分類した。そして彼は平静な気もちやはげしい感動や真面目な感動や愉快な感動などのあることを認めた。

結局コワレウスキイは彼の同僚である少しも悲観論者でないか、むしろ平衡のとれた心理学者がより多く悲しい感動を感じているという結論に達した。

彼はこのような感動を四十％の愉快な感動に対して約六十％を数えた。

「これらの同じ結論は悲観論の場合を充分満足させ得る」とコワレウスキイは結論している。

しかし彼はかかる検証だけでは満足せずに、他の多くの方法によって我々の感動の価値の一層正確な考察に手をそめようとした。

彼は学生達によってこれを調査しようとして民間の学校へ赴いた。そして生徒達に彼らの快楽と苦痛を記入させた。

その結果総計百四人の十一歳から十三歳の男子において苦痛はそれに相当する幸福よりも強く感ぜられる事を示した。その中で八十八人が病気を不幸の一つに考えているのに、僅かに二十一人だけが健康を幸福の一つと考えているにすぎぬ。三分の一の生徒が戦争を不幸の中に入れているが平和を幸福の中に入れた人はただ一人である。十三人の生徒が貧困を不幸であるとしているのに対して富裕を幸福としているもの二人、等々の結果を得ている。

他の調査方法として、コワレウスキイは同じ学校の男生徒と女生徒が感じた快楽と苦痛について調べた。その結果、最も大きな不幸は病気（四十三人が記す）および死（四十二人）であった。

それにつづいて火事（三十七人）、飢餓（二十三人）、洪水（二十人）等であり、幸福の部で第一位は何を期待するかというと娯楽（三十人）に一致しており第二位は「贈物《おくりもの》」であった。

こんな方法による調査では、この問題についての解決の手段を見出すことはできないので、コワレウスキイは更に正確な方法で調査した。

この意図の下に彼は、異なった諸感覚、例えば嗅覚、聴覚および味覚に注意を向けた。これらに対して彼は正確な測定方法を適用した。味に対しては、味が良いか悪いかの全く純粋な感覚を起こす事の出来る種々な物質の最少量を決定した。この確立された単位はグスティ（Gustie）という語で示された。

この実験によってコワレウスキイは、悪い味を補うのに同じ量のグスティの良い味では決して得られなかった。かくてキニーネの悪い味を中和するためには常に多量のグスティの砂糖を必要とした。

我々の同国人コワレウスキイは、特に非常に立証的な実験を喜んだ。

キニーネと砂糖が中和した味を得るに必要な割合を得るために、四人の人が砂糖とキニーネのそれぞれの量の混合した物を与えられた。

この結果次のことがわかった。

すなわち、《キニーネの悪味を除くためには殆ど二倍の量（六対三・五）の砂糖のグスティが必要だ。》ということである。

同様な結果はにおいに対しても当てはまる。悪いにおいは芳香よりも更に強い度合のものである事が評価される。

以上が悲観論者の説を支持する事の出来る科学的に確定されたものである。これによってわれわれはこの世はもっとも悪い方法で構成されていると実際に結論すべきであろうか?

コワレウスキイによってなされた気分の善悪《よしあし》(上機嫌と不機嫌)の分析はこの方向の事実を予想している。ただこれらの精神状態を正確に確かめるために彼はただ歩行を測定することによってこれをおこなった。すなわち一分間になされる歩調を測定した。

この方法はつぎのごとき思索にもとづいている。

《精神状態というものは、人間の歩行の時間によって表われるものであるという説が現今流行の考え方である。人の遅々とした重々しい態度の歩行は非常に深い苦悩の状態にあるを思わせ、これと反対に生き生きした歩行は楽しい状態にある事をおもわせる。苦痛は概して元気をうしなわせるが、喜びは自発的の運動には具合がよい。》

この方法による測定の結果は悲観論には都合のよい新しい議論を生む。ただコワレウスキイが全体の計算に適用しなければならなかったこれらの数字を分析する事は無用の事である。なぜかというと彼の方法の原理はどっちにしても成り立たぬものだからである。

実際に歩行の速い事は必ずしも興奮の程度を示し、精神の幸不幸の状態を示しているわけではない。善悪《よしあし》または強い感動を急にうけた人は自分の部屋を急速に大股に歩き、更に活発に歩くために往来へとび出したくなる。受け取ったばかりの手紙だとか意外の事を知せる手紙、たとえば愛する人の不忠実な事とか、少しも当てにしていない相続財産の事を知らせられると、興奮した状態になる。

これは急速な歩行によって外に表現される。多くの演説者や教授達は論説を強調するために手真似をなし、そして歩き廻りたくなる。ある学者は発展させたいと思う独創的の思想が生まれると椅子から立上がっして歩き出した。しかし又こんな幸福な瞬間のほかに、われわれは強い憤りを起こすような攻撃とか挑戦に会ってもやっぱり、じっとしてはいられず、動き出したくなる。それゆえこれらの条件をもって、悲観論者の精神状態の研究に運動というものを利用することは不可能である。

コワレウスキイ氏は氏の興味を持った問題を解決するために更に他の方法を使用した。彼は楽しい或いは耐え難い感動の思い出に関して調査を行った。彼は、長期間記憶に残っているのは快楽であるか苦痛であるかを知るために男女の子供について調査し回答を記録した。

アメリカの心理学者コールグローヴによって得られた結果と一致するような結果は悲観論者の説にとっては都合の悪いものであった。

実際に彼は多数の場合（七十%）は快楽感の記憶が優勢であることを知った。

しかし、この実験は問題となる対象の精神状態から生ずる大きな誤りが入りやすい。これはコワレウスキイのおこなった調査が学校の休暇中で、多数の生徒が授業の倦怠から逃れたほっとした感じの時になされたことたしかである。

人間というものは、幸福な時にはどっちかというと過去の生活の愉快な印象を思い出す傾向のあるものである。もしも彼の調査が厭な難しい授業を受けている時に行われた、或いは病院に閉じ込められている子供に対してかまたは処罰を受けている子供についてなされたとしたならば、たしかに逆の結果になっていたに相違ないとかんがえられる。

悲観論のような複雑な問題をいわゆる正確な生理学的心理学の方法によって解決しようというすべての試みがなんら確固たる結果に到達することができないということはあきらかである。またコワレウスキイの各種の研究が矛盾した結果に達しているということはみとめられる。

ある種の諸事実が悲観論者の概念を確立しているとはいえ他の諸事実は反対の意味を示している。だから何ら純粋な一般的な結論は得られないのである。どうして実際に非常に色々な種類の感覚と感動を測定する方法を、単に質的見地からのみならず強さ（量的の）について適用しようとするのだろうか?

ここに一日の間に一つの快い感動に対して九つの耐え難い感動を持った一人の人の例がある。

実験的心理学者の評価によれば悲観論者になるものとかんがえられる。しかしながら、それとは別に九つの耐えがたい感動は、唯《ただ》一つの幸福な感動よりもさらに弱いものであったということである。すなわち前者、九つの耐え難い感動は自尊心のちいさな痛手によって惹起されたものであり、さらに重くない一時的の苦痛及び無意味な金の消失によって惹起されたものであった。

それに対して、この幸福な感動は恋人から手紙をうけとったことによるものである。結局十の感動は幸福なものであり、そしてそれゆえに非常に楽観論者的な気分をほのめかすことができた。

かくして実験的心理学のかくも学問的なこころみは、われわれの問題をあきらかにすることが不可能なものとして、抛棄《ほうき》さるべきである。

しかし人間の精神は悲観論者の心理を理解するためにある手段ののこっていることをみとめる。けれども、われわれ人類の伝記的の研究をなしとげるという、もっと粗雑な方法で悲観論を分析することしか残っておらぬ。

Ⅲ

悲観論と健康状態との関係――若い時代に悲観論者であり老年にいたって楽天家になったある学者の話――老ショーペンハウエルの悲観論――生命の知覚の発達――盲人の知覚の発達――妨害の知覚

動物と子供とは非常に健康な場合、一般に陽気でありもっとも楽観的な気分をもっている。だが彼らは病気になるとすぐにメランコリックになり全快するまで悲しんでいる。

これによって楽観的な考えというものは正常な健康状態と相関関係にあるものであるが、これに反し悲観論は原因として肉体的または精神的のある病気をもっているのだろうということが結論される。

また悲観論の予言者達においても彼らの概念の根源を、何らかのふかい不幸のなかにもとめられる。

バイロンの悲観論は彼の曲がった足があずかっており、レオパルディの悲観論は彼の結核に結びついているということがわかる。

これら二人の十九世紀の悲観論の騒者（多感な詩人や文人）は若くして死んだ。

しかし仏陀とショーペンハウエルは長生きをしており、ハルトマンはこの間六十四歳で死んだばかりである。

彼らの病気は彼らが彼らの説をおもいついた時代に非常に危険だったというわけではないが、彼らはいずれも人間の生存に関して最も陰気な教義を説いている。

イワン・ブロッホ博士[173]の新しい歴史的調査によるとショーペンハウエルは若い時に黴毒《ばいどく》に罹《かか》っていたらしい。

この偉大な哲学者がおのれがうけた強い水銀治療の詳細を書き入れた手帳が発見されている。しかしこの病気に感染したのは彼の偉大なる悲観論が現われてから何年か後のことである。

病気と悲観論とに関係ありとする意見をすべて正しいとすれば、問題は最初に思われたより更に複雑しているということを否めない。

盲目の人がしばしばつねにかわらぬ愉快な気分を享楽する事はよく知られており、楽観論の布教者の中に、若い時に視力を失った哲学者デューリングが見出される。[174]

慢性の病気に罹った人が、生命に対する楽観論的概念を持っているに反して、力強い若者が悲しくなり、メランコリックになり、最も過度な悲観論に耽《ふけ》っているという事が認められている。この対比《たいい》はエミール・ゾラの小説『生きる歓び』の中で非常にたくみに描写されている。この中には、関節炎に罹った一老人が残忍な通風の発症によって苦しんでいるが、その老人は、強健な健康であるにもかかわらず非常な悲観論的な考えを持っている自分の娘に対して、常に上機嫌であったと書いてある。

私の従兄弟で非常に若くして視力を失った人がある。成人して彼は非常に羨むべき人生観を持つようになった。彼は想像によって物を見、そして、すべては彼にとって人生の楽しさであり美しさである様に思われた。彼は結婚して後、妻を世界中で一番美しい人であると想像した。そしてまた、一方で彼は自分の視力が恢復することを何よりもっとも恐れていた。彼は視力なしで生活する事に非常に適しており、そして現実は自分の想像するものよりはるかに劣ったものであると信じていた。彼は自分の妻が見える様になる事を恐れた。彼女は盲目で信じているよりも美しくはないと彼は思っていたのである。

更に私は、生れながらの盲目で、小児麻痺に罹り、よく癲癇《てんかん》の発作を起こす二十六歳の娘を知っている。彼女は殆《ほと》ど白痴であり、自分の品物を積んだ車の中で生活し、生命というものをより良い方面からみていた。彼女は確かに全家族中で最も幸福な一員であった。

全身麻痺患者特有の愉快な気分と誇大妄想とはよく知られている事実である。これらのすべての例は悲観論を健康の障害によって説明する事は容易でないことを物語っている。

この問題に何らかの光明を投げかけるために悲観論者の精神状態を厳密に分析する事は有用な事である。いい具合に私の親しくしている人に非常に陰気な生活をすごした人の例がある。私はこの人を親しく知っているので、早速私は研究に資する目的から、彼について観察してみた。

健康な両親から生まれた彼は中流の良い環境に育った。

田舎で生活したので子供時代は病気など一度もしないで健康に成長し専門学校と大学とに学んだ。

彼は科学に愛着を覚え、すぐれた学者になろうという志望を持ち、非常に熱心に、たゆまず科学の道のみにいそしんだ。特に彼の神経質的な点がその仕事の助けとなったが同時に多くの不幸の根源ともなった。

彼は非常に早く望みを達しようとしたが、自分の進んで行く道で時々ぶつかった障碍によっていちじるしく悲観的な人間にさせられてしまった。

彼は生まれながらに才能を持っているのだと自信して、一方自分の進歩を容易にするのは先輩達の義務であるということをいつもかんがえていた。

とくに成功したひとびとに共通な冷淡さ（これはまことに当然な話だが）に対して、若き学徒としてこの青年は、しじゅう憤りを覚え、自分に対して誰かが陰謀をくわだてており、そして彼の科学的の研究を頓挫させようと欲しているにちがいないという想像を逞《たくま》しゅうした。これらはすべて抗争と不幸の頻発の原因となった。

彼がのぞんでいたほどに万事がてきぱきおもう様にいかなかったので、彼はなにごとにたいしても非常に悲観的な考えをいだくようになった。

生活に於いて肝要な事は外界の状態に適応する事であると彼は思い込んでいた。この目的に達する事ができない生活者は、ダーウィンの自然淘汰の法則によって除去される。

生き残っているものがかならずしもよいものではないとしても、ただもっともかしこいものだとは言える。

地球の歴史において、多くの下等動物が、体の構成が比較にならないほど複雑し、発達している生物よりも非常に長く生きのびた事実を否定するものがいようか？

今日ではもっとも人間にちかい高等な哺乳類は消滅してしまったのに、下等動物のみがずっと以前から存在し、そして人間の周囲に、下等動物を退治せんがために人間がおこなういろいろな仕打ちによって余り邪魔もされずに急速な繁殖をして来た。

動物群において人間の進化と同様に、適応をさまたげ、尽きる事のない不幸の源泉を構成するのは、感覚の非常な発達を伴った神経系統を仕上げる事であるという事をしめしている。わずかな自尊心の傷つきも、同僚を傷つける談話も、この悲観論者を非常にたえがたい状態におくのである。

だがそれでは、もしもあらゆる瞬間にこんなにふかい痛手にさらされているなら友達をもつ事は無意味なことで、なんの価値もないことになってしまう。それならばどこかの隅の方に孤《ひと》りでくらし、科学の仕事だけこつこつとはげみながら静かに生活した方がましである。

非常に感受性の強いわが若い学徒は音楽を熱愛し、頻繁にオペラへゆき、とくに彼が《蝸牛《かたつむり》の様に小さかったなら、私は私の殻の中へ引っ込んでしまうのだが》とよく言い言いした魔笛の歌曲を暗誦した。

肉体的の少なからぬ知覚過敏の上に道徳的過敏という症状がくわわっていたので、我が若きこの学徒にとって、あらゆる種類の音響、たとえば、汽車の汽笛、大道を売り歩く商人の声、犬の吠え声等々は極端に苦痛を伴う感じを起こさせた。

夜間の一寸《ちょっと》した光さえ、彼の眼を妨げるに充分であった。大部分の薬品の不快味は彼を薬品で治療する事を不可能とした。

彼は、《あゝ悲観論的哲学者たちが、不快な感じはすべての快楽とは比較にもならぬ程強いものだと主張するのも尤《もっと》も千万な事だ。》と考えていた。

彼はその事をはっきりと理解しようとおもって味覚だとか嗅覚だとかについて実験をおこなおうとは敢《あ》えて望みもしなかった。

彼は人類が外界の状態に適応できなかったのは、我々の身体の構造のゆえであり、彼の運命は、この適応が不可能のためにヨーロッパから消滅した類人猿やマンモスの運命と同様なものであるべきであったということをしみじみと感じもし考えたのだった。

生活の諸事情は我が友の悲観論をつよめたにすぎなかった。

彼は財産をもたずに、結核に罹《かか》った女と結婚しその結果、生活するために大きな不幸の数々にぶつかった。

この若い女は、結婚するまでは健康であったが、北部の村で重い流行性感冒に罹った。その時、医者は、《これは大した病気ではない。流行性感冒はいたるところで流行しており、誰でも罹っている、すこし辛抱して休養すればすぐ良くなる。》と言っていた。

しかるに彼女の流行性感冒は永引いた。そして体が全般的に衰弱を来し目立って痩せて来た。今度は医者は実際に左の肺尖が少し悪い事を認めた。彼女の左の肺尖には確かに何かの変化があったが、何ら遺伝的に欠陥があるわけではない事を知って、少しも恐れはしなかった。しかしその後のことは世間に良く知られていることだからここでのべる必要はあるまい。この軽微な流行性感冒は、左の肺尖カタルにまで悪化したが、筆に表わし得ないような苦悩の四年間の後に死をもたらした。最後に体中全部が弱った時に、この患者はモルヒネを服用する事によって苦悩が軽減されることを感じた。このモルヒネのおかげで、彼女は比較的苦しみのない静かな数時間をもつことができた。が、同時にいろいろな幻想がぞくぞくと湧いて来た。

彼女の死がわが友に恐ろしい精神的動揺を生ぜしめたということは意外とするに足らない。

彼の悲観は極度にひどかった。二十八歳の鰥夫《ヤモメ》は肉体的にも道徳的にも衰えた事を感じ、そして彼の妻の例にならって救われる手段として求めたのはモルヒネの服用であった。

彼は、

「モルヒネ……これはたしかに毒だ。モルヒネは肉体を亡ぼしさんざん苦しめた末に生命を奪ってしまうものだ。しかし生きる事が何になろう。人体組織が外部界の状態に適応する事が不可能のように不幸に作られている以上、少なくとも神経系統が非常に敏感な人にとっては、『自然淘汰』を容易にし、そして他のものに譲った方がましではなかろうか。」

と考えた。

実際に充分大量のモルヒネの服用がこの問題の解決をあたえるはずである。

モルヒネは極端な幸福感を与えはしたが、同時に肉体的の非常な衰弱を来した。……そのうち少しずつ生命の本能に目覚めたこの友人は再び仕事をはじめた。

しかし悲観論は引き続き彼の性格の根底となっていて、決して消えなかった。

だが彼にとって生命は大切にするだけほどの値打ちはないのだ。また自然淘汰の方則にならい他の生命を創造する事は真の罪悪であろうと考えた。

道徳的、肉体的の感覚は、その強さを減じないばかりでなく果てしもしらぬ程に深い不幸と悲しみの原因となって行った。不幸を「理解」しようと欲しない人々の「不公平」は、我が友なるこの学徒に対しても、彼の仲間の人々と同様に生活を全く耐え難いものとした。

最も献身的な配慮は生存というものを非常に我慢のできるものとしてくれるのだったが、生命に対する悲観論者の概念は少しも衰えなかった。

「不正義」または矛盾によって醸《かも》される苦悩を癒やすのに、我が友がモルヒネを求めたのは決して良いものをもたらしはしなかったので、遂にモルヒネの重い中毒の危険を知った彼は濫用を止めたのである。

何年かの後に、彼は人生目的の問題とそれに関するいろいろな問題を近親の人々と議論して、常に悲観論の説を支持することに、非常な熱情を持った。

ただ彼は時としてすでに自分の弁護が絶対的に真心からのものであるかどうかを考える様になった。

真面目な飾り気のない性質の彼が心に懐《いだ》いたこの疑問は当人にとっては不思議なものであった。彼の精神の動揺についての分析は彼に何か新しい事物を発見させた。

何年間かの間に変化したのは彼の観念ではなく、むしろ、感覚と感情とであった。壮年となって四十五歳から五十歳の間で我が友は、感覚と感情の強さに非常な変化を来した。ここにおいて彼の種々の不愉快は、以前ほどには彼を心痛させせなくなった。そして猫の啼き声が通りの方からきこえてくるのを非常に平静な気もちできくことができるようになった。

感受性は鈍くなり性質は非常に寛大になった。同様に「不公平」とか自尊心の傷つきなど昔の彼だったらモルヒネにすがらずにいられない程には依然として深刻なものがあったけれども、いまではもう、少しも耐え難い反応を起こさなかった。不幸は容易にまぬがれ得た。そして以前のような強烈には感じられなかった。また性質は非常に円満となって来て、周囲の人々に対しても、大へん思いやりがでてきた。

彼はこの様に考えた。すなわち、

《私の心を奪ったのは老年である。私は耐え難い感動を余り強くは感じない。しかし同時に私は余り幸福を尊重する事もできない。これら二つの感動の割合は昔のままなのだ。言いかえれば不幸は今もってやはり幸福よりもずっと強い感動を起こすのである。》

感動の分析と比較とによって、彼は何かしら新しい事を発見したが、それはいわば中和とも言うべき印象の評価であった。調子外れの響きに対しての感受性がすくなくなり、同時に外部からの音響よりうける快い感じも稀薄になって、音のしない時が一番楽しく思われてきた。

真夜中に目をさまして、かつてはモルヒネによって起こしたようなある種の幸福感を感じた。

そしてそれには快い音も耐え難い音もなく、一切音というものの聴こえないことによっていたのである。

薬品による食欲不振も少なくなったが、一方では青年時代に讃美した良い御馳走に対しては無関心になった。しかし、同時に彼は最も単純な食事をとることに快楽を感じた。

黒パンの一片と水の一口は彼にとって本当に美味であった。この不味《まず》い食事はかつては軽蔑していたものであったが今では彼には一等の楽しみとなった。

美術に関する進展に於いては、鋭い色合からピュヴィス・ド・シャヴァンヌの薄暗い色彩へと変化した。すなわち野原や牧場の景色から山や湖の景色へと嗜好が変わった。また同様に文学においても、悲劇的なまたロマンチックな場面が日常の生活の場面によって置き換えられた。またこの我が老友の心理的の発展もやはり同様の変化をなしている。山の中で彼は特に絵の様な景色に快楽をもとめるかわりに、自分の庭の木に葉が伸びてゆくのを見たり、蝸牛がその神経過敏さを抑えようとして、触覚を突き出すのを観察する事で満足した。

非常に単純に思われる諸現象、たとえば乳呑児《ちのみご》がなにか解らぬ声を出したり、微笑したりする事だとか、子供の口のきき初めのおぼつかなげな思案の有様などは、この老寄った学者にとって真の幸福の根源とさえなった。

かかる大きな変化が完成されるためには非常に長い年月を必要とした。かかる多くの変化の意味は何であろうか？　それは生命の知覚の発展である。この本能は若い時代には余り発達しないものだ。

男女間の最初の肉体的関係は、若い者にとってはむしろ苦痛であり、また子供がうまれながら泣くのと同様に、生命の感覚は、特にその感覚が痛切に感ぜられる場合に、人間の一生の長い間の快楽よりももっと苦痛を惹起する。しかし感覚と知覚は不変不動の現象ではない。感覚や知覚は進化し、そしてその進化が多少とも正常に起こると、精神の平衡状態に達する。

悲観論を頑強に主張していた我が友も、ついに生命の楽観論の説に加わるにいたった。われわれが長い間従来して来たこの問題の議論は完全に了解されるに到ったのである。我が友は私に語った。すなわち、

「生命の知覚をほんとうに了解するためには長生きをしなければならない。さもなければ美しい色を目の前に並べられている先天的な盲目と同じである。」

これを要するに、悲観論者であった我が友は、死の近くになって、納得のいった楽観論者となった。

こうした進化は例外的のものと考えらるべきではない。我々はすでに、『人間性の研究』に於いて、ほとんどすべての悲観論者の説は若者達によっていだかれているということをのべた。

たとえば仏陀やバイロンやレオパルディやショーペンハウエルやハルトマンやマインレンデル等がそれである。さらにあまり知られておらぬ名前をあげることもできる。

我々はしばしば全く真剣な哲学者であり、涅槃《ねはん》にもどる事を説得したショーペンハウエルが、ずっと後年におけるマインレンデルのように、自殺するかわりに非常に強く生存に執着したということをいかに説明するかということに疑問を持った。このことはちょうどこのフランクフルトの有名な哲学者が生命の知覚の充

分な発達まで進化するだけの時間があったということである。有名な精神病学者であるメービウス氏はショーペンハウエルの伝記と作品を非常に注意深く研究して、彼が年寄ってからの思想は楽観論的色彩を帯びたと推定している。(175) 彼は七十歳の記念日の時に印度《インド》のウパニシャッド（印度最古の哲学論叢。訳者註）およびフルーランの意見にしたがって人間は百歳まで生き得るという考えをもって慰安とした。

メービウスの発表によれば、

《ショーペンハウエルは年寄るまで生きる意志をもっていた。そしてもはや感情においても悲観論者ではなかった。》

彼は死ぬすこしまえにさえ、なおまだ二十年間は生き得ると考えていた。ショーペンハウエルが若いときの悲観論をけっして否認はしなかったことは事実であるが、しかし、たしかにそれは彼が精神的進化の実際の感じを充分に意識していなかったことによるのである。

心理学の近代の仕事を見渡してみると、我々は人間の魂の進化の圏の説明をどこにも見出すことはできぬ。

非常に有名で良心的なコワレウスキイの悲観論の心理学に関する研究の中で、我々は特に我々の注意をひくつぎの一節に気が付かずにいられぬ。

すなわち、《種々の不幸、たとえば飢饉であるとか、病気であるとか、死であるとかは同じ程度においてすべての年齢にそして社会のあらゆる層にとって恐ろしいものである。》ということだ。

私は彼が生命の進行の中に、感動の変化し易いことを認知していないことを認める。その変化は人間性の偉大な法則として考えられるべきである。死の恐怖は決して生命のあらゆる推移においては同様には感じられない。

子供は死を疑わず、そして死を恐れる事を自覚しない。青年と若い人間は死は恐ろしいものであると感じるとはいえ、生命の知覚が充分に発達している老人程にはとてもこの恐ろしさを感じはしない。若い人々があらゆる衛生学に対してそ知らぬ顔をしており、また時々これに反対するが、一方老人は衛生学の訓戒に非常によく従うということは斯様《かよう》な理由によるのである。

この相違は確かに若い人々の中に悲観論者がしばしばあるという一つの原因である。精神病学の研究の中で、メービウスは悲観論は、ずっと後になってから安穏な概念によって置き替えられるところの若い時代の一つの行程であるという考えを発表した(176)。

彼は、

《理論として、人間は悲観論者でいられるが、感覚の悲観論者であるためには若くなければならない。人間は年を取ればそれだけ生命に執着する。》と述べ、さらに、

《老人がメランコリーから免れた時にはもうすでに決して悲観論者ではないのだ。》と断じ、

《若い人々の悲観論の心理学を充分に説明する事は出来ない。しかしそこには有機的な根底がある。……そしてこの精神状態は、若い時代の一つの病気の様に考えられるべきである。》と言っている。

ショーペンハウエルと我が科学者の例は、精神的の進化を描いたものであるが、ライプチヒのこの精神病学者の観念を充分に裏づけている。

人間の発達の経過における生命の知覚の進化の観念は楽観論者の哲学の根底をなしている。そしてその観念は最も可能な正確さでもって研究されるべきであるという事は、その非常な重要さに原因している。我々の知覚は一般には非常に完全になる事が可能である。

芸術家は普通の人々には解し得ぬ程度に色彩の知覚が発達している。芸術家は外の人には少しも特別に知覚し得ない様なニュアンスを認める。聴覚も、嗅覚も味覚もひとしく非常に完全になり得る。

酒の風味を見る人は普通の人間には出来ない程たくみに酒の質を決定する。

私の友人でブドー酒を飲む習慣の無い人がいて、ボルドーとブールゴーニュとを壜でしか区別する事が出来ず、これと反対に茶の味覚にすぐれ容易に茶の商品のマークを鑑定した。

私は人が酒の風味を味分《みわ》けるように生まれたかどうかは知らぬが、味の知覚を完全にする事が出来るという事は疑いのない事である。

知覚の発達は特に盲目の人達に著しい。盲者たちは奪われた視力を、他の感覚を発達せしめる事によって補っている。

生命の知覚の進化の問題の研究の見地より非常に重要なものとして、感覚の完成の問題を考慮する我々は、視力を奪われた人に関しての記録の中にもっとも秀《すぐ》れた報告を見出す事ができると思う。しばしば盲目者の触感の非常な鋭さがかたられると同じに、全く非難の余地ない事実に基づいたこの主張を信ずる事が出来る。しかるにこの問題に関してなされた詳細な研究は反対の事実を示している。

触覚の評価に役立つ方法を適用して、グリースバッハは、盲目の人は決して正常の人より触覚が鋭敏ではないという事を認めた(177)。

コンパスの二点を感じさせるためには盲目の人では、少なくとも眼の見える人と同じ位の二点間の間隔が必要であった。ジャバル博士は自身が盲目になった有名な眼科医であるが、彼は次のごとき事実に驚きを表明している(178)。

すなわち、

《触覚の鋭さの点から言うと、盲者は目あきよりも劣っており、その差は相当な程度である。

例えばコンパスの二点が純粋な二つの知覚を与えるためには目の見える人には二ミリで充分であるのに、盲目の人には少なくとも二点間の距離三ミリは必要である。》

というのである。

グリースバッハはさらに盲目な人の聴覚や嗅覚は正常の人よりも発達していないということをたしかめた。もしこれらの知覚が視力をある程度まで補うに到るならば、単に眼の見える人が少しも重要としていない感じを利用したということにすぎない。

我々の身近くにおこることを見ると、我々は色々な雑音や臭いやその他のことにもあまり注意をはらわない。
これに反して盲目の人は、それを視力のない事の補足として感じるのである。かかる響《おと》はたとえば、盲目の人には近くにある車の出入りし得る門が車を通すために開いており、それを避けなければならぬ事を知らせる。また特別な臭いで自身の居る場所を、例えば家畜小舎に居るとか台所に居るとかいうことを知る。

我々が興味をもつ観点から最も重要さを持つものは確かに知覚の鋭さではない。この鋭さは盲目の人にも、目あきにも同様に為《な》し得る。そして後者の方がすぐれているかも知れない。

しかし、ちょうど目の見える人が本を読んで意味を理解するように、盲目の人は点字を容易に判断する事が出来る。この盲目の人の能力は年期《ねんき》を入れて後にはじめて発達するものであり、非常にデリケートな触覚の感じを判断することにもとづいている。

コンパスによる方法は触覚のある一面のみを知らせるだけで全般的のものではない、と言わねばならぬ。

しかし盲者は五感のうち残された四つの感覚に関しては鋭敏さが得られない事を知れば、彼らには特別な感受性の真の発達がある事がわかる。

彼らには第六感または『妨害の知覚』があると言われている。

盲人、特に非常に若い時に視力を失った盲人は、妨害をさける能力および自分の廻りにある物の距離を知る驚くべき能力をもっている。

盲目の子供は木に突き当たることなしに庭中を走り廻る事ができる。

ジャバル博士(179)は、ある盲目の人は家の前を歩きながら階下室の窓を数える事ができると述べている。ある教授で四年前から失明した人が、たった一人で庭を樹や柱にぶつからないで散歩した。彼は二メートルはなれた所から壁のある事を感じる事が出来、またある日、はじめて広い部屋へ入りその真ん中に大きな家具のある事を感知した。この家具は彼には玉突台《たまつきだい》の様に思われた。

別の盲目の人は街を散歩しながら商店を見分ける事ができ、入口と窓の数を数えた。妨害の知覚の存在は疑うことのできないこの問題に対する非常に多数の正確な事実にもとづいている。その事実はそれを作用させる機構の説明である。というのは、それについては意見が色々であるからである。

ジイル博士(180)は盲目の人にはこれと言った特別な感覚は問題ではないと考え、そしてつぎのごとく考えている。

すなわち

《特別な感覚というものは、気付かれずに誰にでも存在しているものであって、目のみえる人でも練習すれば獲得出来る。》

そして、たとえ盲人であっても何年もそれが発達しない人もある。これはジャバル氏が指で読む事がよくできたけれども、決して、遠くの妨害物を気付くことはできなかったごときである。

きわめて妥当性ありと思えるらしい仮説は第六感を鼓膜の作用に帰し聴覚と結び付けていることだ。音響は障害を感知することをさまたげるということは知られており、雪も同様な意味で作用する。すなわち雪は足音を聞こえなくするからである。盲目の調律師は聴覚が非常に発達しているが、彼は非常に高度な第六感を持っている。

我々が挙げた例は人間性の中には特別の状態の時にのみ現われるに過ぎない、また特別な教育を必要とする感覚が存在するということを示している。『生命の知覚』はある点このカテゴリーの中に含まれる。これがある人では非常に不完全にしか発達しない。もっともしばしばこれは遅れて現われる。しかし時としてはずっと早く病気や、その他の生命を失う危険によって与えられた衝動によって現われる。自殺を企てる人は、総ての価値に対して永遠の幸福を求めるべく刺戟する生命の強い本能が覚醒するということになるのである。

この状態では生命の知覚は或いは健康な人に、或いは反対に急性のまたは慢性の病人に発達し得る。これらの種々なる変化は生殖の知覚の発達と同格に置かれる。時としては全然存在しないで、多くの女性ではずっと後に発達するに過ぎない。ある場合にはそれを覚醒するための特別の状態、例えば分娩や病気の状態の時がそれである。

生命の知覚は発達可能のものであるので教育はこの目的に向けられるべきであり、同様に盲人の代理の感覚完成のためにもこの目的に向けられるべきである。

また悲観論に傾いた若者達に、彼らの精神状態は一時的のものに過ぎず、そして人間性の法則にしたがって人生の楽観論的概念にその価値を譲るべきであると教えることは決して無視さるべきではないのである。

第Ⅷ章　ゲエテとファウスト

Ⅰ

若きゲエテ――若きゲエテの悲観論――ウェルテル――自殺への傾向――仕事と恋愛――ゲエテの壮年時代の人生観

人間性の研究にあって特に偉大な人物の伝記の分析は、貴重な教訓の源とも言うべきである。多くの理由によってわれわれは今ここにゲエテを択《えら》んで解剖にかけることにした。この天才はその博識において古今に絶している。

第一流の詩人であり劇作家である。

彼は無限に近い程豊富にして深大な知識をもっており、自然科学の発達に貢献するところまた古今無双とも言うべきである。劇場主としては、たまたまその管理者としてもっとも煩雑な実務を掌鞅《しょうおう》した。八十三歳の高齢で逝去するまで、比較的正常な状態で生活の各段階を辿って来た。

そして数多の作品の中で、その本質や生命の上に生き生きとした光を投げることの出来た実に無数の貴重な着想を残した。実際彼がドイツ国民の心に吹き込んだ崇仰《すうぎょう》の念は、いかなる偉人や天才の上にもこれに近いそれすら嘗《かつ》てなかった程の伝記的記録を綴らせた。
《徳望ある高貴な存在》たらんことを渇望して彼は人間性のもっとも崇高な学問にのみ没頭した。そして生涯をかけてそれの追求に寧日《ねいじつ》がなかった。

以上のごとき次第だから、ゲエテをここにえらんで、われわれの研究の対象とした筆者の意図を了解してもらえると思う。

彼の伝記は世界中に知られている。すくなくともその大部分は周知のことであるから、ふたたびここでそれをくりかえそうとは思わぬ。

あらゆる意味でまったく都合のよい条件のもとに育てられたゲエテは、幼い頃よりして顕著な性向をあらわしていた。すぐれた記憶力をそなえ、非凡な想像力にめぐまれた彼にとっては、古代語や現代語の研究は、自余（それ以外の）一切の古典的な教育と同様、一種の楽しみであった。

彼は父の書斎であらゆる種類の書物にとり囲まれて、早期から夢中になって文学書を熱読した。そして早くも十五歳以前に、自分では詩人になるべく運命づけられているという自覚はなかったにせよ、とにかく詩作に没頭した。そうだ、彼は別に詩人になろうなどという考えなど抱いていなかったのだ。そして、むしろ学者たらんと志し、できるなら教壇に立ちたいと考えていた。

真剣な科学的研究をしたいと希望を抱き、すでに十六歳にしてライプチヒ大学の学生となった。法律と哲学とは彼を満足させなかった。彼は医学と自然科学とに興味を持った。

しかし、その方の勉強はどちらかというと表面的なものだった。快活で活動的な性質の彼は、しょっちゅう劇場に出かけてゆき、又あらゆる種類の娯楽に夢中になった。この時代に書かれた手紙の書き抜きは、彼の送った生活様式をよくあらわしている。

十八歳の学生だった時、彼は友達に《今晩私は畜生のように満腹した。》と書いた。その次の日には《ジェティの、腕の中で有頂天になっている。》と書いて、その当時の彼がどんな風だったかをよく書き綴っている。

ストラスブルグで法学士の称号を得て彼は弁護士の職をえらんだ。しかし弁護士などを自分に適した仕事とは考えていなかった。そして最初の文学的論文の偉大な成功によってすっかり元気づけられ遂に彼は作家となったのである。

この若者はあふるるばかりの文学的素質をもってあらゆる種類の刺戟を求めて歩いた。文学のみならず同時に科学上の研究や労作にも没頭した。それのみならず、魔術にさえも夢中になった。それから劇場や上流の社交界にもしばしば出入りした。特に彼が一番心を奪われ、一番楽しみを感じたのは想像的空想的な事物であった。そして彼は科学的問題にはしばしの間しか足を止めなかった。彼は科学を浅薄なものとしてしか取り扱わなかった。《私には常に運動が必要だ》と、彼は筆記帳にしたためている。

非常に情熱的な性格を持っていた若きゲエテは、怒る時には時として気も狂ったかと思われる程の忿怒《ふんぬ》に駆られるのであった。彼の同時代人たちはいずれもこう語っている。

《ゲエテが一度怒るや机上の絵画や図面を引きやぶり、書物をもびりびりと裂いて千切った。》

夙《つと》に彼は若い時分から厭世家になっていた。一切を厭い死を思うそうした精神状態は『若きウェルテルの悲しみ』の中に十分あらわれている。この小説は一躍ゲエテを有名にさせてしまった。

この小説の中で彼は人生についていかなる考えを抱懐しているか、その過程を描いている。(181)

ここに、若きペシミストとしてのゲエテの魂に親しく触れ、しかも正確な観念を示し得る抜き書きを二三加えておく。

《理解されないという事、それはある人々にとっての宿命だ。》

《人生は一つの夢だ。他人は私より以前にそう言っている。しかしこの考え方はどこまでも私についてまわる。

私がせまい限られた範囲の思索をする時、そこには限られた人間の能力があり活動力があり知識がある。私が欲望を満足させるために全力をつくしたということ、そしてその欲望がわれわれのあわれな生存を一日でも長からしめようことをのみ目的とするということ、そして、多くの問題についてのわれわれの平静な心は深い根底に根ざした諦めであり、それは牢獄の壁をいろいろな画で覆い、そして最近のペルスペクテヴ（遠近法絵画）で蔽った囚人の諦めに似ているのだろうと思えばわが友よ、すべてそうしたことは私の口を噤《つぐ》ませ、唖のようにしてしまう。》

《何故子どもらが欲望を持つかということを知らずにいることは、その事についてすべての児童教育者たちはことごとく意見が一致している。しかしながら、大人たちがたとえば土地について子供のように論争したり、どこから人間は生まれて来るか、またどこへ行くかについて知らぬこと子供らと何らえらぶところがなかったり、真の目的にむかって行動せざること子供のごとくであったり、ビスケットや菓子を与えれば子供のごとく何でもよろこんで言う事をきいたりする……というようなことどもが、大人の世界にもあるのだということなど、誰も考えて見ようともしないのだ。だが、自分は思う――そうした事実の真理はごく手近のところにころがっているのだということを。

自分は君の意見を全幅的によろこんで支持する。（何故かなら自分は君が言わんとすることを知っているからだ。）君は言う、もっとも幸福な人間はちょうど人形を引きずりまわしたり、着物をきせてやりぬがしたり、母親が生薑《しょうが》入りの菓子パンを大切に蔵《しま》ってある抽斗《ひきだし》のまえに近づいたり、欲しいものを得たり、もっともっとちょうだいとせがみながら口いっぱいに頬張ったりする子供と同じようなものだと……！　そうだ、幸福な人間とは、そうした風な、子供のようなものなのだ。》（ゲエテ全集より）

ウェルテルはシャルロッテとのロマンスよりよほど以前に、厭世的な思想をあらわしていた。

彼の恋愛が非常に不幸な外貌をもったのは、そうした暗い考え方が根底になっていたからのことだ。ゲエテの作品が得た大いなる名声は、若き恋人の悲劇的最後に因由するのではなく、正確に言って、その一般的思想によるのであって、その時代の人々の中枢がこの世の事物について抱懐していた考え方とぴったり来ていたからなのである。

ゲエテの思想はすでにゲエテ以前にあったのだ。バイロニズムがバイロン以前に生まれたのと同じである。

ウェルテルは人間の精神能力の進化の不調和によき説明の役をつとめていると言うことが出来る。羨望やいろいろな欲望が非常に強烈な度合に発展してゆき、もうそれはむしろ意志と呼ぶことさえ出来ぬ程速やかに発達して行っている。

生殖作用の進化に於けるが如く、さまざまな行為が『人間性の研究』に於いてわれわれがそれについて例示している様に不平等不調和な方法で発展している。同様に、最も高尚な精神の作用の発達の中に不平等と不一致とがある。

性的感覚と、異性に対する漠としたアトラクシオンとが少なくとも正常な生殖作用に対しては問題となり得ないところの、生命の一エポックにあらわれるのだ。

長い青年期を通じて絶えず感じられる不幸の連続はそこから発足する。感覚の早熟な発達はまた別に一つの不幸の原因となる一種の一般的知覚過敏を招来する。

子供は眼の前のものを何でもかでも手にしようとする。月の方へ手をのばし、自分の欲望を満足させることの不可能なるを知って不幸を自覚する。若い人たちにあって、かかる不調和は決して少なくない。事物の真の関係をとらえることが出来ず、彼らは自分の力がそれらを実現するに不充分なこともわきまえず、（意志は非常におそくなって、しかも徐々と発達する人間の能力の一つであるから）ただやたらに未解決問題（desideratum 求めてもまだ得られないもの）を早急に表現するのである。

同情を起こさせる性質の人に対して恋愛に熱中し、ウェルテルはシャルロッテが他人の婚約者であるという事情を知らず、夢中になって彼女への恋心に燃えた。

若き厭世主義で衰耗した主人公の自殺で終わった悲劇的ロマンスはこの点から生まれたのである。感情をおさえる意志に欠けていたウェルテルは不活発な状態に陥り、人生に倦怠をおぼえはじめ、自殺するより他に良い方法は何一つ見出せなかった。

われわれはウェルテルのこの物語の最後の局面についてここに述べようと思わぬ。なぜかなら、われわれをして何よりも興味をもたせるのはゲエテの人格であるからだ。

さて、ゲエテはロッテに対する情熱を抑制することを知っていた。そして恋々として悶えたのちに彼は間もなく他の女性に熱中することによりて心を慰めた。かかる相違にもかかわらず、ゲエテはウェルテルの中で本来の若さの一部分を語っている事は動かし得ぬところである。

このことはケストネルへの手紙で、《自分は自分だけの境涯の芸術の製作につとめている。》と書いているゲエテ自身によって証明される。

この手紙は一七七三年七月に書かれている。その時ゲエテは二十四歳の作家であり、若きウェルテルの悲しみを書き綴ったのである。

この作品の一般的価値はカーライルによりて非常によく特徴づけられた。(182)

《ウェルテルはゲエテの時代《ジェネラシオン》を考えるすべての人々の心に深い手強《てごわ》い苦悩の表現としかうつらないの

である。ウェルテルは一般的恋愛の煩悶の象徴である。一般的の恋の傷心の表現である。全欧州の声と心とがあのように大きな一致のうちに、この小説を認め共感したのはそうしたことからであった。》

ウェルテルは《このおそるべき悲哀と嗟嘆《さたん》の最初のひびきであり、それ以来、このひびきは全国津々浦々に拡大してゆく、自余の一切に対して無感覚となり聾《つんぼ》となった人々の耳にまで、このロマンスのひびきは鳴りひびいて行ったのである。》

ゲエテは、人生に対するペシミズムの時代を通してしばしば自殺を企てた。彼は自叙伝にも彼のこの時代にあって当然なように、夜卓の上にはとぎすました短刀をのせて置いた。そして何度も何度もそれを胸もとにつき立てようとしたと語っている。

この時代のことを思い出して彼は友のツェルターに次の様な書簡を書いている。

《私は死の大浪から逃れようとしてどれほどの決心と努力とをついやしたか知っている。(183)》

彼に小説の終結のための資材を与えてくれたイェルサレムの自殺はゲエテに深い印象を投げた。彼はシャルロッテに対する情熱をじっと自制したとはいえ、彼の人生観はなおずっと永い間ペシミスティックな気味を持っていた。また、彼のノートには一七七八年、次のような語句が記されている。

《余はこの世のために生まれて来たのではない。(184)》

一般に誰もがまだ外部の条件に於けるオルガニズムや性格の適合について詳細のイデエを持っていなかっ

た時代としては、右の如き言葉は非常に特徴のあるものであった。非常に精練された感覚の持ち主だったゲエテは、自分をとりまいているさまざまの境涯に良く適合しているとは感じなかった。

ゲエテの生活のその後の進化と、そして若きペシミストから少なくともどうやら楽天家らしくなって行った変化をじっと観察して行くことは興味あることである。

この痛ましい劇変に関する応急薬としてゲエテは詩作・製作・恋愛等を見出した。

彼はこの傷ましい物語を紙に書きあらわして大きな慰安を感じていたと告白している。

両の眼からはふり（あふれ）落ちる涙が子供や女性を慰めるように、悩みを表現した詩が詩人を慰めた。

シャルロッテとのロマンスはなおつづいていた。決して終局したのではなかった。その頃ゲエテはすでに彼女の妹ヘレエネを愛そうとしていた。ゲエテは一七七二年十二月にケストネルにこう書き送っている。

《私は、ヘレエネが帰って来たかどうかをおたずねしようとしたところでした。ちょうどその時、私は彼女の帰還を知らせる手紙を受け取りました。》

《彼女の肖像から判断するに彼女は非常におとなしい少女、シャルロッテよりもやさしい少女であるとさえ思えました……さて私は今、全く自由な身の上で、愛に餓えているのです。》

《私は再び新しい企てを、新しい空想を抱いてフランクフルトに来ています。私に愛する対象があったならば、こんなことにはならなかったでしょうに……》

それから間もなく、彼はケストネルへの新たなる尺牘《せきとく》（手紙）によりて次の様に書き送っている。《私はここで心から愛する少女を見つけました——と、シャルロッテに伝えて下さい。もしも、私が結婚したければ、私は他の誰よりもまず彼女だけを選ぶでしょう。》

その頃はまだ、なお、ゲエテは自分の真の天職をつかまえるまでには至らず、ワイマール宮廷の大臣となった。彼は職務が普通の政治家の仕事以上に彼を取り扱うだけ、それだけ熱心にこの新しい仕事に熱中した。施政の諸問題の研究を深めようと志し、道路の建設・鉱山の開発を促進しようと企てて、鉱物学と地質学とにむかって没我的な研究をすすめ、またたく間に広く深い智識と、才腕とをこの方面に発揮するようになった。

森林と農業との学理は彼に植物の真に真剣にして重大な研究を遂げる導火線を与えた。一方美術学校の管理は彼に解剖学を習得する欲望を煽《あお》りつけた。こうした種々の仕事は彼に科学に対する真の興味を与えた。そして、彼はライプチヒとストラスブルグの大学に在学中におけるごとき、表面的のみならず、さらにその底深きところ、重要な発見に到達する程真剣に勉強し、真面目に熱中した。

この時の彼の重大な科学上の発見は古典とさえなった程価値高いものばかりである。

しかし、こうした職業の一切をもってしても彼のはかり知れぬ天分を弱めることとはならなかったのである。自由な時間が一分でもあったなら彼は詩作にふけり、散文を書き綴っていた。

多くの仕事に同時に熱中することは彼を心から喜ばせ満足させた。人間の頭蓋骨の発見は彼に《五臓六腑を顫《ふる》え上がらせるほどの喜び》を与えた。

こうしたはげしい活動力は、スタイン男爵夫人への恋愛によりて一層拍車をかけられた。

この恋愛を彼は《水の上に浮ぶコルクの栓》と表現した。彼女とともに過ごす宵の一と時の会話は彼に魂をとりもどさせてくれた。活気づけさせてくれたのだ。

ゲエテの全生涯を通じて恋愛遊びが演じた大きな役割は、彼のこの時代を通じて特殊な様相を以て人々の心に感じさせた。この時代とは、若きペシミストから壮年楽天家への間の過渡期間である。

スタイン男爵夫人とどうしても別れなければならない破目になった彼は、再び人生が暗く悩み多いものになってしまったのである。

三十七歳にして又もやウェルテルの悲しみの時代が訪れたようなものだ。以前の失恋に似た運命の激変が来たわけだ。

一七八六年、彼は《ウェルテルの作者が、その仕事を終えて後、自殺しなかったという事は悪い事だと考える。》と書いている。

それからしばらくして後、彼は《後年の生活よりは私は死をえらんだ方がよかった。》とはっきり言い切った。(185)

かかるペシミスティックな感情の再現は少しつづいたのみであった。そうした感情の強さは昔の力を持っほどではなかった。非常にしばしば彼は生存のよろこびを感じ、生命の感覚は何よりもまず死の恐怖によって現れた。

三十歳を越すや越さぬに、彼は早くも死の突然に訪れることに対する手段を講じた。そして彼はラヴァテールにつぎのように書き送っている。

《私にはもう失うべき時間がない。私はすでにあまりに年が寄りすぎた。そして運命が一生の半ばで私を疲らしてしまったのだと言うことが出来る。》

あらゆる方面から生きんとの希望と死の接近とを知る苦痛が見えて来た。彼がギッケルハーンの丘陵の上や、小さな石垣の上で詩を書いたのは三十一歳の誕生日をむかえて数日の後のことである。

この時のすぐれた詩は詩の傑作中の一つに数えられている。そしてそれは死の予感によって鳧《けり》がついている。

《しばらく待て、やがて汝にも休む日が来るであろう。》

スタイン夫人との別離によって受けた傷心、そしておそらくまた脳の過労の結果、三十七歳の時に迎えた運命の激変は、ワイマールからの突然の雲がくれと、伊太利《イタリア》への長途の旅行によって落着《らくちゃく》がついたと言えよう。

ここ南国伊太利は特にあふるるばかりの元気をとりもどさせてくれた。考古学、芸術、自然風物のすべては彼を有頂天にさせ、過ぎ来し悲しみのすべてを忘れさせてくれた。

彼は生きることの深い歓喜を感じたのである。かくて、物識りの男爵夫人によって失った愛を、碧眼の美しいミラノ娘マグダレエナ・リッギの腕の中で取り戻し、心から傷心を慰めた。この娘にはシャルロッテのようにやはり他に婚約者があった。幸いにして今度の場合は、シャルロッテとのそれの時の如き不幸な、そして険悪な事態を惹起させずにすんだ。

やがてこの伊太利娘と求婚者との間には不和を生じたが、ゲエテは彼女ときっぱり別れてしまった。彼は他の伊太利娘ファウスティーネに心奪われるもののごとくであった。ゲエテはローマ滞在の後半時代ずっと関係をむすんでいた。この恋愛はスタイン夫人に対してのそれからくらべるとはるかに理想的なところ少なく、複雑さにも欠けていた。が、『ローマの悲歌』の骨子となり、この傑《すぐ》れた詩人の気質の上に生き生きとした光明をなげている。

ここにもっとも特徴のある書き抜きをかかげておこう。

《神聖なる昂奮《アントウジアズム》はこのクラシックな土地で私を生き生きと力づける。遠い昔の人々や、現代の人々が、声高に私に話しかけ、私を手招いている。ここで私はじっと思いにふける。私は手を休める事なく古代の作品を一枚一枚とひもとき、日がつづく限り、無限の喜びで古書を読みふけっている。

夜は夜で、楽しい愛楽の夜がまた違った心やりをもって私に呼びかけてくれる。しかしもしも、私が今の半分程しか物識りでなかったならば、もっと幸福であろう。私が愛するもののやさしき胸をまさぐり、肩に手をかける時、いろいろなものを学ぶのだとも言えないだろうか？　その時私は単に大理石像をしか理解出来ない。私は考える。私は比較する。みつめる片眼で見る。ふれる片手で私は触れる……》

《しばしば私は彼女の胸の中で詩を作り、しばしば、いたずらな指でやさしく六脚韻を彼女の背の上で数えた。行儀の良い眠りの中で彼女はやさしく呼吸をする。その息は私の胸の奥まで深く沁み込んで来る[186]。》

伊太利滞在中ゲエテはすでにはっきりと、成熟した成年に変わっていた。彼の生涯においてこの時代は実に重大な地位を占めているのであるから、ビールショウスキイ記すところのゲエテ伝を参照することにしよう。

《伊太利旅行は彼を全く新しい人間にした。これによって彼の病的、神経質的方面は消え去《う》せてしまった。昔、あれほど尚早な死を彼に考えさせ、生きているよりは死んだ方がましだという様に考えさせたあの深い憂鬱は、今や崇高な清らかさと、生きる事の喜びに置き換えられてしまった。しじゅう物思いに沈み、暗い事ばかり考えつづけていた男は今や全く生き生きとした少年のように陽気になった。》(第一巻四一二頁)

《この時代を契機として、彼は、世間から神秘と謎とに満ちた人の様に思われるに至った生活の圏内を、しかも羨ましい程の平穏さのうちに馳けまわりはじめた。かくてゲエテは後世の人からかくまでに崇拝される如き静かなオリムピアンとなった——が同時代の人々の多くからは彼が尊敬すべき人物なること、昔

のように、慈《いつくしみ》深い人物なることが認められずにしまったのである。》（第一巻四一七頁）

ゲエテが遂に楽天主義者となったのは、四十歳以後のことである。

Ⅱ

ゲエテの楽天時代――この時代のゲエテの生活様式――芸術的創造における恋愛の役割――芸術的傾向は副次的な性的性質の範疇に入れられるべきである――ゲエテの晩年の恋愛――天才と性的作用の関係

偉大なる作家の精神的均衡は一朝にして定めることなど出来ぬ。彼は生存中いくたびか厭世家に立ち戻った。しかし、それは通り魔のごとくたちまちにして過ぎてゆくかげのようなものであった。

ひとたび厭世的な気もちが通過すると、身も心も、自分の生活の条件に完全に調和した、はつらつたる人物として再び登場するのであった。彼は安らかな老境に達した。そしてその活動は、八十歳余りにして死するその日までいささかのおとろえも見せなかった。

それについてはすでに述べたように、ゲエテにあっては生命の感覚は極めて夙《はや》くから発達していた。

楽天家となるや、彼は生活の歓喜をしみじみと味わい、一日もその楽しい人生の長からんことを心から祈っていた。最早年を重ね、老いに入った彼は《人生は神巫《しんぷ》(Sibylle)の書物に似ている。そしてわれわれに生きる日が残り少なければ少ないだけ、それだけわれわれにとって貴重となる。》という考えをもらしている。

彼は人間性の進化の正常な範囲《カードル》に入る発展を自らのうちに生んだのである。

けれども、ゲエテの生活の状態は完全というものからかなり遠かった。彼の健康は欠点だらけであった。どう考えても結核性のものとしか思えない強度の吐血が青年時代にあった。それから後はずっとつづけざまに一生の間を通風・疝痛《せんつう》・心臓病・腸疾患等さまざまの、それぞれ多かれ少なかれ精神的な煩悶や苦痛の原因となるべき病患にいためられつづけていた。彼の養生法は不行き届きなものであった。彼は葡萄《ぶどう》栽培地帯で育ったのだ、若い時分から健康にとってたしかに有害な量のぶどう酒を飲みはじめた。彼は三十一歳の時、俄然この害について自覚し生命の本能の目覚めの後、この問題について非常に考え込むようになった。

《もしも私が葡萄酒をやめることができたら、どんなに幸福だろう！》

と、ノートに書いている。数週間後になって彼は同じところにこう書き入れている。

《私は葡萄酒をもう飲むまい。決して。》

しかし彼は禁酒するにはあまりに性格は弱かった。と言っていけなければ、それができるほどに強くはなかった。そして禁酒決定の数ケ月後、彼は鼻からの出血を起こした。それを彼はとりわけ《何杯もの葡萄酒》の故《せい》にした。彼は最後の日まで依然として葡萄酒を飲むことを止めなかった。そして老年時代には葡萄酒の度をすごした。

ワイマールでゲエテと食事を共にしたJ・H・ヴォルフは、その時ゲエテが七十七歳にもなっているのに、おそろしくよく食い、あびる程飲む、その健啖《けんたん》ぶりには肝をつぶした。

そしてヴォルフは、《他のことはいざ知らず、彼は鵞鳥の焼肉の大きな切れを食い、それとともに葡萄酒一壜を飲み干した。》(187)と書いている。

ゲエテの最後の十年間（一八二二―一八三二）のことを非常に面白く述べているエッケルマンの物語中に、葡萄酒の問題がしばしば出てくる。

ゲエテは飲むために色々な口実をもかまわず片っぱしからこしらえた。それは《お客があったから》だの《友人に産地の良い葡萄酒を送られたから》ともなった。

彼が一本二本の葡萄酒を必ず毎日飲んだと証明している者もある。（メービウス）

そして、その間も彼は常に葡萄酒は智的な仕事には少しも役に立たぬということをいろいろな意味で洩らしもし、知っていた。

彼は親友シラーが、体力をつけたいということから、文学創作の刺戟にもというので、彼の言う常量以上も飲んだ時、その結果がきまって嘆かわしいものだったという事をよく知っていたし、しばしばシラーにそれを注意したり忠告したりした。

エッケルマンに彼はこのことについてつぎのように言っている。

《シラーは葡萄酒の過飲で体をめちゃくちゃにした。彼が健康をあんなに悪くしたのはみんなそのためだ。また、葡萄酒の過飲は彼の作品のためには有害であった。批評家たちが彼を非難したのは彼の作品よりも、その飲酒に負うところがあるのだ。彼の批評家たちが彼について非難するその欠点を、私はこの理由にありとせずにいられないのだ。》

他の会話（エッケルマンとの）は、一八二八年三月十一日におこなわれているが、その中で彼は、葡萄酒の力で書いたものは異常な、不自然な性質を持っている事を認めている。したがって、当然、そうした不自然なやり方は極力避けなければならぬ――と確言している。

ゲエテの天才に極めて大きな刺戟となったのは恋愛である。すべての人は彼の恋愛物語を知っている。それは彼の伝記の中に溢れるばかりみちている。

多くの人々はこの点について非常に不快を感じている。が、またある者はそれについて極力弁護をこころみた。

あるものは、彼が感情を訴え、相手に同情を求めたがる彼の自然性（性格）を是非ないものと主張した。また、あるものは、《彼の女性への思慕の情は、いわゆる恋愛のために何ものをもおしまぬ、それ以外のものを持たぬ純粋に芸術家らしい感情の表現のみであった》ということを認めた。

芸術的天才、いや一般の天才は、非常に性的機能と密接な結びつきを持っていると考えるのが真個の見方であろう。われわれはメービウス博士の説を非常に正しいものと認める。[188]

すなわち《芸術的傾向は恐らく第二の性的性質として考えらるべきである》という説である。

鬚及び男性の体についている他の付属物が女性に対する誘惑の手段として発達した如く、強い筋力と同様逞しい声や天分の多くは恋愛の機能を果たすべき要求のために与えられたものである。

原始的状態において女は男よりもずっとはげしく働いた。男はその肉体的な力の残余を、特に他人との闘争に用いた。しかも、闘争の大きな原因は女を所有することを目的としたものである。

勝ち誇った闘士は己が愛する女を見物人の中に有することを喜んだ。これとおなじ様に、現代の講演者は特別に同情深い女の前で大に語ることを好み、歌手や詩人たちはその芸術を彼らが経験している恋愛感情によって鼓舞される。

詩の天才はそれゆえ必然的に性的機能と結びついている。同様に去勢はこれに抵抗し打ち勝つための有効な手段である。去勢された動物は、肉体的機能を働かせることは出来るけれども、性格が全く一変してしまう、そして闘士としての体質を失ってしまう。これと同様に天才のある男は性的機能を失うとその特質を殆《ほとん》ど失ってしまう。

有名な天才中、去勢された男としては、アベラールという唯《ただ》一人の詩人の名だけが残っている。しかし彼は四十歳の時に性器を失い、その原因となった出来事の後、彼は詩を作ることを止めてしまった。

去勢された歌手たちは随分多いけれども、彼らは単に演奏者であるのみである。彼らの芸術は創造的天分を全然必要としなかった。去勢された人々の中に数人の音楽作曲家があることをここに指摘しておこう。しかしそのすべては普通の才能を持っていた。そしてもう誰からも忘れ去られている。

幼時に去勢された場合それが天才に於ける影響及び第二次的性的性質に及ぼす影響は、後年去勢された者よりもはるかに多くあらわれるという事は事実だ。

われわれは博物学的見地に立って観察してみよう。さすれば、ゲエテが大いに恋愛したということを咎めるモラリストたちの意見に絶対にくみすることは出来ないのみか、さらに、あるいはそうした事実を否定せんとしたり、性的恋愛以外の事情をもってこれを説明せんとしたりする如き誤った弁護者たちの意見にも夢さらくみするわけにはいかぬということがわかるであろう。

いずれもゲエテを真に理解せぬ点で五十歩百歩だからである。

『ローマ悲歌』の書き抜きの中にわれわれは恋愛の真の性質が何であるかを見た。

純粋の理想家の恋愛の例としてスタイン男爵夫人に対するゲエテの感情が一般に引用されている。さて、スタイン夫人にあてた手紙や、彼女に親しい言葉で話しかけている手紙の中で、ゲエテは《エロティクな性格はどうにも不可抗的です。》(メービウス『ゲエテ』第二巻) と言っている。

彼がミンナ・ヘルツリープに対して抱いていた恋愛は、『親和力』を触発したのであるが、これは遂に自分では発表出来ずにしまったと言われているエロティクな一篇の詩の中でいみじくも歌われている。(レェヴ

エス、第二巻)

ここに特別に力説すべき一つの事実がある。それはどういうことかと言うと、偉人のこうした性質は非常に晩年までもつづいたということである。何故かというと、世のすべての人々は彼の最後の時期に於いてさえもその詩的な天才の逞しさが輝いていたのに驚かされたからである。

ゲエテが七十四歳の年、ごく若い小娘のようなユルリッヒ・フォン・レヴェツォフを愛したということについて、世人は口をきわめて彼を冷笑し貶《おとし》めている。けれども、彼の伝記中に於けるこの頁は天才者中、老年期恋愛の典型的な例として最も重大な注意に値する。

カルルスバートに滞在中ゲエテは、眼の青い、栗色の髪をした、生き生きとした性質の、愛らしい十七歳の少女を知った。

最初の二季節の間はずっと特別なこともなく済んだが、第三年目の夏になるとマリエンバートでゲエテは女性の美を一身にあつめた程に絢麗《けんれい》なユルリッヒという十九歳の娘に熱烈な恋を感じ、前後を忘れるまでに夢中になってこれを愛した。この恋愛は彼をすっかり若返らせた。彼は若い娘と時を過ごし、若者の如くにダンスをはじめた。

《よほど以前から私は体と精神とにこれほどまでの健康を与えたことはないということを喜んで告白する。》(一八二三年八月三十日)。

と彼はその息子に書き送っている。

この時のパッションはおそろしく威厳のある様相をそなえていた。すなわち、サクソニア（ザクセン）・ワイマール大公が、その友、ゲエテのためにレヴェツォフ嬢の手を求めた（求婚）という様なことがあったのであった。

彼女の母親からの返事は遁《に》げ言葉に過ぎなかったし、何もかもがまとまりがつかずちっともはかどらず、長い事未解決のままに過ぎてしまった。そして、とどのつまりが拒絶ということで梟《けり》がついた。

家に帰ったゲエテは、そこに待ちうけているもの、すなわち、この結婚話に対する猛烈な反対にぶつかったのである。この失敗のすべては非常に老いの進んだ老詩人の心をいたく苦しめた。ゲエテは為に健康を害し、病床に横たわる身となった。彼は心臓部に疼《うず》くような痛みを感じた。彼はエッケルマンに、《もう何もすることが出来ない。自分は何事によらず自分を駆使することが不可能であり、精神はもう力を失ってしまった。》と苦しげに嘆き訴えている。また、

《私はもう働くことができない。読むことも出来ない。そして、ただ少し具合のよい時にだけ、考えごとをする事が出来る位のものだ。そんな時せめても一寸《ちょっと》ばかり慰められたという様な気がする。》（エッケルマン、一八二三年十一月十六日）と書いている。

それから、この世界的に有名な老人のこの時の状態について、エッケルマンは次の様な意見を加えてい

る。

《彼の病気は単に肉体的性質を出ないもののようには思われなかった。むしろ、生理的なもの以外にあるらしかった。いや、むしろ、この夏、彼がマリエンバートで一人の若い女性に対して抱いた烈《はげ》しい情熱的な恋、しかも今現に彼がそれに対して戦いつづけている情熱に起因するものとしか思えない。とにかく、そうした悩ましい傷心が現在の彼の病気の主要原因として考えられる。》（一八二三年十一月十七日）

彼が遭遇した他の多くの不幸に於ける時と同様、ゲエテはこの時も詩と愛とに慰めを求めた。マリエンバートを馬車で去った時、彼は、これだけの高年に達した老人としては驚くに堪えない逞しさとパッションがまざまざと刻まれた沢山の詩を矢つぎ早に書きつづけた。

マリエンバートのこの時の悲歌――これは彼の作った詩篇中最も優れたものの一つとして後世にのこっている。

この時の彼の心のありどころについての概念を与えるに足ると思われる抜萃を左に少しばかり記しておこう。

《手のつけようもない烈しい欲情が私を狂乱させる。永遠の涙よりもさらに多くの源がある。

流れ出でよ！

とまることなくあふれ流れつづけよ！

たとえどの様にあふれおちる涙でも、決して私の心に狂う情炎を消しはしない。

すでに心は激し、千々に引き裂かれ、生と死とが、心の中で恐ろしい格闘をはじめている。》

《私にとって、宇宙は失われてしまった。

私は私自身にとっての自分を見失ってしまった。

ついこの間までは神々の寵児だった私自身が、もうなくなってしまったのだ。

神々は私を試みたのだ。神は宝物の満ちたパンドラを貸してくれたのだ。

しかもこのパンドラは豊かにも危険な誘惑を罩《こ》めていたのだ。

神々はパンドラの唇、甘やかな優しさで与えてくれたパンドラの唇を、触れるがままにさせてくれた。

私は心が乱れ有頂天になってしまった。

ところが今や神々は、突然私をパンドラの腕から捥《も》ぎ取り、私を死で打ちのめすのだ。》

ゲエテは悲歌を神聖なものとしてしばらくの間秘めていた。しかし後になってエッケルマンに見せようと心に決めた。詩作が彼の心の大きな苦痛を和らげたのはごく一時的であった。彼の性質は、他に有効な慰安を求めた。そしてこの別離後二三週間すると、彼はユリー・フォン・エグロフシュタイン伯爵夫人の居ないのを痛ましいまでに嗟《なげ》き悲しんだ。彼はこの貴婦人にただならず心を惹かれていたのだ。

《彼女は、私がどんなに彼女に引きつけられているか、そして彼女への恋心で私がどんなに苦しんでいるかということを少しも知らないのだ。私がどんなに彼女を愛し、どんなに心の中が彼女のことで一杯に

なっているか、夢にもご存知ないのだ。》

彼は、日頃慕っていたツィマノウスカ夫人の訪問によって幾分心の慰め（気晴らし）を見出した。けれども、《自分はツィマノウスカ夫人を、偉大なる名人《ヴィルテュオーズ》として愛するのみではなく一個の美しい女性としてこの上もなく愛を感ずる。》（エッケルマン、一八二三年十一月三日）

《私はこの魅力的な婦人に深く深く感謝している。》と、彼はエッケルマンにむかって言った。《何故ならば彼女はその美しさと優しさとその芸術とによって私の荒《すさ》み切った心に静けさを与えてくれたからである。》（ボーデ）

彼は又もと女優で踊女《おどりこ》であったマリアンネ・ユングとの関係を復活させた。

《どうしてもユルリッヒのことは思いあきらめなければならない破目になったので、ゲルバーミューレの美しい女地主の姿が再び彼の心を占領してしまった。彼女との滞在は、二人の親密な文通と同じくあれほど愛恋のなやみに渇《か》れ切って荒んでいた彼の心に静けさを与えたのである。》（ビールショウスキイ、四八七頁）

ユルリッヒに対する愛情は彼の最後の鋭いパッションであった。が、しかし最後の日に至るまでゲエテは美しい女性たちに取りまかれていたいと切に念《おも》っていた。だから、劇場支配人という資格によって彼は、舞台でいい役をつけてもらいたかったり人気を博したいとばかり考えていた多くの若い女性と片っ端から関係を結んで行った。

彼はエッケルマンに《最も美しく可愛らしい切願者たちのために、ともすれば幾分えこひいきに近い不正な取扱いをしてやりたくなるといった風な魅惑を起こさせる女性の力に抵抗するためには、余程の強い意志を必要としなければならなかった。》というような事を告白している。

《もしも私がおつな色事に自分を放任しておいたなら、私は強力な磁石を横に置かれた指針が北を指すことが出来なくなると同じように、思い通りのことすら出来なくなってしまったことだろう。》（エッケルマン、一八二五年三月二十二日）

彼の息子の嫁の妹は、ゲエテがたとえ仕事をしている時にさえその書斎の机のまわりに若い娘たちが集まって来てくれるのを大変よろこんでいたと語っている。

そんな時、彼女たちは何ら手仕事をするでもなく、静かにじっとしていなければならなかった。ところが、そんなことがどうして若い娘たちに我慢できよう。少なからず退屈で困難なことだった。（ボーデ）

彼の生命の最後の日にあってさえ、その昏睡と精神錯乱のさなかに彼は、

《御覧！　何と黒い地の上に、黒いとめ金をつけた美しい女の頭が見える事！》（レエヴェス、三七二頁）

と叫んでいる。それから多くのつじつまのあわぬ言葉を二言三言叫んでから、彼は最後の息を引き取ったのである。

この書物の、老衰のことについての解説を述べた部分の中で、われわれが読者に語った事実は、十分に人間の性的感覚の永続的な存在を説明している。すなわち、たとえ年はとっても性的な力はいつまでも衰えずにつづくという事である。

睾丸は他の大部分の性器よりもはるかに萎縮に抵抗し、非常な高齢に至るまでも受胎要素を産出することが出来るのであるから、睾丸の機能が組織の一般状態に反響し、恋愛の感情を惹起させるということに何らの不思議はない。いたって当然のことである。

もしなにかの理由でゲエテが夙《つと》にしてこの器官を失っていたとしたならば、彼は、あんな風な生活はとてもできなかったにきまっているし、また、あれだけの偉大な人物にはならなかったであろう。

彼の多情な恋愛沙汰によってはなはだしく機嫌を悪くし、眉を顰《ひそ》めているモラリストたちは、そうだったらおそらく至極満足したことであろうけれども、世界はもっとも偉大な天才の一人を失っているわけだ。

なおまたゲエテは、多くの作家中の例外的存在ではなかった。

世人は誰もがヴィクトール・ユーゴーの気質を知っている。そして最後の日、老いさらばえた日に至るまで、彼が女性に対して抱いていた深い愛恋の情については周知のことではある。

ずっと下って近代となってはイプセンの死後、彼の生命の最後の時代の天才を鼓舞したバルダーハ嬢に対する恋愛事件の発表は非常なセンセーションを起こした。

性的機能と密接な関係にあるのはひとり詩作のみにかぎらず、さらに、天才の恣《ほしいまま》なるさまざまの表現にもそれは切っても切れぬ関係があるのである。

天賦の哲学者ショーペンハウエルが二十五歳の時完全に、根底から世間を沸き立たせた意見は次のごときものであった。

《日々、刻々、性的快楽の本能こそ最も力強くせまって来るものだ――燃えるような熱情……これぞ正しく精神力の最も強大なるものであり、同時に、最も偉大な知識であり、……最も強烈な活力の源である……》

《そうした瞬間、生命というものが真に最も強く最も活動的に現れるのだ。何となれば、二つの極が最も大なるエネルギーをもって働くからである。それは特に知識人のうちに見られる。幾年もつづく受働的状態に於いて見出されるもの以上のものが、かかる瞬間に見られるのである。》(メービウス著『ショーペンハウエル』五五頁より)

これによって《ショーペンハウエルにおいて知的創造がエロティクな亢奮と密接な結合をとげるのである。》(同書五七頁)

かかる事実は、ブラウン・セカールに睾丸の物質を注入することによって脳の活力を強化するというイデエを暗示したのである。同様な結果を得たいという目的をもって、彼は他の方法を研究し実行した。それによると、その効果は四十五歳から五十歳までの男子二人に対して施した手術によって永年の間認められた。
セカールはこう言っている(189)。
《私の意見に従って彼らは何回も肉体的にも、また知的にも大きな仕事を行った。彼らは溌剌《はつらつ》たる状態で性的に過度の亢奮の状態にあった。》
《睾丸の腺はその時頑健な機能的活動を獲得する。それはやがて神経中枢の力の思い通りの増加を伴うに至った。》
もしもわれわれが智的活動力と性的機能との間に介在する動かし難い関係について主張するならば、それは原則として例外を作っている人はない事は言うまでもない。
ゲエテの天才の表示に於いて重要な役割を演じた所のある要因《ファクタ》を指摘して後、われわれは彼の最後の時代(晩年)の精神状態の研究に移って行くことが出来る。彼の晩年に於ける精神状態の美事さや調和は、ひとしく世の尊崇措《お》く能《あた》わぬところである。

Ⅲ

ゲエテの老年――老人の肉体的及び知的な逞しさ――生命に対する楽天家の抱懐
――人生の晩年に楽しく生きる喜び

飲酒家は、禁酒のイデエに対する抗論として、ゲエテの例を引用する。青年時代の病身にもかかわらず、葡萄酒の過飲は彼に元気に満ちた知的労働力いっぱいの老境に達することをすこしもさまたげなかった。

ゲエテの最後の十年間絶えず忠実な仲間だったエッケルマンは、このすぐれた老人の肉体的及び精神的元気旺盛さの前に、日々驚きと感激とを表現して尽きることはなかった。

エッケルマンは《自分に会ってくれる事のよろこびで心をふるわせながら》イエナに帰って来た七十四歳のゲエテを迎えた。

《彼は実にがっしりとして元気で強壮であった。この年の老人とはどうみても思えなかった。数日間つづけざまに活発に歩きまわるほどだった。》(一八二三年九月十五日)

《その眼は生き生きと輝き、光を反射していた。彼の表現は一から十までことごとく歓びであり、力であり若さであった。》(十月二十五日)

エッケルマンと一緒に歩いていても、ともすれば、ゲエテの方がぐんぐん先になってしまうのであった。そして相手を心から楽しくさせた元気一杯なその声は表現に満ちており、力があふれていた。（一八二四年三月三十日）そして、その言葉は生命に満ちていた。（一八二七年七月九日）

ゲエテとエッケルマンとがかわした会話の間、ゲエテはもう殆ど七十九歳であった。が、《その声の調子や眼の中に光っていた焔のように生き生きとした輝きとは、血気さかんな、はちきれるばかりの力強さが感じられる程、勁逞《たくま》しかった。》（一八二八年三月十一日）

かかる特性はこの偉人の死まで保たれていた。そしてその死の数ケ月前、エッケルマンはその本の中に《彼は常に気力にみち、生き生きとして見えた。このすばらしい、はちきれるような状態は無限につづくのではないかとさえ思わせられる程であった。》（一八三一年十二月二十一日）と書いている。

つぎの年の春のはじめ頃、ゲエテは加答児《カタル》性の熱病にかかった。それは肺炎であったらしいが、心臓の弱いことが原因となったのであろう、がっくりと弱ってしまった。病気は一週間も続いた。もしも彼が葡萄酒を飲まずにいたら、この病気に負けることなく、さらになお長寿を保つことが出来たはずだのに、病床にあっても、酒盃を手にする習慣を止めなかったのである。

ゲエテの知的な逞しさは、その生理的な力よりもさらにさらに大きく且つ著しいものであった。

彼は森羅万象ありとあるものに興味を持った。そして物を識《し》ろうとする渇望は決してどんなに老いても衰えるどころではなかった。

アルトンが、齧歯類《げっしるい》の骨格を詳細にわたって描叙し講義するのに甚大な興味をもって耳かたむけ、熱心に学ぼうとしているゲエテの烈しい知識欲には流石《さすが》のエッケルマンもほとほと驚き入り、このやがて八十歳になろうとしている老人の《何ものをも求めようとし、経験を積もうとしてあくことを知らぬ勤勉ぶりには、まったく何とも言うべき言葉がない。》とつくづく述懐している。

そしてさらに、

《彼は自分の志すどの方向にむかっても、寸刻も休止することなく、終局なしに、まっしぐらに進んで行くのだ。彼は常にさらにその先へその先へと、いや、もっと遠くへと、すすんでゆくのだった！常に知ろうとし、常に常に新しいものを学ぼうとしてまっしぐらに小休みもなく！そして、この点から見ても彼は永遠の若さをもった、いつまでも涸渇することのない青春をもった若者の観がする。》（一八二五年四月十六日）

果たしてただ一人でも、八十歳を越えた人にして、彼のごとき作品を書いた者がいるであろうか？

《生理学的立場に立って見ても、この老人の作品が髣髴《ほうふつ》と喚起させてくれる驚異は、彼の壮年期に於ける活力が感得させてくれるそれよりもはるかに偉大である。》（メービウス著『ゲエテ伝』第一巻二〇〇―二〇一頁）

ゲエテの青年時代に著しかった激し易く短気な性質が非常におだやかになり明るく、快活にすらなったとはいえ、彼にも世の老人によくあり勝ちな偏執で片意地なところがあった。そして、ときどき横車を押し通すといった風なところを見せた。

それについては沢山の面白いアネクドオトがのこっている。けれども彼の気質は老年に於いておびただしくほがらかになって行った。そして、物事に対する彼の見方は非常に楽天的となった。

それまでには、いずれも長くつづかないにしても、しょっちゅう不幸な目にあって来たが、その外にたって彼はいつも生きることの幸福を感じていたのである。

一八二八年に、ドルンブルグに引退した彼は、そこに静かな晩年を送ったのである。

《ほとんど一日いっぱいを戸外で暮らしている。そして、私はよくしなうあまたの葡萄《ぶどう》の枝のもと、二人きりでいつまでも楽しい会話をつづけている。葡萄の枝は私にさまざまの良いパンセを示してくれる。どんな問題について枝が私によい考えを与えてくれたか、そしてどんな事を語り合ったかについては、いずれ、君におしらせ出来よう。それはいずれもすばらしいことばかりなのだ。》

と、ゲエテは一八二八年七月十五日、エッケルマンに語っている。

ゲエテの、事物を把握し、見わける能力と記憶力とは、不可思議と言うより他に何と言うべきか、その言葉を知らぬ程冴え切っていた。

八十一歳を越えた老人でありながら、彼は聴衆をして《その発明力のおどろくべき豊かさによって》と同様、その理智の不断の発展とよどみなき進展とによりて《唖然としてただ驚嘆の眼を瞠《みは》らしめる》のであった。（一八二八年十月七日）

《彼が最も高年に達してからの作品はその殆《ほとん》どが完成された形によるものであり、それだけにまた無限の叡智とこまやかな感情によって織りなされたものであって、世の常の賞賛を越えたものである。古今東西を通じて、ゲエテの老年期こそ最も燦然たる彼の性質のおどろくべき力の証明である。》と医学上の伝記作者メービウス博士は述べている。

《私は、相当いい詩をつくっている。私はいつまでもこうして暮らしてゆきたいと心に願っている。》

《私は満足している。》――と彼はその共同編纂者にむかって言った。

《今、こうして春のはじめ、私は芽を出したばかりの水々しい緑の葉を前にして、心から満ち足りている。そうだ、葉の緑を見てはそれが如何にして一週また一週と日を経るにつれて茎を形成してゆくかをじっと観察しながら満足し切っているのだ。

私は五月になって又もやたのしい花の萌芽が首を出すのを見ては、ひとしお津々たる興をおぼえ、せぐりあげる（こみあげる）ような充足の感に浸《ひた》る。

そして最後に私は、六月が来て薔薇の花が美しい馥郁《ふくいく》たる香気の中に笑みはじめる頃、一層幸福を感じて来るのだ。》（エッケルマン、一八二三年四月二十七日）

この時代の、ゲエテにとって生きる事の歓喜は同様多くの書信によりても示されている。《こうして、君の耳にすてきな話を吹き込んであげることが出来る。》と彼は一八三〇年四月二十九日にツェルターに書き送っている。

そしてさらにこうつづけている。《私はこの高年に到るまで追求と実現とが生活の反復だったと考える時、しみじみ幸福を覚える。》

とにかくウェルテル時代以来、彼の人生観に変化を来したことは疑えない事実である。

ゲエテはそれについて自分でもつぎの様に言っている。

《人間年をとると、世の中に対する考え方が若い時分の考え方と違って来る。》(エッケルマン、一八二九年十二月六日)

青年時代を通してつきまとって来たあの苦悩に満ちた血気にまかせた感受性は、老いが加わるとともにいちじるしく鎮まってきた。

エッケルマンは、彼が自尊心を傷つけられるのを平気でいるそうしたやり方には少なからず驚かされた。私だったらとても我慢するどころではない様な事に対しても晩年のゲエテは平気でいられる様になったのである。

たとえば、こんなことがあったのだ。すなわち　彼のワイマールの新しい劇場計画が建設の半ばで突然中止され、他人に移管され、ゲエテは無視されたまま、他人の手で行われるようなことになった——と言う事件があった。この無礼千万なやり方にはエッケルマンもすっかり憤慨してしまって、ゲエテの味方となって非常に心配し奔走したものだ。

エッケルマンは言う。

《私は今度の無法な処置は、ゲエテをいたく傷つけるようなことになりはせぬかということを非常に心配していた。ところがどうだろう！

御本人は一向平気で、世の常の憤りなどの外に立って動ずる色もなく、至極おだやかな、一層朗らかな様子であった。

季節でも良くなったら力も回復し病気もなおるだろうということばかりが念頭をはなれず、ひたすら美しい季節のめぐり来らんことをのみ願っていた。

そういう次第だから、まだまだ生きたいという欲望を持っていたわけである。けれども、彼は『生命の圏』が果たされ成就されたということを自覚するようになって来た。

そして、たとえ生命の飽和を感じていなかったとしても、楽しい気分をしか見出し得なかったものである。》（一八二五年五月一日）

八十四歳になってから後も、ゲエテは何ら人生に退屈するらしい様子はなく、ますます楽しそうであった。これが最後となった病床に横たわってからも、彼は死にたいという様な気もちなどいささかも持ち合わせていなかった。

ただただ、早く治りたいという事をしか考えなかったにせよ、彼が既に《完全に残すことなく生きた》という一種の満足感を持っていたことだけはたしかだ。


《私のように、八十歳以上も生きたら、もう誰だって、ほとんどそれ以上生きている権利なんかないようなものだ。》と彼は言っている。

そしてさらにつづけて、

《その日その日がただこれ死の準備であるべきで、家内を整理しておくことが大切だ。》（エッケルマン、一八三一年三月十五日）と言っている。


ところでゲエテはどうかと言うと、自分では、死の準備とか死後のための家内の整理とか言っていながら、その癖、ぐんぐんえらい勢いで創作をつづけていた。

特にファウストの第二部の後半二章を書きつづけていたのである。やっとこの大製作が終わるや、ゲエテは非常な幸福感を感じた。

彼は言う。

《一つの真の贈物として、なお自分にのこされている日々のあることに思い到る。そして、要するに、かりに私がこれからさきなにかしようとも、それが、これらの製作であろうとも、一向私はそれについて

無頓着である。》（エッケルマン、一八三一年六月六日）

ゲエテはファストの寿命を百歳と定めた。

彼はこの『期間』を自身のために決めたものらしい。子孫たちへの貴重な教訓として役立ち得るような非常に活動的な生活を過ごした後、彼は百歳までも生きずとも、ほぼそれに近い寿命を享受して大往生を遂げたのである。

Ⅳ

ファウストはゲエテの自伝である――ファウスト第一部の三つのモノロオグ――ファウストのペシミズム――恋愛にその薬を求める頭の労《つか》れ――マルガレエテとのロマンス及び不幸な終焉《しゅうえん》

《ゲエテはファウストであった。ファウストはゲエテであった。》

と、この大詩人の伝記作者ビールショウスキイは、『ゲエテ伝』第二巻の中で喝破している。

ゲエテがファウストの中で、ウェルテルよりのびらな、そしてはるかに完成した形式によって彼自身をあらわそうとしたのだという見方が一般に是認されている。したがって、人は最も正確な資料の上に立って、ゲエテに対する研究をした上で、ファウストの研究は何のために役立つかを考えることができる。

この、傑作中の傑作たるファウストの中で、（詩人の生活をくりかえす多くの行為に添って）数多の思想が見出されるのはその理由によるのである。しかも、その思想たるや、いずれも、事物の一般概念の上に一道の光明を投射するに足るものばかりだ。

ゲエテの生活は、ファウストを説明するに役立つと同時に、作者の精神を理解するに大いに役立つ。

さて、われわれは人間性の研究のために、かかる規模の大きいしかも無限の知性をそなえた人物が、どのように深い興味を提供するかということについてはすでに述べておいたはずである。

ファウストの第一部と第二部は、作者の生涯に於ける二つの大きなエポックに呼応するものである。第一部においてファウストは徹底してペシミストであった。が、第二部に至るや俄然陽気で明るい、楽天家となっている。

けれども、たとえ、その中で人々の頭をなやますような多くの高級な問題がとりあげられ、取りあつかわれているとしても、その中心となっている強い精神力――それは「恋愛」である。

青年期に早くも想を練り熟考しはじめ、その大部分に手をつけていた第一部について言えば、その根本的なテーマは、若い青年と、可愛らしく魅力に富んだ娘との恋愛事件であり、この娘に対して、このドラマの主人公が、道徳について自分の観念と矛盾するような仕草で縦横に振る舞うのである。

ゲエテのすべての作品に於けると同じく、ファウスト第一部の主眼となっているものは、彼自身の生活からひろいあげたエピソードの一つをそのまま持って来ている。そのエピソードは、ゲエテが二十歳だった頃のことにさかのぼる。

それはフレデリケとのよく知られた物語である。これは牧師の娘で、元気のいい青年ゲエテの心を奪い、たちまちに烈《はげ》しい恋となった。娘はゲエテに対してさらに強く深い愛情をもってこたえた。

ゲエテは、この娘とこれからさきに一緒にむすびついた生活をつづけてゆくのかと思うと一種の恐れを感じ、遂にこの恋を裏切り、若い少女を最も悲しい失恋の悩みに棄《す》て去ってしまった。

その後、彼はこの時のことをフォン・スタイン男爵夫人に打ち明けて《自分はフレデリケを瞬時にして棄ててしまった。この別れは気の毒な娘にとっては生命にも代え難いものだった。》と言っている。そしてさらに彼はこう言っている。

《私は、娘の最もすぐれた心の奥深くまで傷つけてしまった。それを思うと、今でも悲しい自責の念《おも》いに堪えられない……実にいたたまれない心痛で、どうにもたまらない。》（ビールショウスキイ、第一巻）

この過ちをつぐなうために、彼はギョッツとクラヴィゴの主人公にフレデリケを起用している。けれども、それでもまだ彼女のほんとうの価値が出ていないように思われたので、今度はファウストに於けるマルガレエテの中で再びさらに彼女を不朽にしたのである。

博識な博士ファウストはあらゆる人間知識を経験し、あらゆる世界を馳けめぐったが、ついにどんなに学問を積み研究を重ねても見出すことの出来なかった心からなる満足を、はしなくも一人のうら若き乙女を見出すにおよんで味わうに至り、俄然心は満ち足り、その魅力の中に尽きせぬ慰安を見出したのである。

それで彼はたちまちにして燃えるような情熱的恋愛に陥ってしまった。

今まであれ程までに熱心に研究していた科学研究室を棄てて、マルガレエテのいる街路や諸所へ移って行ったこの《研究室放棄》の内部的な心理学的メカニズムを正確につきとめることは非常に興味あることにちがいない。

ファウストは最初のうちこそ、その時代のあらゆる知識を自分のものとするために十分の時間《ひま》をもっていた老学者として登場したにもかかわらず、彼は緑したたるような青春の眼に見える程あらわな特性を持っていた。

自分の学問のすべてに満足出来ず、彼は《世界が内蔵している一切のものを知り、一切の活力の有様をまのあたりにし、生命の原理をつかみたいという》野望にかられたのであった。

それは初学者としての若者の持つ燃えるような要求であった。

すべてを研究したファウストの如き老学者としては意外なほどの求学の焔である。

しかも、最も至難な問題をさえたちどころに解決してしまえるような気がするまでに気負った若者の心がまえである。また、この時に用いられたモノロオグはウェルテル時代にのこしたゲエテのそれである。しかもその頃彼は二十五歳にさえなっていなかった。（Erich Shmidt "Goethe's Faust in ursprünglischen Gestalt", Weimar, 1905. p. I.）

だから、深い印象を生まずにいたのも無理はない。

第二のモノロオグ——これは毒殺の誘いをもって終わりとなるのだが、——は、ウェルテル時代からみるとそう遠い距離に置かれていない。少し後のことだ。

何故かというと一七九〇年に発表された『断片』の中にそれは入っていないからである。

これはゲエテが五十歳を越えてからつくられたものであって、最も円熟した特徴をそなえている。正確なところはわからないとはいえ、とにかく彼は人生の悲しみや辛さを興味ある筆致で表現している。


《おれはあの尊い瞬間に、自分がけちなものであると共に偉大なものであることを感じた。

お前は残酷にもおれを不確かな人間の運命の中へ突き戻した。

おれは誰に教えを受けよう。

何を避けよう。

あの熱望に従うべきか？

ああ、おれたちの仕事そのものが、おれたちの苦しみと同じように、この人生の行く手を邪魔しようとする。

この霊が享《う》けた最も美しいものにも、いつもつまらぬ縁の遠い物が押し寄せてきてくっつく。

もしもこの世界の善なるものに到達すると、更に善なるものは、虚偽と妄想だという。

生命がわれわれに与えた美しい感情は、地上のどよみの中で凝り固まってしまうのだ。

いつも空想が大胆に飛びめぐって、永遠なるものにむかっての希望の勢いで拡がってゆくが、幸福が片っ端から時の渦巻の中で砕けると、
もうその空想は狭い場所で満足してくる。

すぐに憂いが心の底に巣くいはじめて、人知れぬ苦痛を与える。

自分も不安らしく動いて、快楽と安息を妨げる。

それがしかも絶えず変わった仮面をかぶってきて、家になり、庭になり、女房になり、子供になって現われて来るのだ。

或いは火とも水とも、匕首《あいくち》とも毒薬ともなるのだ。おまえは自分に関係のないものの前に戦慄して、お前が決して失わぬもののために常に泣いていなくてはならない。》（『ファウスト』中より）

それは、われわれを見据えているような、不幸に対する恐怖であり、そうした不幸に対してわれわれは、誰がわれわれの生活を堪えられぬものにするかを我々自身予知することは出来ないのだ。したがって前もって警戒することはできない。

ファウストのかかる状態は、つねに何ものかを恐れていたショーペンハウエルのそれを思い出させる。

ショーペンハウエルのそれは泥棒に対する恐怖であったり、しょっちゅうやられるいろいろな疾病に対する恐怖であったりするのであった。

彼は床屋へ行っても頭を刈らせるだけで、決して髯剃りはさせなかった。怖いのだ。

また、何か飲みに行くにもむこうの器で飲むと病気がうつる懼《おそ》れがあるというので小さな銅のコップを携帯して行くのを常としていた。

ファウストは自問した。

《こんな人生には見切りをつけて、自らを屠《ほふ》ってしまい、涅槃《ねはん》に入ってしまってさえも、生きているよりはましではなかろうか？》

これは概略な意味だけを伝えたに過ぎない。ファウストは、つぎの様な言をつぶやきながら人生の無意味を呪い死を手招き、毒薬を手にしたのだ。

かくて彼は毒薬の入った杯をつかみ唇のところへ持ってゆく。

が、この時突然戸外からきこえて来る復活際の歌と鐘の音にさまたげられ、はっとして杯をおく。

自殺はここで中止となり、再び生命を呼びもどす。それはただ単なる宗教的な信仰によってではなく、少年時代の思い出がよみがえって来たのだ。

それは……ファウストに死を思いとどまらせ、この世にこの地上にひきもどしたものは《幼い頃の無邪気な遊戯の楽しかったことや、春ののどかなお祭り》の思い出だったのだ。

ファウストは街の方へ下りて行く。

そして群集の中にまじる。男共の中へ入って行って、その中から何かしら気晴らしを求める。再びよみがえる春の美しさにじっと眺め入る。だが、そうしたもの皆は生存の不幸を忘れさせてくれるに足りなかった。

歩いていると弟子にパッタリ出合う。弟子（ワグネル）との間に会話がはじまる。

そして再び、望ましいばかりのペシミストとしてのファウストがここにあらわれる。

《あゝ！　この迷いの海からまだ浮き上がれるものと望みを持っているものは幸福だ。

人間は知らないことが役に立つもので、知っていることは用にも立たぬ。

だがそんなつまらないことを考えて、今持っている美しい楽しみを妨げるにも及ぶまい。

……どうだ見ろ、あの夕日の耀《かがや》く中に、縁に取り巻かれた小屋がほのかに光っているではないか。

日は段々と退いてゆく。

今日はもう過ぎてしまうのだ。

日はむこうに駆けて行って、新しい生活を促すのだ。

おれに羽根があってこの地上を飛び上がりあの太陽の後をいつまでも追って行ったらどうであろう。

そうしたら永遠の夕映えの中に、静かな世界が見えるであろう。》

この時である、ファウストがあの有名な独白を口にしたのは。

この有名な独白の上に後世無数の註解者達が夥《おびただ》しく頭をなやませ、インキの波を注いだものである。

すなわち、

《あゝ！　おれの胸の中には二つの霊がすんでいる。

一つのものは他のものから離れようとしている。

一つは荒々しい愛欲を似てこの世界に手足をからみつけている。

他の一つは無理にこの霊から離れて、高い祖先の世界に上ろうとする。

あゝ、この天と地との間を支配しながら漂う霊が大気の中にあるなら、どうぞ黄金の靄の中から下りて来て、おれを新しい色彩に富んだ生活の中へ連れていってくれ。せめて魔法の外套でもおれのものになるといいがなあ。

その外套がおれを外国につれていってくれるといいがなあ。

おれのためにはどんなに貴い衣装でも、帝王の衣でも、この外套には換えがたいものだ。》

ここでこの独白が根本となって一つの『二つの魂の原理』なるものがでっちあげられることになったのである。

この『二つの原理』の中で人々はマニ教徒の二元論[190]とキリスト教の二つの性質が合体しているというような説も行われている等々、その他何をか知らんやである。この問題についての詳細はクノー・フィッシャーの著書『ゲエテのファウスト』を参照せられたい。

二つの霊のモノロオグは、世界的文学に現れた人間の不調和の詩的な表現として上乗のものの一つである。

若き人々をあんなにまでしばしばなやまし、第一部ファウストの青春を示すあの失調状態がまざまざと描かれている。

さて、ファウストはやがて書斎に戻る。ファウストはまた、あらためてその厭世的思想を口にする。

《おれは野や畠から別れてきた。物を暗示するような神聖な恐ろしさで、おれ達の善い方の霊を呼びさまそうとする、深い夜に野も畠も蔽われている。

荒々しい欲望はすべての粗暴な振る舞いとともに眠ってしまった。今は人間を愛する心が動いている。

神の愛が動いている。

……この狭い部屋の中に、いつものようにランプが親しげにつくと、おれ達のこの胸の中は、自ら知り抜いている心の中は明るくなって、理性が物を言い初め、希望が再び花を開く。

生命の山川へ、ああ生命の泉へこの心があくがれる。》

……………………

あゝ、しかし、もう何と思ってもこの胸の中からは、満足が湧いて来るようにも思われない。

なぜまた、流れがこう早く涸れてしまって、おれ達はまた渇きに悩むのであろう。

おれはその経験は沢山持っている！》

この点にくるや、ファウストが《つねに否定する霊》と呼び、一般に「罪」とか「悪」とか呼びなしているものがあらわれてくる。

この霊は《夢にいとも甘やかなまぼろし》を見せてくれる。

すなわち、一糸まとわぬ全裸体の美しい眺めである。

《ただ遊ぶには年を取り過ぎている》と考えるが、それにもかかわらず
《望みを断つにはまだ若い……欠乏に甘んじていろ》というのが永遠の歌だ。

われわれの一生の間刻々に、しわがれた声で歌われて、誰の耳にもひびいてくる歌だ。

《おれは毎朝恐怖の念をもって眼をさます。あの日の目を見るのかと思うと、苦い涙で泣きたくなる。

その一日の間には唯《ただ》一つの、唯一つの希望も満たされない。》

こんな暗い気もちを持ちつづけるファウストはさらに
《あゝ、また、夜が下りて来ると、おれは恐る恐る寝床の上に身を横にしなければならない。
そこには何らの安息も授けられない。
恐ろしい夢に驚かされる。
おれのこの胸の中に住んでいる神は、
おれの心の奥底までかき乱すことが出来るが、
おれの一切の力の上に君臨している神は、外にむかっては何ものをも動かすことは出来ない。》
となげき、
《それだからこそ、おれには、この世の生存が重荷で、死が欲しい。生は憎い。》

と結論する。

それから、ファウストは言う。


《あゝ、あの勝利の耀《かがや》きの内に、死が血に染まった月桂樹をこめかみに巻きつける人は幸福だ。

早い調子で狂い廻った踊りのあげくに、女の腕の中で死を見出した人は幸福だ。

おれもあの崇高な霊の力を見た時、悦びの余りに気を失って、倒れて死んでしまえばよかったなあ！》

こうしてファウストは恋愛のエクスタジアに入ってゆく。

やがて鏡の前に立ち近づいたり遠のいたりしていたが、鏡の面にありありと《清らかな姿》があらわれてくる。で、彼は思わず叫びを上げる。


《おれの目に見えるものは何だ！

この魔法の鏡の中にあらわれたのは、なんという美しい姿なのだろう！

愛よ、お前の羽根の一番早いのを貸してくれ。

おれをこの女のいるところに連れていってくれ。

ああ、おれがここに立止まっていずにそばへ近づいてゆくと女の姿は霧の中にあるようにみえる。

これこそ女の中の一番美しい姿だ。これほど美しい女というものが、世の中にいるであろうか。

この横たわった体に、一切天という天のものを集めたのが見られるか。
これ程のものがこの地上に在るであろうか？》

存在の不満、人間知識の不足、そして、最も暗いペシミズムが最も情熱的な愛にむかって口を突いてほとばしる。

かくて、あらゆる種類の事件があって後に、ファウストはマルガレエテの腕の中に身を投げ出す。

このロマンス（傑作中の最大傑作であるが）は全世界の人々にあまねく読まれ知られている。

ファウストは、なんらそれについて疑うところなく、ブラウン・セカールの処方通りの皮切りをやっている。

脳の疲労（あまりに過度の勉強から来る）が、いつまでもいつまでもしこりとなって手のつけようもない烈しさでつづいてゆく。

この状態はファウストのつぎの如き言葉によっていみじくも表現されている。

《思索の糸は切れて、一切の知識を見るとおれは嘔吐を催しそうだ。
どうぞおれを官能の深みへはめて、燃え上がる情熱を静めてくれ給へ。
まだ見透かされぬ魔法の被い物の中に、すべての奇蹟がすぐに用意してあってもらいたいものだ。》

頭脳は働きを拒み、夢の形の下に盲目的な本能が、知的な活力を強化することの出来る何物かが脳の組織中にあるのだということをしゃべる。

この何ものかは単に一つの悩みとして考えられている。従って一切の躊躇《ちゅうちょ》を超えるためには多大の勇気が必要だ。けれども、もしこの「悲しみ」がなかったならば、生命はこれ以上つづかない。

だから、二つに一つをえらぶしかない。死か愛か……のいずれか一つをだ。

ファウストは後者をえらぼうと決心した。


ゲエテとフレデリケとのロマンスにおけると同様、ファウストとマルガレエテとのそれは悪に転化したより深い《悲しみ》に変わったのである。

詩人はここでそのパレットの最も暗い色を用いた。

マルガレエテは自分の子供を殺し、母を毒殺し、気狂《きちが》いとなり、そして最後に斬首の刑を受ける。

ファウストの不幸はここでその極点に達する。彼は悪霊にそれをのぞんだことを悔やむ。彼は哀れな女を救おうと百方手をつくす。そして絶望の極み《あゝ！　おれなんぞ生まれて来なければよかった！》と絶叫する。


要するにファウスト第一部で、ファウストはあまりに学問に熱中し、知識欲と生活欲の強烈な若い学者であり、そして、天才が刺戟剤として夫婦関係をふみ越えた恋愛を要求する。しかも、うまくゆかず、ことごとく失調におわり、必然的にペシミストとなってしまう。

かかる状態の下に於いて彼の人生が悲しみの方に傾き、彼の行為《おこない》が、宥《なだ》め静めるに困難なほどの後悔のもととなったにしても何の不思議はあるまい。

けれども、最初のうちこそ一般的不満が彼を自殺にまでおしやるに十分だったにひきかえ、やがてその後になると、大きな悲しみが、ファウストをあんなにも愛していた可憐な乙女の上に迫って来て、彼女を極めて深く烈しい煩悶の淵につきおとし、死のうにも死なせぬ惨めな生殺しの目にあわせるという結果が生じたのである。

ファウストの魂の進化はこうして楽天主義の方へ重大な一歩を実現した。

たとえ如何にそれは深く大きなものであったにせよ、あのつづく不幸は活動的な生活と非常に大きな理解力への復帰によって明るく終局を告げているのである。

V

ファウストの第二部は老年期恋愛を内容とするものである——老人の愛欲——老ファウストの謙譲な態度——ヘレエネへのプラトニックな愛——老ファウストの人生観——その楽観主義——この作品の一般的思想

ファウスト第一部出現と同時に世の絶大なる賞讃を博したにひきかへ第二部は、打ってかわってひどく冷淡な取扱いを受けたにすぎなかった。

第一部は全世界の人々に読まれ、あらゆる人々に知られたのに、第二部は、ごくちらほらとしか読者はいなかった。

特に専門家たちの中ではほとんど手にさえされなかった。

ファウストの第二部はオペラの舞台で演じれば、本で読むよりも効果が生ずることはたしかだが、それは決して本質の問題ではなく、いろいろな装置や節まわしや舞台効果が手伝ってのことであって、第二義的な装飾によるのである。

だからもっとも美しいバレエに匹敵するわけだ。

この第二部の本来の意味については一般に曖昧で複雑で一寸《ちょっと》容易には解釈できないと見られている。

同様多くの文学批評家も作者の基準観念をつかむのに頭をなやました。

第二部を早く書きあげてしまうようにゲエテを促したエッケルマンが多くの場面の意味についてゲエテに訊ねた時、ゲエテは巧みに身をかわして、スフィンクスの真似をした。

それから例の《母達の国》に出てくる「母達」とは何のことかと訊ねると、ゲエテは如何にも神秘的な風を装って答えた。

《原稿を渡すから、よく研究してみ給え。そして、よく読んでこの中から引き出して見たまえ。》（一八三〇年一月十日）

G・H・レエヴェスはゲエテの大崇拝者中の一人であったが、この人もやっぱり第二部の意をとらえることの不可能さにぶつかって当惑してしまった。

《『放浪時代』とファウストの第二部とは、象徴の一つの真の根拠を提供している。老詩人にとって薀蓄《うんちく》のある批評家がきそってファウストやマイスターの解釈に於いて如何に聡明な識見を示そうと努力しているかという事を見るのが楽しみであった。

一方ゲエテは狡《ずる》しくも沈黙を守り、そして彼らに助言を与えることを拒んでいた。》

《彼は周囲に集まる誤解を氷解するということについては微《わず》かばかりの欲望も示さぬのみか、現われたことに対しては、さらにその上にも批評家たちの識見に新しい問題を課しては喜んでいた。》

と、レエヴェスは記している。

レエヴェスは、この第二部には意想として及び実行としての目的が全々欠けていると言い、

《私はこの仕事をよく理解しようとして、全力を傾けて努力した。そしてこの仕事の持つ一切の美がほんとうにのみ込める真の見地に自分を置こうと出来るだけやってみた。けれども、どんなに試みても無駄だった。》

と彼は言っている。

読者によくこの作品の真髄を会得させ、説明するためには、せめてこのドラマの概要をだけでも知らせておかなければなるまい。それ以外に方法はあるまい。

ところで、第二部は大体の限界内（あらすじ）で意想され組み立てられて以来、詩人の最後の時代（すなわち晩年）に上演された。そしてこのことは読者に重要な指示を与えるに役立ったが、幕と場面の役割に則って本格的に組み立てられてはいなかった。

まず第三幕、つづいて第五幕の後半が最初に書かれ、それから第一幕と二幕の一部がものされたのである。『昔のワルプルギスの夜』（ファルザルスの野）が一八三〇年に書かれ、第四幕が一八三一年に書かれ、最後に第五幕の初めが書かれた。

要するにファウスト第二部は実に千変万化、さまざまなものが無数に含まれていて、（その中の数々のテーマにはたとえば地殻火成論者の理論だとか、紙幣の問題がある）これらは明らかに、全くその時思いついた偶然の役割か乃《ない》至《し》は第二義的な重要性をしか持っていないのであるが、第一部においてもちいられた場面《シーン》のキイをここではっきりと求めなければならないわけだ。

ところで、第三幕目はヘレエネの物語を含み、第五幕目の後半は盲目になったファウストが新国土の建設事業のために大活動をつづけ、自由の土地に自由の民を住まわせたいと思い高い理想に努力する刹那《せつな》の美を感ずるファウストの努力が描かれている。

ゲエテの作品は彼自身の生活行動及びいろいろと彼の周囲に生起した出来事をうつしているという事実を前提として、この事実の中に、最も不明で曖昧なものとしてあらわれている作品の説明を求むべきである。われわれはゲエテの青春と老年期に於ける活動力を刺戟したのは恋愛であることをつきとめて来た。彼の全生存期間を貫いて来た、それは一本の赤い糸である。

フレデリケへの恋愛のいちまつを発表する段になると、それについてゲエテは何の障碍にもぶつからなかった。

と、いうのは、誰が見たって若い男が若い女に恋を感じるという事はいたって当然なことであり、自然なことだからである。

ところが、若い美人に老人が心を奪われ、恋い慕うという段になると、さあ、問題である。

ユルリッヒ・フォン・レヴェツォフとの結婚を、ゲエテが思い切ってやってのけることができなかったその理由の一つは、おそらく《世の冷笑を浴びることを恐れた》にあると言われている。（レエヴェス、第二巻三四五頁）

そしてこの恐れは彼の一生に重大な契機をなしているのだ。老人の恋愛について語ろうという詩人の欲望が如何なる点までデリケートなものであったかということも理解出来る。ヘレエネに対するファウストの恋愛に於いて、たとえば若く見せようとして髯を剃ったり、帽子をとりかえたりする所謂《いわゆる》老人のおやつしの問題ではなく、それは本当の老人そのものの肉体的回春の問題なのである。

若返りは不思議な魔術的装置によって行われるが、それにもかかわらず、ここでは問題ではない。ところで老ファウストの恋愛は本当の情熱であり、彼がヘレエネに捧げた詩は、ゲエテのペンの先からほとばしり出た最も優れた作品の中に当然置かるべきである。

第二部のはじめに、われわれは彼が第一部に於いて受けた恐るべき悲しみによってうちのめされたままなるファウストの姿を見る。

不安な疲労にうちたおれていた彼は、やがて新しい生存への第一歩を踏み出そうと決意した。

《大気の薄明かりに優しく挨拶をしようとすると、命の脈管が新しく活発に搏《う》ってくれる。

大地よお前はゆうべも変わりがなかった。

そしておれの足の下で新しく元気を取り直して呼吸している。もう快楽を以ておれを取り巻き初めている。

お前は絶えず最高の存在に努力するために、力強い決心を働かせ、動かしているなあ。
もう世界は薄明かりの中に開かれ横たわっている。
これをもっと考えてみたら、おまえもまえよりももっとよく分かるであろう。
おれたちの人生というものは美しい影の中に礎があるのだ。》

古代ギリシアの美の典型へレエネの美に打たれたファウストは夢中になった。燃えるような情炎にかわった。ファウストは我を忘れて叫びを上げた。

《おれにはまだ目があるだろうか。
美の泉が太い流れとなって、心の中に深く注ぎ込まれるように思われるではないか。
おれの恐ろしい旅も、何より有難い物を手に入れる事が出来た。
これまで世界というものが、おれには何の価値もない、閉ざされたものだった。
それが今度はおれが坊主になって以来どうなった。
初めて希望もあり、基礎もあり、永続するものになったのだ。
おれが世界から引き下がる時は、おれの生命の呼吸の力も消えてしまえ。
昔おれを悦《よろこ》ばして、魔法の鏡に現われて幸福な想いをさせたあの美しい姿も、
これ程の美しさに比べれば、ほんの泡沫に過ぎない。

お前にこそおれは一切の力の発動、感情の体を捧げる。

お前のためにこそ心を傾け、愛し、崇拝し、気が狂ってもよい。》

このようなパッションのとりことなったファウストは、嫉妬で苦悶しのたうちまわった。ヘレエネが、そのそばで眠っている少年を抱きしめ、その寝息を吸っている有様を見て、ファウストは狂気に近い嫉妬に悶えた。もう、こうなっては、どうあっても彼女を捉えようと手をさしのべる。


《掠奪ですって?

わたしがここにいて何もしないでいると思うのですか?

この鍵がわたしの手にあるではありませんか。

寂寥の恐ろしさと波瀾とを通って、この鍵がわたしを堅固な岸まで連れて来たのです。

わたしはここにしっかりと立っています。

ここには現実のものがあります。ここからの一つの霊が多くの霊と闘うのです。ここから現実と理想の二重の世界が出来上がるのです。あれ程遠くにいたあの女がどうしてこれより近くへ来られるだろう。わたしはあの女を救ってやります。あの女は二重にわたしのものです。それならやろう。母上、母上、許して下さい、あの女を識ってからはどうしても離れられない。》

鍵がパリスの体に触るとたちまち爆発が起こって、美しい女の姿は、少年の姿とともに消えファウストは気を失って地上に倒れる。地の上に倒れたファウストはメフィストに背負われてまた昔の古くさい高台に連れて来られた。が、まだ気を失ったままでいる。やがて、ファルザルスの野に連れて来られようやく目を覚ましたファウストは、そこに集まった古代希臘《ギリシア》の異様な霊達にむかってたずねた。

ファウスト《女はどこにいる？》とたずねた。小びと《私どもは知りませんよ、この辺で聞いて御らんなさい。》

というわけで、ファウストはヘレエネを探すために歩き出す。

ペネイオス河の辺りで水とニンフに取りかこまれたファウストは、そこにやってきたヒロンを止めて、その背中に載せてもらってヒロンに希臘古代の英雄の話をしかける。そして一番美しい女の話になると、ヒロンがヘレエネをその背中にのせた事があると。

ファウストはそれをきいて熱狂した。

ファウスト《なんだって？　君はヘレエネを背中にのせたんだって？》

ヒロン《この背中にです。》

ファウスト《何だかまるで気が遠くなるようだ。どうぞ話してくれ給え。どうしてそんな風になったのです。

あの人は私が恋いこがれているただ一人の女だ。どこからどこへ連れていったのです。》

やっぱり時間の外だ。

全く不思議な幸福ですね。

運命に反《そむ》いて、それで安心を得たのだからね。わたしも強いあこがれの力で、あの唯一つの姿に夢中になっていてはいけないだろうか。

あの神にも等しい永遠の姿にです。

偉大で、しかも優しく、品がよくてしかも可愛い姿にです。

《……あなたは昔すでに見ています。わたしは今日見たのです。

心をそそのかされずにはいないような美です。慕わずにはいない美しさです。わたしの心と魂は、すっかり捉われてしまった。あの女が手にはいらなければ、わたしは生きていられませんよ。》

ファウストの感動があまりにもひどいので、ヒロンもたじたじとして、お前はまるで気が違っているようだから、薬をもらって静養しろと忠告する。

それからさんざんいろいろな紆余曲折があったり、障碍にぶつかったりした末、ようやくファウストは、憧れの乙女に出会い、次のような言葉を投げる。

《あなたの御手にわたしの運命をすっかりおまかせ申し上げ、わたし自身とすべてのものを、あなたに差し出してしまう外、致し方がございません。

ここへ這入《はい》っておいでになるや否や、すぐに玉座もなにもかも御自分の物になすったあなたのおみ足の

下に平伏して、自由に忠義をつくすわたしに、あなたを御主君と仰がせて下さいまし。》

この言葉によく注意していると、同じ男がその昔マルガレエテに語った語調と大分ちがって来ているのに気がつかない者があろうか？

今やここに、恋い慕う美しい乙女に面とむかった時の、老人の狂おしい愛欲がそっくりそのまま描かれているではないか？

ヘレエネが、ファウストに、

《あなたにお話申し上げたい事がございますから、この私の傍まで上っていらっしゃいまし。この空いた席が、あなたをお呼びいたしております。それでわたしの席も確かなものになりましょう。》

と言って、しきりと玉座の側に来いとすすめるので、ファウストは、ますます恐れ入ってしまって、

《まず跪《ひざまず》いて、誠をつくしてあなたに身を捧げるこの心を御覧下さい。

あなたのお傍に私をお引き上げ下さるそのお手を、どうぞ私に接吻させてくださいまし。あなたの境知れざる国をあなたとともに治める者として、私をお認め下さいませんか。あなたの崇拝者と、家来と、番人とを一人で兼ねたものになすって下さい。》

と言う。

この哀れな老人は、あまりのパッションで正気を失い、へり下った言葉を以てしか、その最愛の相手に話しかけることができなかった。

ヘレエネは少しも愛の言葉を口にしなかった。が、愛想よくあつかってくれた。

やがて、ファウストがいろいろ話の末、

《この堅固な城があなたをいつまでも閉じこめてはならぬ。スパルタの隣のアルカディアは、われわれが愉《たの》しくそこに日を送れるように、永遠なる若い力で場所をつくっております。祝福の多い土地に住むようにわたしに誘われて、あなたは一番晴れやかな運命の中に逃げて来られましたね。

玉座は木の葉の屋根に変わります。われわれの運命はアルカディアにいるように自由でなければなりません。》

と言うと、ヘレエネはファウストと共に緑の木の葉で造って入り口を閉じた巌穴《いわあな》の方へ行くことを承知した。

二人はアルカディアへ行ったわけだ。

蔭の多い林が周囲を取り囲んでいる険しい岩の辺まで及んでいる。

ファウストとヘレエネの姿は見えない。

その中で二人がどんな事をしてすごしたかは誰にもわかっていない。

というのは、その辺境にあってただ二人きりでいたのだし、時々ひとりの老婆が彼女のそばに近よって来るのを許してやっただけだからだ。

さて、人跡まれなこの土地での二人の結合からどんな結実が生じたかというと、マルガレエテの時の様な、新生児の出生と、マルガレエテの幼児殺戮というような結果の如きものは生じなかった。アルカディアの森の奥に人里はなれて楽しい住いを初めた二人の間にはエウフォリオンという子供が生まれたのだ。すばらしい、実に特殊な元気のある子供であった。生まれると間もなく跳ねまわり、両親さえ大いに怖れをなした程生き生きとしすぎて活発な子であった。

ゲエテは第二部の多くの場面の説明を要求されても常に沈黙主義を守っていたにもかかわらず、彼はこのおどろくべき子供の意味についてはは何らかたくるしい態度をとらずむしろ、きかれれば、この事に限ってのみ、気もちよく語っていた。

《この子供は人間ではない。決して人間じゃあない。単なるアレゴリイなのだ。彼によって詩を人格化してあるのだ。時間にも場所にも人物にも束縛されない、自由無碍《むげ》の存在としてね。》（エッケルマン、一八二九年十二月二十日）

バイロンの悲劇的な運命にいたく心を打たれたゲエテは、ファウストとヘレエネの間に生まれた子供をこの英国の詩人のシンボルにしたのだ。

一種の手引乃至《ないし》目標として、ゲエテの明白な説明をきいた文学批評家たちは、ファウストとヘレエネとの結合こそ、ロマンティズムとクラシシズムとの綜合を意味するものだと宣言した。その綜合の果実として生まれたもの、すなわちこの子供は、最もすぐれた代表者、バイロンの中に体現するところの現代の詩にほかならぬとまで断じている。

しかしながらかかる考え方は、クラシシズムとロマンティズムとに少しも重きを置いていないゲエテの思想であり得るはずはない。

《このざわめきは一体何だ？ クラシシズムとロマンティズムのまわりで立ちさわぐこの物音は？ 根本的な事はただ一つしかないじゃないか？ すなわち作品が全体的に立派であり真面目であるかどうかという事だけだ！ それ以外には何もありはせぬ。ところで、この作品は、この場合どういうことになるかというと、やっぱりクラシックに属すべきだろうな。》（エッケルマン、一八二八年十月十七日）

ゲエテが、老ファウストとその崇拝する恋人との間のいきさつ、――すなわち、いわゆるプラトニックな恋愛のカテゴリーに帰するといういきさつを陳《の》べるために詩を書いたということはたしかにあり得ることだ。

美しい女によって刺戟される場合には、老詩人を通してさえも、この恋愛は完全な作品の創造のための霊感をあたえるのである。

さて、ファウストとヘレエネとが子供をつれて洞穴を出て来る。と、ヘレエネが言う。

《人間らしい幸福にしてくれるには、愛というものが上品な二人を近づけてくれますが、神のような悦びには、尊い三人にしてくれますのね。》

すると、ファウストは答える。

《すべてのものがそうして収まったのだ。

わたしはあなたのもの、あなたはわたしのものです。

こうしてあなたとわたしは結びつけられたのですね。どうにもほかになりようが無かったのですね。》

この子供のエウフォリオンは無暗《むやみ》に元気な子で、ついに戦争を慕って空に飛びあがる。飛び上がったかと思うとその頭から光を放ち、次いで美しい少年の体が二人の足もとに落ちて、たちまちまた天にむかって消える。やがてエウフォリオンの声が地の底からきこえる。《お母さん、どうぞ僕をこの暗い国にたった一人で置かないでください！》こうして子供は死んでしまったので、ヘレエネはファウストを棄て去る決心をする。

《幸福と美とは長く一緒にいるものではないという、昔の言葉が残念ながら私の体に、その通りに思いあたりました。

命の絆も愛の絆も切れました。

どちらをも悲しく思いながら、苦しい心持ちで左様ならを申します。

もう一度だけあなたの御胸に抱かれましょう。さあ地獄の女神、わたしと子供をつれていっておくれ。》

こう言って、彼女はファウストを抱く。すると肉体は消えて着物と面紗《めんしゃ》（ベール）だけがファウストの腕の中に残る。

この悲しい出来事の後、老いたるファウストは、自然の胸の中に慰めを見出そうとして求め歩く。

その昔マルガレエテの恐ろしいカタストローフの後、すでに自然への観想はゲエテの心に生きる力をあたえてくれた。

今やファウストは雲にのってギリシアの世界から再び北方の土地へ戻って来た。

高い岩山の台地に立ち、雲のはかない塊に目をとめる。

雲はたなびき来たり、岩にかかり、突き出た平らな岩の上に下りる。雲が裂ける。

老いたるファウストは、寂しい孤独境にただ一人下界を見下ろしながら、ひとりごとを言う。

《……足の下に深い寂しさを見下ろしながら、しずかに気をおちつけてこの絶頂の岩角を踏む。

あの晴れた日に陸と海を越えて、

静かにおれを運んでくれたあの雲の乗り物はもう捨てた。

雲は飛び散らずに静かにおれからはなれてゆく。
その雲は円くかたまった列をなして東を指してゆくが、
おれの目はおどろいて、ふしぎに思いながらそれを見送る。
雲はさまよいながら割れて、波立って、形が変わり易い。
しかしそれも何かの形になるであろう。
そうだ、おれの目はいつわらない。
日に照らされた褥《しとね》の上に、見ごとに体を横たえて、巨人のように大きな神に似た女の姿が見える。やあ見える。
ユノにも似ている。レダか、ヘレネか、
おれの目には荘厳で、しかも可愛く動くのが見える。
やあ、もう退いてゆくな。
遠い氷山のように、
東の方に形もなく横に広く堆《うずたか》く静まっていて、
はかなく過ぎる日の大きな意味を燃えるばかりに映じている。
それでもまだ軟らかな明るい霧が、
おれの胸や額あたりを冷たく、気持ちよく、
甘えるように取り巻いている。

それが今軽くためらいながら、
高く高く昇って一緒になろうとする。
この美しい有様が、
若かった昔の長い間失っていた最高の物になって、おれの目を迷わせようとするのか？
心の最奥にある一番昔の宝物が今湧き上がってくる。
軽く飛び舞うオーロラの恋が、
おれに見せてくれるものは、たちまちに感じられるあの、初めての、ほとんど理解しがたい目付きだ。
その目つきはしっかりととらえてみれば、
すべての宝物よりももっと輝く。
あの美しい形は霊の美のように増して来て、
解けずに大空に舞ってしまうのだ。》

この精神状態はユルリッヒとの破綻の後のゲエテの心境に似ている。

恋愛とも左様なら、詩にもお別れ！

けれども最高の生命への飛躍は決して消えたのではない。

生きて生きて生きぬきたいという欲望はまだまだ強く老ファウストの心にのこっていた。

ただ、もう今度は若い時代に抱いていたような到達しうべくもない理想ではない。

より現実に近い理想を夢みたのだ。

さて、メフィストフェレスが彼に皮肉たっぷりで次の様な質問をする。

《君の夢中に望んでいるものが何だか一体誰が言いあてられるかな?

たしかにとてつもなく素晴らしい崇高なものらしい事はわかっているがね。

とにかく、月のあたりまですぐ近く飛んで行った君は、やっぱりそっちの方へ気が引かれているのかね?》

すると、ファウストはきっぱりと答える。

《いや違う。

この地球の上には、まだ大事業をする余地がある。

驚嘆に価する事が考えられるはずだ。

おれは大胆な勉強をする力を感じている。》

かかる楽観的な言葉には第一部におけるファウストの嘆きとは打ってかわったものがある。

そして、それは時がすすむにつれてさらにさらに力強く、調子を帯びてさえ来る。

すっかり老いさらばえてしまったファウスト、生存の終末に近づいて来たファウストが、今や如何なる信念を持っていたか。

《おれは世の中をただ駆けて通った者だ。

あらゆる歓楽を貪り掴んだ。

おれを満足せしめないものは引き放し、おれから逃した。

おれはただ欲望を起こして、それを成し遂げ、更にまた希望を懐《いだ》いて、そんな風にして力任せにこの人生を駆け抜けたのだ。

初めは勢いよく力を出したが、今は悧巧《りこう》になって、落ち着いてやってゆく。

この世界はもうおれに十分にわかった。

それを超えてゆくあてはおれにはない。

誰でも眩《まば》ゆそうに上の方を向いて、
雲の上に自分のような者がいると空想するのは莫迦《ばか》だ。

むしろしっかりと立って、あたりを見るがいい。

この世界は悧巧な者には黙っていない。

決して永遠の中にさまようには及ばない。

自分の認めた事は握ることが出来る。そしてこの世の日をさまようが好い。

化物が出てこようと、おのれの道を進むに限る。

そうして先へ行く間には苦しみもあろう。幸福もあろう。

どうせどんな場合にも満足はしないのだからな。

最高の叡智に到達したファウストは、盲目になりながらも新国土建設事業、すなわち大地の上を最も住みよく有益にするための仕事に踏み出す。

《おれはここで幾百万人のために土地を開いてやる。
人民には安全ではないが、自由に働いて住まえるのだ。野原は緑に肥えてくる。
人と家畜とはこの新しい土地の上に、
大胆に熱心に人民が築き上げたあの丘の方にすぐ移り住んで来るのだ。
外では海の流れが岸まで荒れ狂って来てもここの中はまるで天国のような土地だ。》
《それは人間の智慧の最後の断案だ。
それは自由でも生活でも、毎日これを征服することによって初めてこれを我が物に所有できるという事だ。
ここでは子供でも大人でも老人でも、みんなそういう危険にとりまかれて、
忙しく働いて年を過ごすのだ。
おれはそういう群集を見たい。
自由の土地に自由の民がいるのを見たい。
おれは刹那にむかってこう言いたいのだ、
お前は実に美しい、だからここに止まってくれと、

おれがこの世に過ごした日の痕は、永劫の中に滅びはしない。
そういう大きい幸福を予感して、おれは今最高の瞬間を味わうのだ。》

これは百歳の賢者がのこした最後の言葉であった。

この言葉こそ、ゲエテの道徳哲学の真骨頂を要約したものと考えられよう。

そして社会の利益のために個人を犠牲することを全人類に勧告しているようにさえ考えられるのである。

レエヴェスはファウストの問題を次の様に約言した。

《個人的な野望のはげしさや、個人的な快楽の空しさをさとったあとで、火焔のようにほとばしる魂の閃《ひらめ》きは、ついに偉大な真実を認識するにいたる。

その真実とは、人は人のために生活し、そして仕事にのみ、人類の幸福のためにのみ永続的な幸福を発見することが出来るということである。》

ゲエテのファウストによって、人は個人性の発展のために、生活の大半を犠牲とすることに満足を感じ、そして経験によって賢明となり、個人としての満足を味わうことが出来た。

われわれは生涯の後半期に於いてのみならず、よろしく全生涯をあげて人類の幸福のために我々の活動力の全部を貢献すべきであるということが、ほんとうに具体的に感得させられたのである。

それはゲエテの思想の中にも、また、個人性の犠牲をすすめるその作品の性質の中にもあるのではなかった。

ゲエテはまた、ファウストの中で、ある場面と主導原理との間に横たわるギャップを融和しようと必死の努力をつづけた。

彼の生涯の第一部とも言うべき青春時代に犯した多くの不徳な行為は贖罪によって罪ほろぼしされねばならぬ。

なお、エッケルマンは、《ファウストの救いの鍵》は次の如き天使の合唱中に見出されると言った。

霊の世界の尊い一人が悪から救われました
誰でもいつも努力して骨折る者は
やがてわれわれに救われます
またこの人には上の方から愛が加わってきます。
神の群は心から歓迎しています。

けれども、彼は、それについて語りはしなかったが、しかし、ファウストおよびゲエテにおいて最も重要なものがある。

それは、芸術的創造の刺戟としての恋愛であり、そしてそれはおそらく、この悲劇の終局に一つの『ほのめかし』をもって表現しているところのものである。

すなわち、マリアを敬う隠者たちが宗教的かつエロティクな恍惚境の中で平伏して、合唱する神秘の歌

——

すべての過ぎゆくものは
ただ姿なるのみ
足らざるもの
ここに満たせられ
名づけ難きもの
ここに成し遂げらる。
永遠に女性なるもの
われらを天に引き寄するなり。

の中に、それがよくあらわれている。

この詩句を《自らを犠牲にする愛》の意味に解釈したり、あるいは、《神の恵み》に関するものとして解するもの（ボーデ、百四九頁）があるけれども、むしろ、それは女性美のための愛の問題、すなわち、崇高なる

仕事の完成を可能ならしめるところの愛の問題と考えるべきであろう。

右の如き解釈は、《名づけ難きもの》を語る《神秘の合唱》によって歌われた詩の事実といみじき一致をなしている。しかも、この合唱の中に我々は老人の愛欲的パッションを見てとらねばならぬ。

いずれの場合にしても、ファウスト全体、そして特にその第二部は人間の至高活動力に於ける恋愛の役割についての雄弁な訴えである。

すなわちこの役割は、ゲエテの注釈者や崇拝者たちの議論のすべてよりもはるかに完全に、ゲエテの行動を正義づけるところの人間性の法則に従うものである。


ファウストの第一部と第二部は全然本質的に分離した作品だとなす考え方はしばしば行われているが、そうした考え方は間違っている。

これはお互いに両々相俟《あいま》って完全なものとなっているものだと考えるべきである。

第一部においてわれわれは若きペシミスト、情熱と要求とに満ちている若きペシミスト、自殺のことばかり考え、恋愛の渇きを満たすためには何ものにも眼をくれぬ若きペシミストを見た。

第二部に於いては、成熟し、そして老いたる人、たとえしかたは変わっていてもまだ女性を愛する心にかわりのない精力旺盛な老人の姿を見る。

しかもこの老人は賢明となり楽観主義者となっている。

そして、個人的生活の欲望をすっかり満足させた揚句、余命を人類の福祉のために捧げ切る老人を見る。

さて、いよいよ生命の周期が終わろうとするや、最高至上の幸福感のうちに大往生を逐げるのである。

これぞ我々が声高く理想とする《自然死の本能》の達成を示すゆき方でなくて何であろう。

第Ⅸ章　科学と道徳

Ⅰ

道徳の問題のむずかしさ――生体解剖者と生体解剖反対者――合理的道徳の可能性に関する研究――功利主義的及び直観的道徳論――それら二つの不適性

私はこの書物で幾度も道徳に関係のある問題にふれて来た。

そして、人間の生命を延長するという問題について、人間が、生殖可能な期間以上に長生きするということは、たとえ勝手な道徳論をふり立てて老人を犠牲にする事を是とする連中がいるにしても、高尚な道徳性の原則はそれによって少しも矛盾を示すものではないということを説いたつもりである。

この書物の中で述べられている多数の学説に基礎を与えている実験生物学は動物の生体解剖を土台としているのである。

ところが大多数の人々は、生きている動物を（有益な目的のために）利用しないで、いきなり切開してしまうと言う様なことを不徳義と考えている。

仏蘭西《フランス》だの独逸《ドイツ》だのでは研究室に於ける生体解剖を非としたり、制限を加えたりしようとする試みが多く過去にはあったが、成功を見ずにしまった。

しかし英吉利《イギリス》では厳重な規則が出来ていて動物を解剖することを禁ずるとか、または面倒な許可を受けなくては解剖する事が出来ない様になっている。

したがって英吉利の多くの学者はこれについて不平を述べている。しかし、これによりさらにずっとデリケートな問題は人間に関しての実験ということである。

昔は人間の死体を解剖するためには人目を避けなければならなかったが、今日でも人間に対してほんのわずかの実験をする場合にさえも、それによって生ずるあらゆる出来事に対して責任を持たされているのである。

自動車や他の乗り物または狩猟などの途中でしばしば起こる事故に遭遇した経験のない人々は、何かしら新しい手当ての方法の効力を試みる事にさえも非常な反対意見を立てている。

多くの人々、いや学者の間でさえも性病の出現を防止しようとするある種の試みが不道徳なもののように考えられている。

予防法の一つとして、黴毒《ばいどく》に対する水銀剤をもととした塗布薬の研究が最近出来たが、これについて巴里《パリ》の医者達は「危険をおかさず、Cythère《シテール》（歓楽の島）に達することが出来るように思わせるのは不徳義であり」また、「大衆に耽溺《たんでき》的な生活の道を考えている事はおだやかでない」という意味を大いに強調している。

けれども、他の学者達は、間違った予防法のためにこの恐ろしい病気に金を払っている子供や、その他無智な人々を含む多数の人々のために、黴毒の予防法及び、黴毒を治療する方法を見出すことこそ道徳的な偉業を完成する事であると言っている。

この数々の例証によって読者は道徳問題と、それに関連した漠然ながら一つの概念を得たと思う。人間は常に人間としての行いをする場合、道徳の教訓に従うべき事を強いられているのに、権力のある人々は、従うべき規律に則ろうともしていないのである。

巴里の「La Revue《ラ・ルヴュ》」(191)という雑誌が、合理的道徳の問題に対して一年程前に著作家達に質問を発したことがある。それは、信徒に対してのみ強制的に出る宗教的教義の上にではなく、理性を根本とした原則の上に、道徳的行為の根拠を置く事が現時に於いて可能であるか否かという問いであった。ところでそれに対する回答は全然反対のものであった。

その中のあるものは、合理的道徳の可能性を否定し、あるものは認めてはいるが、その認める方法に非常に多くの矛盾があった。

哲学者ブウトルウ氏は「道徳は理性に基づくものであり、そして理性の他の基礎を持ち得ない」という事を確信しているのに、詩人であるシュリ・プリュドム氏は道徳の根柢として、特に感情、良心を問題としている。同氏にとって「道徳教育に於いて、師匠であると同時に弟子でもあるのは、真情であって智ではないのである。」

この章の最初に我々が注意しておいた矛盾の中に、これらの二つの意見が含まれている。

反生体解剖主義者達が、動物を用いての実験に対して抗議をするのは、自分で身を護る事の出来ないあわれな畜生に対する同情からである。

彼らはその良心に指導されて、他の人間または動物の個体の利益のために一つの生命に苦悩を負わす事を不徳義と考えているのである。

私は、少しも感覚のない動物、特に蛙《かえる》を使用してのみ実験をなす事にきめている所のすぐれた生理学者達を知っている。

しかし大部分の学者達はおそかれ早かれ、人間や有用な動物の幸福を増大するに役立つ事が出来る科学的のある種の問題を明らかにする目的で、実験動物を切開して、そして、動物に残酷な苦しみを受けさせる事に何らの掛念《けねん》をも感じてはいなくなるであろう。もしも生体解剖が行われず動物を実験に使用する事が制限せられるならば伝染病を減少させ、またはそれを防ぐ貴重な手段の発見を来させる偉大なる法則を発見する事は出来なかったであろう。

したがって、生体解剖を正当化するために、学者達は人類のために有益な手段を承認する所の道徳の功利主義的理論の見地に立たざるを得ないのである。

ところがこれに反して、反生体解剖主義者達は直観的な理論によって行動するのである。この理論は我々の良心の自発的な動きに従って行為を決定する理論なのである。

我々が選んだ例証によって、この問題は容易に解決される。すなわち生体解剖というものは、非常な進歩を示そうとする実験的研究に全的に指示されている事は明らかな事である。しかもそれは生命の経過に添って行われるものなのである。

それにもかかわらず、動物に対する愛情のあまり、この行為、すなわち動物の生体解剖をすることを承認出来ない人々がまだ実に多くいるのである。

疾病の予防の問題においても、この道徳の理論を解決することは、同様非常に容易である。

生体解剖に関しては動物に課される真の苦悩が問題であるのに、黴毒の予防に於いては多少とも間接的な、そして、甚だ正体不明な害毒のみが問題となっている。

この病気はなかなか感染しないという確信を持っている人々は、非常にしばしば夫婦関係以外の関係を平気で行う。が、それによって生じる害悪と無辜《むこ》の人々が罹病《りびょう》するのを防ぐ事が出来る……ということによって得た限りない恩恵を結果として生ずる事が可能なその利益とを比較して見れば、天秤の皿がいずれに傾くかは容易に了解する事が出来る。

また予防方法の探究に対し、抗議する人々の憤怒は決して、研究者の熱情をさまさせたり、またはこの方法を使用する事を妨げたりする事は出来なかったのである。

かかる例は更に合理性という事が大部分の道徳的問題の決解においては欠くべからざるものであることを示している。

ただ、実際の生活に於いては最もしばしば我々が序論の題目に選んだ二つの場合よりもずっと複雑な問題が必要となって来るのである。

生体解剖の偉大な効用及び罹病に対しての薬剤の研究の非常な効果は、間もなく発見されるであろう。しかるに、それに対して反対をとなえる人々は唯々直接の感情によってのみ救われようとするにすぎない事になるのである。

しかし、事態は道徳に関する問題中のまったく他の一群の問題となるのである。

性生活には最もデリケートな問題が多数にある。そして、その中で道徳的観念を明らかにする事は一番困難な問題である。

我々は読者にゲエテの生涯の変遷過程を思い出してもらおうと思う。

この偉大なる天才は非常にしばしばその時代の道徳の法則と争ったらしい。

詩をつくり出す力の尽きるのを見る恐怖によって永久に拘束される事をおそれてフレデリケとリリーとを見捨てたのは果たして道徳的な行動であったであろうか?

それから、罹病している人または子孫を傷つける可能性のあるいろいろな病気に罹《かか》っている人の結婚に関する道徳的問題、結婚前の若い人々の節制の問題、売淫の問題等、は皆それぞれ重要な問題である。そして、それを道徳的見地から解決することは最も錯雑したものである。

刑罰に関する殆《ほとん》ど総ての問題も同様である。死刑問題に関しては、さらに区々たる異論があり、そして多数の種々な研究が要求されている。

死刑が有効であるか或いはまた無効なものであるかに関して参考資料を得るために統計学が利用されている。その一つに従えば、この刑罰は決して、犯罪の数を減じてはいない。

しかるに他の資料に従えばこの刑罰が真の威厳となり犯罪の数を減少させる結果を得ている。この死刑と同様に困難な問題は死刑程には重くない処罰、とりわけ子供の処罰に関する問題である。

児童教育者はこの困難から免れるために最大の苦労を課せられているのである。

道徳に対する功利主義的理論はそれゆえに多くの場合、道徳の命ずる行為すなわち、善行を行わせるには無能であるように思えるのである。だからますます何を利用すべきであるかを正確に知る事が出来ない場合が多なるわけだ。

そうした行為の効用は両親や同宗の人々や同国人や同種族、或いは一般多数の人々を目的とさるべきであろうか？　多くの困難に直面した道徳の理論家達は功利主義的理論は不適当なものである事をさとり、我々は直観的理論の味方なりと明言した。

道徳の根底は、すべての人々の先天的感情の中に存在しているのである。すなわち社会的本能の一種であって、それは、同胞に対して、善行をなす事をすすめ、そして心の底から出る良心のささやきによって、如《い》何《か》にしなければならぬかという事を言いさとすものであり、そうする事は行為の効用を判断する事よりもずっとすぐれた事なのである。

実際に於いて人間は他人と一所にいたいと言う欲望によって社会生活を営んでいる動物である事は確かである。しかし、動物界に於いて、社会生活をする種類のものは盲目的本能の発現に従って振る舞い、一般にはよく統制されているのであるのに、我々人間にあっては、全く反対である。

人間の社会的本能は、限りない多様性を示している。

そのあるものは同胞の間の愛情が、極端に発達している、このような連中は、公衆の福利のために自分を犠牲にする事によってのみ自分が幸福であると感じる。そして、かかる人は、自分の持ち物を貧しい人々に与え、時としては理想とする目的のためには死をさえ辞さないのである。かかる人々は必然的に利他主義者なのである。しかしこのような例は非常に稀な部類に属するのである。

そういう人たちよりも、もっとしばしば見られるのは仲間の間にだけ愛情を示し、両親のためや友達や同胞のためにならば献身的行為をするが、全くの赤の他人に対しては全然か、または全然と言わぬまでも非常に冷淡な人々である。

さらにまたすくなからず見られるのは、人との接触が非常に限られており、自分個人の利益であろうと、自分の家族の利益であろうと、そういう自分の非常な近親者のためには、仲間を省みずに利得を得させようとする人々である。

さらに、今度はずっと稀にしか見られぬが自分個人のことしか考えず、決して人を愛そうとはせず、周囲の人々に悪い事をして喜ぶという本当の悪人がある。社会的本能の発達はかくの如くに相異があるにもかかわらず、すべての人々は共同生活をなすべく余儀なくされているのである。

もしも人間の意志の内面を知る事が可能であったならば、人間の行動を分類する根拠として、その意志の内部を選ぶ事が可能であったであろう。

誰でも同胞に対する愛情によってなされた行為を道徳的なものとなし、利己主義によって行った行為を不徳義なものであると見なしてはいる。

しかしながら、真の原動力たるべきものを正確にする事の出来る場合は非常に稀なのである。多くの場合に、この原動力は魂のずっと奥深くかくされており、時としては自身でさえ、その原動力が何であったかを知る事が出来ない程である。

人は殆《ほとん》ど常に良心の声に行為を一致させる手段を見出し、そしてまた自分が他人になした害悪を弁護する手段を知っているのである。特殊の人々のみが、これに反して自身の周囲に善行を広めたに過ぎない時でさえ心苦しく思う位に洗練された良心を持っているのである。

今日の風潮として自分の悪い意図を相手の行為のせいだとする習慣がある。

それは、批判を容易ならしめ人の行為に対する判断を勝手にふるまわせ、しかもその上に近隣の人々の事を悪しざまに言いたい欲望をも満足させるのである。

こうしたやり方は今の時代の新聞記者であるとか政治家であるとかの常習となってはいるが、かかる方法は絶対に、道徳に関するまじめな研究からは除かれるべきである。

意図とか良心とか又は我々がとらえる事の出来ない諸要素というものは、それゆえ、人間の行為を評価するに当っては少しも役立たせる事は出来ない。

結局評価の対象となるのは行為なのである。

つぎに善行というものは、しばしば社会的本能と一致しないものであるという事が容易に認められるのである。それで、非常な善良さを賦与《ふよ》された人間で、善行よりも悪行を余計に行う事が非常に多く見られるのである。

ショーペンハウエルは、感情のささやきにしたがってのみ行われる道徳というものは、真の道徳の諷刺画《カリカチュール》に過ぎないものであると言った。

善行をするという利他的な欲望の下にふるまう人は、少しも反省をすることをなさずに善行を浪費してしまう。これが、かえって、仲間のために悪い事になり、そして自身のためにも悪い事になるのである。

シェイクスピアは彼の戯曲『アテネのチモン』（註　アテネのチモンは希臘《ギリシア》の厭世家である。ペロポネソス戦役後の時代の人で、世間の薄情をはかなみ、失望の極み、アルビヤデを友とするほかは全く社会との交渉を絶ち孤独の生活を送った。シェイクスピアはこの人を題材としてつくったのである。）の中で人間の中で最も善良な人を描写している。

チモンは、「義侠のために生まれた」と言われた人であり、自分の周囲に寄生虫の雲集をつくりながら、右に左に自分の持っているものを与えたのである。そして、結局は破産してしまい、永遠の厭世家となった。

シェイクスピアはこの話をフラヴィウスの口をかりて述べている。すなわち、

《我々が、他人に対して、非常に善い事をなす場合に、最もやりそこなう、という運命の配剤。これは実に奇妙な話だ。》

単に感情にのみ基礎を置いて、生体解剖に対する反対陣を立てて、平気で害悪を人の間に伝播させるのはかかる道徳なのである。

この世の中の事物は異常に複雑していて、悪性な行為がかえってもっとも一般的な感情によって行う行為よりも、社会に対して余計に奉仕をなす事が出来るという事になる。かかる事は非常に驚くべき事である。そして、それは、厳しい抑圧の手段がかえって、真心と善良さに満ちた行政官によって用いられる中途半端な手段よりも、もっと有用であるという事と同じである。

この様な状態に於いては、道徳の直観的理論は己《おのれ》の道を進まず、純粋な功利主義の理論でさえもないのである。

社会性の感情は道徳的活動の動機であるとは言え、それを人間の集団の行為の基礎とするのには不充分なのである。

別の側から言えば、効用は、すべての道徳行為の全くの目的であるけれども、効用そのものを大多数の場合に於いて正確に定める事は困難だから、合理的道徳の根底としてこれを取り上げる事はできない。そういう次第だから、善行の問題を説明する事の出来る他の原則をここに求めんとすることは必要でもあり当然のことでもある。

II
人間性の法則を道徳の基礎とする試み――カントの道徳的義務の理論――カント哲学の理論の批判――道徳的行為は理性によって導かれるべきである

すでに古代において人々は神託に根拠をおく宗教の指図とは別の道徳の基礎を見出す事に没頭して来た。けれどもずっと以前からこの意図の下に述べられた理論の不充分なる事はよく知られていた。『人間性の研究』の第一章で詳述したように、この人間性の認識は人々が求めていたその原則を供給し得たと一般には考えられていた。

享楽主義者《エピキュリアン》は、禁欲主義者《ストイシアン》同様に、色々と異なった教義を持っているとはいえ、同じ人間性の根底の上に基礎づけられるのである。

人間性は異なった種々の方法で出来るのであるから、この原則は実行に役立てるためには非常な弾力性をみせるのである。

道徳を合理的に基礎づけようとする多くの試みに失敗して、カントは多数の思想家によって真の進歩として考えられていた理論を述べたのである。

しかるに、それは少しも一般的にはうけいれられ得なかった。そして、道徳の重大問題を解決するために推理というものが一向無力なものであるという事を示す事にのみ役立ったにすぎなかったのである。長い間この問題に止まっていることをやめて簡単にこの理論を特質づけることとしよう。

カントにとって道徳は同情の感情にその根源を持っていない。そして人類の幸福を目的ともしてはいない。もし、天性が、人生の目的として幸福を求めるものであるとするならば、天性というものは非常にまずく整頓されていると言えよう。

なぜならば劣等の人間は、一般にもっとも完全な人間よりも幸福であるからである。かならずしも常に行為より生ずる結果としての幸福によって、我々の行為を是認するという状態にいるわけでもないのに、我々に道徳的に行動せよと命ずるのは、我々の内部の要求なのである。

カントの教義は、直観的な道徳の理論である。そして、その教義は我々に同胞のために全力を尽くすことをすすめる同情または好意の中にあるのではなくて、唯々、義務の意識の中にあるのである。

カントは他人に奉仕することに喜びを感ずる人の行為というものに何らの価値をも認めていない。行為は、義務の意識の衝動にかられて善行を成す場合にのみ道徳的となるべきであるという。

この偉大な哲学者の理論のこの部分は彼の碑文の中にシラーによって次の如く彫《きざ》まれている。

《私は隣人に善行を為《な》す事を喜びとしている。その事は私を不安にする。というのは私は全く有徳の人ではないという事を感じるからである》と。

カントの道徳論を批判して、ハーバート・スペンサー(192)は、同胞に何らの同情をも持たず義務の純粋な意識によって、自分達の自然的本能に反してのみ善行をなす人間のはびこった世間というものを想像してみた。このイギリスの哲学者は、かかる状態に於いては「この世は住む事の出来ぬものになるであろう」と考えたのである。

カントの批判哲学の教義によれば、道徳的行為というものは義務の意識に対してよりも、むしろ嗜好にしたがう人々の一般性に対して例外をなしている人々によってのみ、実行されるものであるという事は明らかである。

教養のひくい人間というものは、人が、同情によって指導されるか、あるいは義務の意識によって指導されるかどっちであるかという事を知らないで、受けたすべての善行をかまわず受け入れるのである。しかしながら非常に高い教養のある人間は、純粋な道徳的の義務によって、自分達の本能に反しても善行をする同胞の奉仕を我慢出来ないものと考える。

人は、道徳的行為が向けられている相手の気もちを害さないために、内面的な動機を隠すべきであるという場合がしばしばある。

かかる例、すなわち、その中に、内面的の意志が隠されている例は、更に、実際に於いては、行為をさせるように刺戟した動機に従って、行為を判断する事は不可能だと言うことを示している。

非常にしばしば利他主義者の宣言が好意の情によるものであるか、あるいは義務の意識によって強いられているかどうかを区別する事が不可能になるから、道徳的行為の内面的の根源を評価する事を全然断念するに越した事はないのである。

またカントは、人間の行為の価値を決定するために、他のある種類の手段を見出そうとする欲望を感じていた。世人に知られている如く、この追求に於いて彼は次の公式に達した。

すなわち《意志の方針が常に同時に普遍的法則の根源として価値あるように身を処すること》(193)これである。

この非常に概念的な命題を理解するためには、何らかの具体的な証例を挙げた方がよさそうだ。

ここに、金を持たず、負債を支払う事が不可能な状態にある男がいるとする。この男は、貧しいにもかかわらず貸金を返済する事を受け合うべきか否かという事を考えて見る。

カントの理論を適用すれば次の如き質問が課せられる。

すなわち、《すべての人々が、かかる約束をたやすく出来るとしたならば、同じ様な約束というものはどんなことになるであろうか?》

この偽りの約束をもし一般的の人が用いるようになったならば、誰も最早約束というものに信頼を置かず、約束は結局に於いては実際生活にとっては不可能なものとなる事は明らかである。

カントの公式はそれ故に道徳に反対するものとして、これらの行為を特質づけるために合理的な基礎を提供するのである。

同様な事が窃盗についても言われる。もしすべての人が自分の気に入る物を何でも奪うという事が慣例となるならば、最早、所有権はなくなるであろうし、そして、窃盗は、所有権と同時に姿を消すであろう。自殺は、カントに従えば、同じく不徳義な行為である。何となればもしも自殺が一般的なものになったならば、人類は存在を止めるであろうから。

しかし、カントは問題の一面のみを考えているのである。道徳的な行為はしばしば制限されるべきものであり、全人類社会にとって普遍的なものではあり得ない。かくして、同胞の福利のために生命を犠牲にするという欲望に満ちて、誰かがカントの公式に従ってこの行為を示す事を望むならば、それは自殺のためという事と同様な結論になるのである。

もし世人が他人のために生命を犠牲にするならば、結局、もはや誰も生きているものは残っていないという事になる。それ故に、他人の福利のために生命を犠牲にする事は不徳義なことである。等々。

道徳の理論的な根拠をもとめて、カントはその外形を発見したのにすぎぬのである。

その外形は道徳性の本質的内容に欠けているのである。道徳的な人が指導者としての義務の意識を得るのでは充分でない。さらになお自分の行為が何に帰著《きちゃく》するべきであるかという事を知るべきである。

もしも偽りの約束をする事が不徳義であるならば、それは同様な約束に対して、信用を持たぬであろうからである。しかるに、信用は人類の幸福のために必要なものである。もしも窃盗がカントの公式によって、とがむべきものであるならば、その理由は窃盗が一般的になって、所有権を不可能ならしめるからである。しかるに所有権というものは一般に、人々にとって一つの幸福なのである。もしも自殺がカント派の原則に反対の行為であるとするならば、それは、自殺が人類の消滅をきたすにいたるからである。しかるに、人生は浪費すべきものでない所の一つの幸福なのである。

カントは一般的幸福の観念を拒絶しながら、彼の合理的道徳の理論の基礎を置くためにあらゆる方法を立てたが、彼にとって、一般的幸福の妥当性を避ける事は不可能であったのである。

原則として義務の意識を高めつつ『実践的理性』は道徳的行為が向けられるべき目的を示すべきである。その事について我々はカントに於いて非常に漠然としてはいるが、非常に興味あるものとして特書されるべき価値のある観念を見出す。

義務の意識は道徳的行為に従う意志を含んでいる。この意志は現存する状態によって制限されるべきではないのである。

カントはこの問題を次の如き理解し難い言葉で弁解している。

すなわち、

「……我々は理性によって法則の意識を持っている。その法則に対し、我々のすべての方針はちょうど自然の秩序が我々の意志によって作られるべきである如くに、従属しているのである。」

それ故にこの法則は経験的に考えられはしないけれども、超感覚的な自由によって可能である所のある一つの本性の観念であるべきなのである。

そして、それに対して我々は、少なくとも実際的見地の範囲に於いては、客観的実在性を考えるのである。何故なら我々は、理性を有する生物である以上、それをもって意志の目的であると考えるからである。

《かくして意志が従属している自然と法則と、意志に従属している自然の法則との相違は、その第一は、目的が意志を決定する代表的原理たるべき事実の上に存し、一方、第二は、意志が目的原因となり、従って、意志の因果性は特に純粋理性の機能に於いて決定的原理を持っている。そしてそれは、この理由によって、純粋実践理性と呼ばれ得るものである。」（カント『実践理性批判』）

私がカントの思想を会得すればする程、合理的道徳は現在の如き人間性の前に止まるべきでないという事が認められる。道徳的意志は本性を適当な法則に従わせて変化させる事が出来るものであるという直観を持っているという考え方をもってすれば、恐らくカントの思想を理解する事は可能であろう。

この観念と反対にカントの多くの批評家達は道徳の理論を現在ある様な人間性に引き戻して、道徳の理論を完成する事を望んだ。この思想はヴァシュロー(194)によって、非常に明らかに公式化された。

ヴァシュローがまず第一に主張した事は、

「カントの道徳的法則の重要な点……それは対象を理解しなかったことだ。至上善の題目の下に古代の全ての学派を占めていたこの問題は、カント派の理論の中では付随的にのみ姿をあらわしているに過ぎない。カントは人間の運命は全く義務の中にあるのではなく、運命に幸福を加えなくてはならぬという事を認めようとした。」

という点である。

しかし、人間の行為の測定に役立つ所の幸福とは何であるか？

この問いに答えるためにヴァシュローは古代の哲学者の見地に立ったのである。その見地に関して彼は我々の『人間性の研究』の中に多くの疑問を持っていたのである。

彼はただ、正確に自分の考えを表明したのである。

すなわち《幸福とは如何なるものであるか》を彼は考えて見た。

《終局の完成。存在の終局とは何であるか？　それは本性の単なる発展である》

《この方法を人間と道徳とに適用せよ。すなわち、人間性は観察、分析によって知ることができるのであり、人はそれによって結末すなわち幸福、従って人間の道を推論するのである。

何となれば善行の観念は義務の意識を生ぜしめるからである。すべてはかくして人間を認識する様になる。しかしさらによくはっきりと、特に才能について感情について特有の性向について、了解する様にな

るのである。そして、それは人間を動物から区別するものである》

ここにこの教義の結論をあげる。

《我々の本性の能力を発展せしめよ。集合が人間の本来の終局を形づくるものに対しては常に方法として、組織とだけを、従属せしめつつ。

これこそ、この小さな世界の真の秩序であり、終局であり法則であるのである。

この定式はもっとも科学的な、そして少しも争う余地のない形式の下に於いて、非常に古くからある真実を言い表わしている。この真実とは、完全な道徳の原則でありすべての適用を支配している。人は正義、義務、徳心というものを探し求めんとする。

それはこの世の中に於いては上の方をも下の方をも見てはならぬという事である》(ヴァシュロー)

カントの最近の批判者パウルセン教授はこれと似たような結論に達している。

彼は、つぎのごとくに、カントの公式はよりよくモディファイされるであろうと考えた。(195)

すなわち、

《道徳の法則は人生の自然法に役立ち得る原則である。言葉をかえて言えば道徳の法則は、法則が、自然の法則の如く行為を支配する場合に於いて、人類の保存及び至福の発達を待つ所の原則である。

したがって道徳的問題をどの方面から考えても、われわれの行為は人間性の法則に従属せしむる事にな

るのである。》

道徳の問題を科学的方法によって取り扱っている現代の学者サザーランドは、道徳を《合理的な同情によって導かれた行為》と定義している[196]。

《この同情は、たとえ直接であっても、重要性のより少ない幸福のために他人の最も重大なる幸福を犠牲にすべきではない。斯様《かよう》にして、母は子供に味の悪いある薬を飲ませなければならぬ場合、子供を不憫に思うが、母の同情が至当なものであるならば、子供の健康を構わず子供を満足させるためには、何もしないでやるべきである。》

と彼は言うのである。

この例においては同情は医学に従うべきである。一般的の道徳的行為に於いて、この行為の原因となるもの、(言いかえれば同情であれ、義務の感じであれ)を支配すべきは常に理性である。

そして道徳は科学的事実に根拠を置かるべきであるという事は、それがためである。

Ⅲ

個人の道徳――同条件で育てられたが、行為は全然異なっていたという二人の兄弟について――生命の知覚の遅々とした発達――同情の進化――道徳的行為における利己主義の役割――キリスト教の道徳――ハーバート・スペンサーの道徳――利己主義の誇張した表現の危険

たとえ道徳的行為が主として人間の相互関係にあるとはいえ、一方には個人道徳というものもあるのである。この個人道徳というものは単純であるから、合理的道徳の研究を始めるにはこれによる方が、都合が良いわけである。

個人の幸福を求めて、何らの制御なしにその性癖に従う場合には、しばしば不徳義として一般に考えられているしぐさを平気でする様になる。

人間はそれぞれの本性に従って怠け者や大酒家なる者が出来るのである。

怠惰は、脳の血液循環の何かしらの不規則性に起因しているものである。

それからアルコールによって満足感と快楽感とをひき起こす事の出来る人が、酒に耽《ふけ》る必要のあるという事はまた、自然なことに見える。何故に怠惰とアルコール中毒が不徳義であろうか。ハーバート・スペンサ

ーの公式通りの充分に完全な生活を営む事を妨げるからであろうか？
しかし、この理論の賛成者があらゆる種類の過剰を正当づけるのはやはりスペンサーの公式によるのである。そして彼らこの理論の賛成者達は、その過剰がなければ、生命には充分な余裕というものがなくなると考えているのである。

怠惰であるとか大酒家の様な不身持ちは人間性の特質に密接に付属しているとはいえ、人間の理想的天寿を全うすることを妨げるが故に不徳義と考えられるべきである。

我々は非常に年齢の接近した、殆《ほとん》ど同年輩のある兄弟を知っている。この兄弟は同じ訓育を受け、同じ境遇の中に育った。それにもかかわらず、彼らの趣味であるとか行為であるとかいうものは非常に異なっていた。

兄は非常に智的な人であったとはいえ、大学に在学中は筋力を鍛錬する事を好み、そしてあらゆる種類の娯楽に対しての嗜好を養った。彼は人生の目的は幸福であるから、人は出来だけ幸福に向かって行かなければならぬ、と言った。また彼は人が最も楽しみとする場所へは、しばしば飽きずに行った。トランプ遊びであるとか、すてきな御馳走や、美人たちは彼に幸福の資源を供給した。彼は生まれながらにして非常に著しい才能を賦与《ふよ》されていて、殆ど労する事なくして試験に合格した。

弟の方は、いつでも読書に耽っていて、他の何ものも彼を誘惑しなかった。

《お前は学問の中に幸福を見出している。それではお前はそうするが良い。しかし私は反対に本が嫌い

だ。私は楽しみに耽る場合にのみ幸福なのだ。世の中の人は生存の目的に達するためにそれぞれ自分の道に従うべきである》

と兄は言った。

結果として、兄の健康はその行いによって非常に害されたのであった。彼は血液循環器系統の病気にかかって、無益な生活を送り、五十六歳で死んだ。晩年彼は大変に不幸であって、そして生命の本能すなわち、もっともっと生きていたいという気持ちが非常にはげしく彼の心の中にわいて来ていた。彼は自分の無智の犠牲になったのだ。何故なら若い時代には彼は、生命の感覚が、生存の進行につれて発達し、そして、年を取れば取る程強くなるものであるという事を一向考えてもみなかったからである。

彼の弟もこの真実を知らなかった。もっぱら科学的研究に没頭していて、若者にありがちな快楽からは遠ざかっていた。そして非常な節制生活を送ったのである。

かような行いの御蔭で兄が最早廃人となっていた時代には彼は力強さに満ち、そして活動力に富んでいた。

私がこの例を引用したのは、節制生活の方が不節制な生活よりも長生き出来るという平凡な真実を再びもう一度繰り返すためではなく、個人の発達の経過に於いて生命の本能の観念が重要な役割をなすという事を示すためにである。しかるにこの観念は、殆ど、一般には知られていないのだ。

私の兄の臨終の際に私は立会ったのであるが、（私の兄はイワン・イリイッチと呼ばれ、トルストイの有名な小説「イワン・イリイッチ」の主人公となった人である）四十五歳で膿血症で、死ぬ事も自覚していたが、なお明敏なそして偉大な智力を保っていたのであった。

私が彼の枕もとに居る間に、彼は私に自分の意見を伝え、偉大な実証哲学者の跡形《あとかた》を残した。

死の観念は兄を長い間恐れさせた。しかし人間は死ぬべきものである以上、実際に四十五歳とそれ以上になってからの死との間には単なる量的の相違のみしかないものである、という事を思い込んで諦めて、彼は死んだのであった。

この意見は兄の、なやみの負担を軽くはしたものの、現実には一致しなかった。生命の知覚は年齢の相違によって異なり、四十五歳以後、正常に生活を営み続ける人は、以前に知らなかった所の多くの知覚のあることを感ずるのである。生命の知覚の進化は老年になってから非常な進歩をするのである。

たとえ通常の生命を完《まっと》うすべき自然死の本能というものの仮定を承認しないにしても、青春は予備の段階に過ぎず、そして生命の知覚が発達を遂げるのは、後年になってからであるという事を否定する事は出来ないのである。

この観念は生命の科学の根本的原則をつくるべきであり、そして、教育学や実証哲学の指導に役立つべきである。

個人道徳はそれ故に、後年にのみ発達させられる所の出来る限り完全な満足感に達して、生命の正常な圏の完成を認める行為の中に存するのである。

それ故に我々の目前に若い間に健康を浪費し力を浪費し、生存の最も完全な幸福を感ずる事が出来なくなっている人がある場合には、我々はその人に不徳義者の名称を与えてもいいのである。

完全に孤立した人は、自然界には存在しないのである。生まれながらにして虚弱な、そして自分の欲望に応ずる事の出来ない人は、養いそして保護してくれる人と交わるのである。利己主義者であっても、子供であれば、その保護者に引きつけられるのであって、その事が、彼に同情感を生ぜしめるのである。ちょうど自身の利益の感情によってでもあるかの如くに保護者によって指導された子供は、早くから完全に自然さに欠けてはいない状態にある、ある種の本能を馴化《じゅんか》するために、自分の意志をはたらかしはじめる。

そして食糧が欠乏するという恐れは、子供をして保護者に従うことを強いるのである。かかる子供はそれ故にある道徳的行為に従わずしては、その正常な圏、すなわち子供時代を完うする事が出来ないのである。

若者が成年に達すれば、異性と接触する本能的欲望を持つ。この欲望は、その人にある種の義務を課するのである。そしてたとえ若い人々の恋愛が子供のそれよりも利己主義の程度は少ないにしても自己放棄と犠牲のすべての特性を表わす事からは、はるかに距《へだた》っているのである。

年若い娘は、母とそれから夫との共同生活という学校を卒業した後に、今度は自分が母となる。母の本能は彼女に行為のある種の法則を強いるのであるが、この法則は目的に達するためには充分ではない。換言すれば、この本能は子供が一人で生活出来る年頃に達するまで、子供を育てるためには不充分なのである。子孫に対する同情感によって、若い母は子供を脅かす危険から子供を守るために、より経験を積んだ女からそれを学ぶのである。

子供が幼年の間は母の道徳的行為は殆ど専ら子供の体育（健康に育てること）を続けるにある。この目的の下に母は種々なる知識を獲得すべきである。もしも母が何時までもそれに関して無知であるとすれば、その人の行為は不徳義の名称を与えられるのである。

子供を育てる事が主要な問題となる場合に於いては道徳の問題は、比較的簡単である。何となれば世人が求める目標は子供を出来るだけ健康な状態において成人させる事に一致しているからである。子供が早くからこの目標に反したある種の癖、たとえば生殖器をさわるという様な癖を示すのを見て、幸福は本性より生ずる所のすべての実行に在るという理論の前に止まる事はせずして、母はその癖を止めさせるために、知識を適用するのである。

しかし子供が生命にとって、非常に危険な最初の時代を過ごす場合に、母は如何なる一般的な目標を子供の教育に求めなければならぬかという事を考えて見よう。

母は子供が出来るだけ幸福である事を望むのである。オルトビオーズの観念が有効であるのはここである。何故ならば母は子供にとって最大の幸福は、安穏な老人に達し、そしてついに生きることにあきあきするようになるまで生きるという生命の知覚の正常な進化に存するという事を考えるのである。

生まれてから保護者と、そして、後になって異性と、ともに正常の生活の修業をつんだ人は、それによって、社会生活に必要な、ある要素を得るのである。

個人生活の目標に達するためには同胞の寄り合いが必要なものであるという事を説得されて、自分の利益に従って反社会的傾向を制圧する事を教えられる。

この理《ことわり》を証明する事の出来る例を少し引用して見よう。

人がある教育の段階に達した場合に、その人は、しばしば智的見地から見れば、より低い程度しか進歩していない人の助力を借りずして、すべての物質的欲望に応ずる事は不可能となるのである。

かかる人はそれら智的に劣る人々と多少とも親密な関係になるのである。そして、彼はまた彼ら、すなわち智的に劣る人々のために、また彼らの近親者のために正常な生活を望むのである。それは我々が『人間性の研究』の中に特徴づけた様な正常な生活である。

この目的で彼自身の利益および家族の利益のために、やとい人は非常によく取り扱われるということが必然的な事となるのである。やとい人の行為は非常にしばしば主人達の健康に依存している。やとい人達が忠実に衛生的の指図に従うためには、彼らは自身が良い条件に於いて生活しておらねばならない。主人達自身が、ぜいたくな部屋に生活しているという慣わしは、やとい人の幸福という見地からすれば不徳義な事である。このやとい人の住む七階の部屋はあらゆる害毒の溜まり場所であり、そこから主人一家に害毒が弘《ひろ》まるのである。明らかに平生洗練された衛生の原則に従っている人々が、やとい人を雇ったというだけのことで、他に原因なくして病気に罹《かか》る事がしばしばある。

他の例は怒りの問題である。

怒りというものは健康にとっては確かに有害であって、色々な事で怒る傾向を持っている人は、自身の利益のためにも怒りを鎮めるべきである。強度の立腹の結果は、血管が破裂したり又は糖尿病がよく起こるのである。また白内障が烈《はげ》しい発作の後に起こる事も見受けられている。

ぜいたくな習慣は世人によく知られている様に健康を害する事がしばしばある。非常な御馳走であるとか、劇場や、社交で過ごした幾夜は、諸器管の機能を非常に変える事があり得るのである。別の見地から、ぜいたくは、他面、悲惨な原因となるのである。ぜいたくな生活は生存を縮め、そして、大いなる幸福に達する事をさまたげる、という事を確心する事は、ぜいたくに対して、同情感を呼び起こすことよりも、ずっと余計に役立つ事であるべきなのである。

大多数の人間は、主として、利己主義によってその生活に向かっているという事がわかれば、すべての道徳的理論は、実際的であるという主張を持っているので、この要因すなわち利己主義に重きを置くべきなのである。

また他のすべてのシステムも、常にこの動機によっているのである。山の上の説教に於いて、(この説教はキリスト教道徳を結論しているが、)すべての道徳的行為は何かしら報いを得るために或いはまた罰せられる事を避けるために薦められているのである。

「歓び躍《おど》れそは天における汝等《なんぢら》の報《むくひ》甚だ多かるべければなり。」とイエスは言った。(マタイ伝五、十二)

「人に見られんとて人の前に汝等の義をなさざるやう慎め。然《しか》らずば天に在《まし》ます汝等の父の御前に報《むくい》を得じ。」(同書六、一)

「是《これ》汝の施しの隠れん為なり。然らば隠れたるに見給ふ汝の父は汝に報ひ給ふべし。」(六、四)

「人を是非《ぜひ》すること勿《なか》れ。さらば、汝等も是非せられじ。」(七、一)

「汝等もし人を赦さずば、汝等の父も汝等の罪を赦したまはざるべし。」(六、一五)

イエスはそれ故に人の行為の中に利他主義の役割について決して偉大な意見を持ってはいなかった。

ハーバート・スペンサーは道徳に関する論説に於いて、行為の法則は人に多くの犠牲を要求すべきではないという事を主張している。何とならば、この場合には、もっと良い教義が反古に残っているから。ただ人類が僅かばかりの強制もされないで、道徳的行為が本能的になされるという点まで完全になるという事は将来に於いてであるという事が憶測される。

この英国の哲学者は、カントの理想に一致する所のそれとは全然異なる人類の未来を想像したのである。すなわち、人間の自然な利己主義の傾向に反して、義務の感覚に満ちている人の代りに、世の中には「性向によって」道徳的行為をなす人々で満ちるであろう。そうなれば世の中は「住み心地良い」ものになるのである。

この理想は現実から余りにも遠ざかっているので、何時になってそれが完成されるかを考える事は困難である。

世の中はたとえ非常に発達した同情の感覚を持っている人だけが増加したとしても住み心地良いものではない事は確かである。この同情は、ある大きな害悪に対しての反動である事が非常にしばしばある。大きな害悪が無くなった場合、同情というものは無用になるのみならず、また実に、面倒な、そして、有害なものになり得るのである。

ジョージ・エリオットは彼のすぐれた小説の一つである『ミドルマーチ』(Middlemarch) の中で、善行をなす事に熱中している若い女の心を描いている。ある村に住もうとして、彼女はその村で貧しい人々を助けるためにうるわしい企てをした。しかし、村人達は非常に安楽に生活しているという事と、慈善心に満ちた女の配慮を少しも必要としてはいない事を知った時の彼女の苦痛は大きかった。

ジョン・スチュアート・ミル(197)は、その『覚書』(Mémoires)の中に、若くして世人を幸福にする目的で社会を改革せんと夢見た人の事を物語っている。しかし、この人がもし、自分自身この美しい計画を完成するのを見る事が幸福であるかを自問自答した場合には、内心では直ちに「否」と答える。これを確かめることはこの若い哲学者をして、次に述べられた如き、あわれむべき状態に陥れるのである。

すなわち、

《私は自分の体の衰えたことを感じる。生命の中で私を支えた所のすべてはなくなってしまった。すべての私の幸福を、私はこの目的の不断の探究から得るべきである。私を幻惑させた所の魅惑はなくなってしまった。そして、遂には無感覚になってしまった私がなおそれに対して、心をひかれ得るだろうか? 最早私に生命を提供する事の出来るものは、何ものも残ってはいない》と。

文明の進歩と共に人間の大なる害悪は力を失うべきであり、また恐らく無くなってしまうべきであるという事は確かである。それと同様その害悪を避けるための犠牲もまた同じく減少すべきである。かつて苦痛を鎮めるためにペスト患者の中へ入って行った医師の英雄的行為は、その後ペスト血清によってこの災難から完全に護られ得る確かな方法が発見されて以来というものは全く無用のものになった。最近まで医師がジフテリアに罹った病人を扱って生命を賭した事が知られている。

我々はここで痛ましい一つの例を思い出そう。それはある若くして才能もあり、ゆたかな将来を約束された医師が、致命的なジフテリアに感染したと言う例である。彼が自分の義務を行い、そして死を自覚して、家族の人々に病気を感染させないために、家族の人々から離れていたという事は非常に気高い英雄的行為である。

ジフテリア血清の発見以来、同様な英雄的行為は最早見受けられないのである。科学によって実現した進歩は、同時にまた同じ様な犠牲を除去したのである。

ずっと以前から、ただ一人の子供を信仰の犠牲にしようとしたアブラハムの英雄的行為は、無用となっている。人間の犠牲は非常に高い道徳性の表現を必要とし、それが次第に稀となり、そして、疑いもなく完全に消えてしまうことになって終わりを遂げるであろう。

合理的道徳は、たとえ、これと同じ行為を称讃するとはいえ、その行為と同等に考えられぬ事は自明である。また合理的道徳は人間が完成の域に達する時期を予見出来る。その完成の域に於いて同胞の同情を利用する事で満足している代りに、彼らは絶対的な方法で同情を拒絶する様になる。

故にそれは純粋な義務によって善行をするという、徳のあるカント哲学派の理想でもなく、そしてまた同胞を助ける本能的欲望を示し、未来に於いて実現されるであろう所のハーバート・スペンサー学派の理想でもない。未来の人間社会に実現する所のものは、むしろ己《おのれ》が身につけることによって止まり、人が自分に善行をなす事を認めない人々の理想である。

Ⅳ

人間性は理想によって変えられるべきである――植物と動物の性質の変化の比較――シュランシュテットの裸麦――バーバンクによる培養植物――オルトビオーズの理想――無智の非道徳――社会における衛生の役割――道徳的行為における利他主義の地位――オルトビオーズの理論における形而上学的概念の欠乏

我々が『人間性の研究』の中で述べたように我々が今日見る様な人間性は――永い間の進化の結果であり、その中に大部の獣性が入って来ているが――合理的道徳の根底となる事は出来ないのである。現代まで伝えられた古代《アンティキテ》の理想、すなわち総ての期間の調和的作用についての理想はもはや人類の前に置かるべきではない。

萎縮しかけている器官は活動力を呼び戻さるべきものではない。そして恐らく動物にとっては生まれながらの良い特質の多くは人間では消失すべきである。

人間性は一般の生物の性質と同様に変化し得べきものであり、決定される事を要求する所の理想に従って変化されるべきである。

百姓または動物牧養者は自分達を楽しませる所の植物や動物をつくった自然の前に止まっておらず、自然を彼らの欲望によって変えるのである。それと同様にすぐれた哲学者は、現今の人間性は動かし得ぬものと考えるべきでなくして人間の幸福のために人間性を変えんともとむべきである。

パンは人間の主食をなしていた。そしてずっと以前より穀物の性質を改良しようとしていた。ラムポー(198)によって大いなる改良がこの目的の下に実現された。彼は実験によって裸麦の変種を生ぜしめた。それは「シュランシュテットの裸麦」と言う名称で知られ仏蘭西《フランス》や独逸《ドイツ》に非常に弘《ひろ》まっていた。ラムポーは出来るだけ長いそして大きな穂を持っていて、かさの大きい目方の多いそして多量の穀粒をもっている変種をつくる理想家として自任していた。彼は目的を確かめておいてから非常に多くの裸麦の標本の中に目的のものを探し始めた。その標本は彼の理想に最も接近したものにあった。非常に辛抱強い長い間の研究の後に理論的な選択と交配とを以てラムポーは人々に大いに役立つ新種を作ったのである。

現在米国の耕作者バーバンクは有用な植物の種類の改良をしたために大いに著名となった。彼は収穫を合衆国で年額八千五百万フラン増加させ得た馬鈴薯の新しい変種を生産した。広大な地域に対しバーバンクは多量の果樹や、あらゆる種類の植物を人間の利益を増加する意向のもとに栽培した。

彼は非常に豊産であって、あらゆる種類の他の長所をあらわし、旱魃《かんばつ》に抵抗する事の出来る植物を栽培することを理想としていた。

彼は仙人掌《シャボテン》や木苺《きいちご》を棘《とげ》なしに生長させると言った風に植物の性質を変化した。この仙人掌は水気の多い茎を持っていて家畜にとってすぐれた飼料となる。

それからまた、この木苺は食後に美味な果物を供給し、そして棘にさされる事なしにたやすく摘む事ができる。

バーバンクは核のない梅の実を栽培する事を完成し、そして唐菖蒲《グラジオラス》やアマリリスの球根をその綺麗な花が僅かの金で手に入るように、大量につくることに成功した。

これらの結果を得るにはまず何よりその植物を深く識《し》る事が必要であった。そしてまた長い月日を要した。また植物の性質を変えるためにはその性質を良く知っておかねばならぬ。

彼の理想を変形された植物に課するために、彼はそれを実行することの利益を確かめるだけでなく、さらに植物の特質が実現し得るものとしての理想を考えることが許されるかどうかを決定しなければならなかった。

植物や動物に良い所の方法を人類に適用する場合そのやり方は全然同一ではないはずだ。

裸麦や梅の木に変化を蒙らせた所の選択法などと同じ様な方法を人間に用いることは出来ぬ。

しかしながら我々は人間性の理想を公式化する権利をもっており、それに対して人類は進んでゆくべきである。

この理想こそ我々はオルトビオーズであると考える。言い換えれば活動的な強壮な年寄りとして死に際になって生命の飽和感と死とを望む感覚を伴った点まで発達することを目的とするのである。

単にハーバート・スペンサーが宣言したごとく生命を出来るだけ長くする事は問題ではない。ブリア・サヴァランの伯母《おば》の例における如く、死の本能は九十三歳で、ようやくあらわれているが、死がその本能の出現に続いて起こらないとしたら、生命を短くすることに何の不便もないであろう。これは恐らくオルドビオーズの理想によって正当とされた自殺の唯一の例であろう。

たとえ全く完全な人間性に反対のものであろうともこの場合、我々は理想に一致して行動をするであろう。こうした矛盾の例は生殖の問題が提供してくれる。人間は動物の子孫である。動物にとって無限の繁殖は種族の保存に最も重要な要因であった。なぜならば繁殖は種族を病気、闘争、敵からの迫害、気候の変化等々の様な有害な影響から保護するからである。

人間性の法則に従って人間が非常な割合で繁殖する事が出来ようとも、幸福の理想は生殖力のつよさの制限を必要とする。

われわれは人間性の認識に根底を置いたオルトビオーズにおいて生殖機能の制限を規定するのをみる。その機能は最も自然的なものがあるところのすべてである。

現今ある場合に課されるこうした手段は段々に病気に対する闘争、生命の延長、戦争の制限に及ぶ様になり、あたらしい進歩を実現している。この手段は生存のための闘争の野蛮な形をなくす根本的手段および人間の間の道徳的行為の増加の根本的手段を構成する。

理想を実現するには、まずラムポーとバーバンクは植物の性質を知る事によってはじめるべきであると考えたと同様に、道徳的行為の理想はいろいろ深遠な種々の科学をまず要求すべきである。この目的を達するにはただ人間の構造と器官の機能や構成を知るだけでは充分ではない。さらに一歩進んで社会をつくる人間の生活についてしっかりとした知識を持たねばならぬ。

科学的教養が道徳的行為に欠くべからざるものであるように、無智は最も不徳義な行為とかんがえられるべきである。知識の不足から正しい衛生法に反対して子供をそだてた母は子孫に対して不徳義な行為を振舞うことになるのである。

子を思う親の愛情がどんなにふかくても、無智によって行動した母の不合理なやり方は、正とするわけにはゆかぬ。

言うまでもない事だが、書物や摘要に記され概念化された学理などは問題ではない。ラムポーとバーバンクが総ての知識を得たのは植物学概論においてではない。人間の行為を良い方向に向けるためには書物の外に実際的生活の博《ひろ》い観念を必要とする。医師としての勉強を修業したばかりの医者は学問がいくら完全であってもそんな事とは関係なく、医師を職とするためには未だ充分に準備されておらぬ。

そのためには永年の実地研究後にのみ得られるところの病気の手当をする慣例《なれ》を必要とする。

道徳の原則の実際的適用もこれとおなじことだ。行為の規則は理論の深い認識および実際のふかい認識を必要とする。だからこの法則の設定と適用のためにえらばれた人たちはこの仮定に満足をあたえるべきである。と言うのはつぎの理由からである。もしもいつの日にか人がオルトビオーズの原則にしたがって生活しようというかんがえがでたならば、ここに年齢のちがった人々の割当てにおいて（年齢の相違に従って）重要な変化が生ずるからである。

すなわち老人は六十歳から七十歳になっても体力を保ち、そして救助を強いてもとめないようになる。他の方面から言えば二十一歳の若者は成熟しているとはすこしもかんがえられぬ。そして公事に参与する様な難しい機能を満たすには適当であり得ぬ。政治問題に若者が参与する事の危険について『人間性の研究』の中に述べられた意見はそれをはっきりと確認した。

この状態において現代の偶像、すなわち無智な大衆から種々な奥深い知識を必要とするところの問題の判断をうながされた。普通選挙、輿論《よろん》、人民議決権は昔の偶像よりも手ごたえがない。人間の知識が進歩すればこの制度は他の制度にとってかわるであろう。そこでは適用した道徳は真の能力をもった人によってみちびかれるであろう。科学的教養は、それが現在あるよりも、そしてそれが、教育や生命の中に価値にしたがってあらわれる場所を占めるより以上にひろまるであろうと言う事を想像する事は容易である。

母が子供に対して人道的に振る舞う事ができるためには、母が適応したやりかたで学問することで充分であるという事はまったくあきらかなことである。

神話の研究または文学の研究をするかわりに母は衛生を理解すべきである。そのことは人間の教育に対しても同様である。そこではただしい科学の研究は断然と第一位を占めるようになる。この条件において道徳的行為と科学的教養は次第に合致して来ると言うことが容易にわかる。

一人の無智な母は彼女の善良な意志や全き愛情にもかかわらず子供を非常に悪いものにそだてる。

医者は病人に対してたとえ大いなる同情によって行動しても、もし適応すべき充分な知識をもたなかったならば病人をひどく悪化させる。

政治家は道徳的見地において申し分ないことをするけれども、しばしば無智によって被治者のためにもっとも有害な政治をおこなう。知識の進歩とともに、道徳的行為と有効な行為は次第と同一になる。

我々の学説において身体の衛生は非常に大きな位置をしめるという事が学者たちから批難された。けれども私は我々の考えが間違いであるとはおもわぬ。なぜなら健康は確かに生存における第一の役割を演ずるからである。あれ程の厭世主義者だったにもかかわらず、ショーペンハウエルはつぎのごとく考えざるを得なかったのではないか。

すなわち《健康はもっとも大きな宝である。そのまえでは健康以外のものはなんでもない》と。（その友オサウンにあてた手紙より）

多くの宗教の中で健康への配慮は根本的義務として要求される。多くの学者が割礼は衛生の目的で命ぜられるという意見にくみしないとはいえ、ユダヤ教に於いて衛生の規律は非常に重要なものであったという事はすこしもうたがえぬところだ。

《故に我汝等《なんぢら》に告ぐ、生命のために何を食ひ、身のために何を着んかと思ひ煩ふなかれ。生命は食物に優り、身は衣服に優るに非《あら》ずや。》（マタイ伝の六ノ二五）

という耶蘇《やそ》の言葉にしたがって人体を軽蔑するとともに衛生規則を排斥したのはキリスト教のみである。長い間衛生学が非常におとった発展の段階にあったので、人間の事柄に於いて重要性をもたなかったことはまったく無理ない事である。われわれのとなえるオルトビオーズの一般様式《シェーマ》において、我々が衛生に賦与《ふよ》した誇張した重要性に一般が反対するのは、おそらく昔のキリスト教的肉体無視の状態の残存思想としてである以外のなにものでもない。

しかも今日では事態が大分かわってきた。

細菌学的追求のおかげで科学としての衛生学の創設以来、この学問は一挙にして正確な学問の価値を得た。しかしながら適用された道徳においていかにして人間は生活すべきかをまなぶところの、この我々の認識の一部にすぐれた地位をあたえるという事が必要となってくる。

我々の学説は《利他主義のためには何の場所もない》(199)という意味を強調している点がかなり批難される。

我々がそれをもっとも声高にのべたように、道徳的行為を利己主義の基礎の上におかんと求めることはたしかである。

我々はオルトビオーズの理想によって生活するのぞみと、近親を正常な方法で生活させるのぞみは、おたがいにきずつけられることなく、おたがいにたすけあって人々がともに生活するために意気投合するための力づよい原動力を構成するとかんがえた。

この原動力は利己主義的の感情がいちじるしく発達していない人々には近よりやすいものであるが、しかし、人間の道徳的行為の発展のうえに大いに貢献するところあるものである。

そして未来において生命や健康の犠牲のごとき、洗練された道徳的観念唱道はまったくあるいはほとんど無用であるということをかんがえる我々は、現時において利他主義が位置すべきところは何処《どこ》かを容易に見出すことができる。実際に得られた科学的事実の適用はある多くの自己抛棄《ほうき》と善良なる意志とを要求する。

あらゆる種類の前例に対する戦いや、ただしい観念の発達と保護は最も高尚な利他主義的行為を必要とする。

反対論者がいだく恐怖は、同情の感情と共同責任の感情が、正常な生活の真の目的にむかう進化の際、人間をたすけるための努力のなかに、大いなる適用を持つようになればなるほど、それだけ弁護される余地が少なくなって来るという事である。

現在の知識がすでに合理的道徳の基礎をきずきつつあることを認めているとはいえ、このさき科学的進歩が上昇をつづけるなら道徳的行為の法則は次第に完全になるということをもみとむべきである。我々が科学の全能に盲目的な信頼をもっていたことを人々はとがめないであろう。約束を忠実に果たしたなら、多く約束してそして一つも果たさない人たちよりはずっと余計に貸してもらえる。

ところで科学はしばしば科学に対して世人がいだいてきた期待を正当化してきた。もっともおそろしい病気とたたかう力をあたえ、そして生存をもっとも容易ならしめるのは科学である。反対に、批判なしに人類をくるしめる悪をいやすための手段としてひとたび必要とされた宗教は、ついに約束をまもることができなかった。

科学的進歩に盲目的信仰をとくことの批難は宗教的信仰におきかえられるべき運命のものであり、それゆえ不当である。

なぜなれば科学が大いに貢献してきたという信頼のみが問題であるからである。

我々が形而上学から発した目的論の原則のうえに我々の学説をたてたという非難は同様に不当である。サロディ氏(200)によると生理学的老衰及び自然死の仮定は《人生の自然の期間の観念をよくふくんでいるとおもわれる。そしてそれは偶然の原因によって、今日人間をまったくは満たしておらぬ。》

《M氏は正常圏の語句を繰り返し使用している。さて氏はよしんばまず強く否認するとしても、自然についての古い目的論的概念がこっそり再現するのを見ないだろうか？》

《種族は必然的現実であるという信念は本来のそしてよく決定した標準《かた》にかなっている。そして自然の特別な摂理に適《かな》うものだ。そしてそれは指導的観念として理想を持っていた。そしてそれは事情が仮面をきせたり、いびつにしたりする事もあったが、しかしその全体的部分の内に還元することに関係がある。

何故なればその事なくして、完全なそして安定した個人とそのミリュー（環境）の間の平衡点が存在するはずであるということおよび正常圏が存在するということ、そして不調和が調和し得べきであるということを断言し得る権利があるだろうか？》

原則に対するすべての異論は、単純な誤解のうえに存在するということは容易に証明されるのである。かつて、私は自然のいかなる理想について疑問をいだいたこともないし、また、不調和から調和への変形の避け難い必然についても質問されたことはなかった。

自然の摂理と「動機」とに対してなにも知るところがなかったので、私は形而上学の立場にはたたなかった。かりに自然が何らかの理想をもっているにしても、また地球上の人間の出現が、この未知なる計画によるものであるとしても、私は、それによって、何らの知識をも得ることはできないのである。

私は、現今の老衰の大きな害悪を避けるための欲望にかない、我々が周囲にみる死の大きな不幸を除こうとする人間の理想について語ったのである。

私は事物の全体が非常に複雑しており、そして根本が様々である人間性というものは心中に、人間の理想によって変えるために役立つことができるところのある要素をふくんでいるということも語った。

私は新しい、改良された種族を求める事をさせるところの要求を植物の性質の中に見出そうと研究した一人の農学者をここに挙げたわけだ。

ある種の梅の木の性質として、核のない食べるに非常に便利な梅の実を得る事を可能ならしめる要素があると同様に、我々自身の性質にも不調和な性質を調和のよい性質に変形する事を認めることが出来る。そうすれば我々の理想に一致せしめ、そして我々を幸福になし得ることが出来るものである。

私は自然が梅の実についてもつことのできる計画と理想とを全然無視する。

しかし、私は人間は計画をもつことができ、そしてこの果実の性質の変形のために出発点の役目をつとめる事が出来る理想をもっているということを知っているのである。

私の見解ではただこの梅の実と人間とを入れ換えるだけである。私が正常な圏について、あるいは生理的老衰について語ったとき、私はこの語を人類の理想との関係によって単に正常な現象または生理的な現象の意味に用いたのである。

私は獣類の良い食料に役立つ事が出来て、水分の多い植物を得る事が問題であると言う条件に於いて、棘の無い仙人掌が正常な仙人掌であると言う事だけは出来るのである。私は《人間の理想と一致する事》の代りに《正常》または《生理的》という語を用いてもいいと考えるのである。

私は、不幸を幸福にし、そして、不調和を調和に変化すべく運命づけられたなにかしらの自然の傾向が存在するという事そして、いまだかつてこの理想が達せられていなくても少しもおどろくにはあたらないということをわずかに納得したのである。

形而上学が研究されていない人々の間に於いてさえ、自然の計画や摂理が個人を破壊し、種族を保存することが、語られることがしばしばあるのである。

この事は種族は個人よりも長く生き残るという事実によって支持されているのである。だが、しかし、今日までに完全に消滅した多くの種族が無いと言えるだろうか？

多くの種類の中で類人猿（狒々《ひひ》）のある種族の様に非常に見事に組織された存在もあった。自然はその種族を助けはしなかったが、同様に人類を扱わなかったと言えないだろうか？

我々にとっては未知なるもののことを知る事は不可能であり、その計画や意図を知る事は不可能である。

それ故自然には手をふれずそのままにしておくべきであり、そして、我々の知能の達し得る所にのみ従うべきである。

智能は人間が偉大なものたり得るという事を教える。だからこそ人間性を変化し、不調和を調和に変形する事を望まねばならないのである。この理想に達することのできるのは人間の意志があるのみである。

主要人名訳註

主要人名訳註

（本人名掲出頁は索引を参照されたし）

ランケスター（Erwin Lankester, Ray） 一八四七—一九二九。ロンドンに医師の子として生まる。オクスフォード大学にまなび、ロンドン、オクスフォード等の教授を経て一八九二—一九〇七年、大英博物館博物学部長となり後大英協会長となる。進化論、特に魚類および Articulata を取り扱える論文あり。また体腔説を発展せしめた。

ヘルトウィヒ（Osar Hertwig） 一八四九—一九二二。ドイツ、ヘッセンのフリイトベルヒに生まる。弟リヒアルトとともにイエナにてヘッケルに師事し体腔説 Cölomtheorie を出す。イエナ大学講師より教授に進み、一八八一年解剖学教室主任。一八八八年ベルリン大学解剖学第二教室に長のなり、一九二一年まで在任。彼は一八七五年に受精現象をウニ（Toxopneustes Jividus）について確立したが、これ蓋《けだ》し動物界に於ける最初の研究であって細胞学上に重大な時期を画したものである。また、歯牙、骨等の発生学的及び比較解剖学的研究、水母《くらげ》の神経、脊椎動物の卵及び精虫の構造及び発生に関する諸研究あり。

主著。“Das Werden der Organismen（1922）”“Allgemeine Biologie, 7 A.（1923）”等。

ワイスマン（August Weismann） 一八三四—一九一四。フランクフルト・アム・マインに生まる。一八五六年ゲッチンゲン大学にて医学を修め暫時医師開業の後、ギイッセン大学のロイカルトの下に発生学及び形態学等を学ぶ。一八六六年フライブルグ大学の助教授となり、一八七一年、正教授に進んで動物学を講じ進化論の講義は特に著《あら》われている。彼の進化説は胚種質淘汰説 Germinal selection theory として知られている。すなわち自然淘汰の理論を外部より内部の胚種質に与える影響にまで拡張して、生物の変遷進化はすべて胚種質そのものの変化によるものであるとして Determinant（遺伝子）に働く自然淘汰を考察したものであって、新ダーウィン説 New-Darwinism と称《よ》ばれている。

さらにこの説を要約すれば、

（一）胚種質の生命の始原よりの連続（胚種質）は環境の影響によってきわめて複雑なる遺伝的体制を有す。

（二）子孫はその親と同じき材料のある物によって組み立てられる。

（三）獲得性は遺伝せず。

（四）変異は生殖細胞の種々なる綜合と順列より生ず。（Amphimixis の目的は変異を起こすためにして環境の直接の影響は単細胞に変異を生ぜしめる。）

（五）自然淘汰の理論を採用し拡張する。（胚種質にこの淘汰が働く。）

主著。"Das Keimplasma (1892)" "Vortäge der Descendenztheorie, 2 Bde. (1902)"

マイノット（Charles Sedgwick Minot）一八五二―一九一四。北米合衆国マサチュセッツ州に生まる。一八七二年工業学校を卒業しドイツ、フランスに留学し、後ハーヴァード大学の発生学の教授となった。発生学に寄与する所多く、一八八六年回転式マイクロトームを作る。

主著。"Human Embryology (1892)" "Age, Growth and Death (1908)" "Die Methode der Wissenschaft (1913)"

ビュッフォン（Comte de Georges Louis Leclerc Buffon）一七〇七―一七八八。フランスの博物学者。ブルガンディのモンバールに生まる。ロンドンにて物理学、数学を修め、帰国後一七三九年、王室植物園《ジャルダン・ド・ロワ》（後に Jardin de Plants と改称）の長となる。大規模の『博物史』（Histoire naturelle. 1749―1788）を刊行し、同書中にてリンネの説に反対して生物の種の変化は外界の影響によるものなりと説いた。したがって彼はラマルク以前に於ける進化思想の先駆者の一人と称せられている。動物の地理分布にも論及している。

主著。“Oeuvres Complètes, mise en ardre précédées d'une notice historique par A. Richard（1825―1828）”

シュミット（Ernst Johannes Schmidt）一八七七―一九三三。デンマークの海産動物学者であってコペンハーゲンのカルルスブルグ研究所の部長。海産動物に関しては多方面の業績あり、就中《なかんずく》鰻の生態に関する研究は著名である。

フェルヴォルン（Max Verworn）一八六三―一九二一。ベルリンに生まれ同市及びイエナにてデュ・ボワ・レイモン及びヘッケルについて学ぶ。一八九〇年各地に旅行して原生動物の生理を研究する。一八九一年イエナ大学に教授となり、一九〇一年ゲッチンゲン大学に転じ、一九一〇年にはフリューゲルの後任としてボン大学に転じた。単細胞の研究より筋神経の刺戟生理学に進み、この方面に彼及び門下生の幾多の業績がある。『生理学原論』（Allgemeine Physiologie. 1894）に於いて細胞生理を唱え、細胞生理すなわち生理学原論なりと説いた。そのほか次の著がある。

“Psychophysiologische Protistenstudien（1889）”“Die Biogenhypotese（1903）”“Kausale und konditionale Weltanschaunung（1912）”“Erregung und Lähmung（1914）”

ド・フリース（Hugo De Vries）一八四八―一九三五。デンマークのハールレムに生まる。ヴュルツブルグにてサックスに師事し後アムステルダム大学教授となる。初め植物生理学を修めたが後マツヨイグサの変異を研究することにより

『突然変異説』(Die Mutationtheorie. 1900—1930) を出し、種の形成は飛躍的変異によって生じ、自然淘汰はこの突然変異によって生じた変異を支配し発展させるものであると考えた。

主著。右のほかに、"Intracellular Pangenesis (1889)" "Plant Breeding (1907)"

パストゥール (Louis Pasteur) 一八二二—一八九五。東部フランスの小村ドールに生まる。一八四二年パリの師範学校に入り、傍らソルボンヌ大学にてパプティスト・デュマの講義を聴く。後ストラスブール大学化学教授を経てリイル大学教授となり (一八五四) またパリ師範学校の化学の教授 (一八五七) となったが、一八八八年国際的の寄付金によってパストゥール研究所成る。

彼の研究は化学に始まる。酒石酸の研究においては化合物の合結性を究明し主体化学を創設したるものと言うべく、また生物自然発生説を打破し外科学消毒法及び缶詰製造法の源を開いた。蚕《かいこ》の微粒子病原体の研究は蚕病予防法を成立せしめ、鶏コレラの研究に於いては予防接種に成功し、羊の炭疽予防接種法、狂犬病の治療発見に関する著名な研究をのこしている。また醗酵現象の闡明《せんめい》は細菌の純粋培養の基礎となり、麦酒《ビール》、葡萄酒《ぶどうしゅ》醸造の実際問題に寄与した。要するに彼の業績は化学、細菌学、医学、醸造、養蚕、畜産の各方面に渉《わた》りその実験的証明は科学の進展に重大なる寄与をなし、人類の幸福を増進せしめたこと頗《すこぶ》る大にして死するやノートルダム寺院に国葬された。

主著。"Etudes sur le vin (1866)" "Etudes sur vinaigre (1868)" "Etudes sur la maladies des vers à soie (1870)" "Etudes sur la bière. (1876)" "Les microbes (1878)" "Sur les maladies virulentes (1880)"

ケリカー (Rudolf Albert von Kölliker) 一八一七—一九〇五。スイスのチューリッヒに生まる。ベルリン大学に学び後ハイデルベルヒ大学に転ず。一八四六年チューリッヒ大学の解剖学教授となり、翌年ヴュルツベルグ大学に転じて終生その職にあり、比較解剖学、組織学、形態学に多大の寄与をなした。一八四一年、精虫が寄生虫ではないということを述べ、一八四三年、卵を一個の細胞としてその分裂を細胞分裂の一様式とした。また、平滑筋が細胞から成っていることを述べてその分離に成功し、神経繊維と神経細胞との連絡をあきらかにした。その他頭足類の発生、腔腸動物、原生動物等に関する多くの研究がある。著書『人類及び高等動物発生学』(Entwicklungsgeschichte des Menschen und der höheren Thiere. 1861) は比較発生学における最初の論著である。その他“Handbuch der Gewebelehre des Menschen (1852)”がある。

フィルヒョウ (Rudolf Ludwig Carl Virchow) 一八二一—一九〇二。ドイツ、ポムメルンのシイフェルパインに生まる。ベルリンのフリイドリッヒ・ウィルヘルム研究所に学び(一八三九—四九)大学病院の助手となり傍らヨハン・ミューラーの指導を受けた。大学病理解剖学教授に転じ(一八四五)、後ベルリン大学病理学教授に迎えられた(一八五六)。彼は現代病理学の始祖というべきである。一八五五年に、「すべての細胞は細胞より生ず(Omnis cellula e cellula)」と述べて細胞連続説を主張し、この上に細胞病理学を大成した。『細胞病理学』(Die cellularpathologie in ihrer begründung auf Physiologischen und Pathologischen Gewebelehre. 1856) は病理学を細胞学的になせるものである。また、各種の病態に関して幾多独創的研究を発表し考古学、医学史等にも造詣があった。進化論についてはダーウィン説に反対した。上記の外次の著が知られている。

“Die Krankhaften Geschwülste (1863—1867)”

ヘッケル (Ernst Heinrich Haeckel) 一八三四—一九一九。ドイツのポッツダムに生まる。医学を志し一八五二年ヴュルツブルグ大学に入ってケリカー、フィルヒョウに就《つ》き、さらにベルリンにてヨハン・ミューラーに師事し一八五八年に開業医となる。一八六二年にイエナ大学の講師となり一八六五年には創設された動物学主任教授に任じて一九〇九年に至る。生物学者または唯物論的自然哲学者として彼の業績は多大に上り、殊《こと》に進化論の普及への努力、海産動物の分類及び発生学に対する寄与頗《すこぶ》る大であって放散虫類、珊瑚類《さんごるい》、石灰海綿類、管水母類《くだくらげるい》等の研究あり。不朽の名著『一般形態学』(Generelle Morphologie der Organismen. 1866) はダーウィン説の上に立脚して「個体発生は系統発生を短縮せるものなり」との発生の法則を述べたもの、Phylogenie, Ontogenie, Metazoa 等は彼の創意にかかる。また、原腸説を提唱して理論動物学に対する一貢献をした。彼は豊富な動物学各方面の知識を綜合して動物界の系統樹の設立に努力し人間の生物学的発生過程を指示し、「人間が下等動物よりまた直接には類人猿より進化したものだと言うのは系統理論の一般的帰納法則より必然に生ずる特殊の推論である」と述べた。彼は更に進んで霊魂の問題及び宇宙構成の釈明にまで論及し、すべての自然現象を解説せんとする彼独特の唯物論的自然哲学を建設するに至った。彼は精神と物体を属性とする唯一の根源を世界として、その基本法則にダーウィン説、物質不滅の法則及びエネルギー不滅の法則を置いたものである。

主著。“Natürlich Schöpfungsgeschichte (1868)” “Anthropogenie, Entwicklungsgeschichte des Menschen (1874)” “Die systematische philogenie (1894)” “Die Lebenswunder (1905)”

ウェーバー (Ernst Heinrich Weber) 一七九五—一八七八。ドイツの生理学者、解剖学者。一八一九年ライプチヒ大学の比較解剖学教授。一八二一年、人体解剖学教授。一八四〇年、生理学教授兼任。人体皮膚の感覚、温度知覚、部位知覚等を研究して、感覚と刺戟との間にいわゆる『ウェーバーの法則』を発見した。“Die Lehre vom Tastsinn u. Gemeingefühl (1851)” の著が知られている。その他歩行、血行、聴覚器に関する研究がある。

コワレウスキイ（Alexander Kowalewskii）一八四四―一九〇一。ロシアのデュナブルグに生まる。ハイデルベルヒ、チュービンゲンに学び後地中海沿岸にて海産動物の発生を研究す。後、聖ペテルスブルグの学士院会員となる。メチニコフと共に無脊椎動物の比較発生学の建設者。海鞘《ほや》、サルパ、ナメクジウオ、櫛水母《くしくらげ》、腕足類、節足動物等の発生に関する重要なる寄与をなし、殊《こと》に脊索動物と脊椎動物の発生との関係を明らかにしたる胚葉説を支持す。その妻ソーニア・コワレウスキイは有名なる数学者である。

ヘゲシアス（キュレーネのヘゲシアス）紀元前三世紀頃の人、キュレーネ学派の哲学者。アレキサンドリアで教えていた。古代に於ける最も極端な厭世論者で、〝死への説服者《せっぷくしゃ》〟と称せられる。彼の影響によってアレキサンドリアに自殺が流行したのでトレミー（プトレマイオス）一世は彼に沈黙を命じた。快楽が最高のものであるが、辛苦に満ちた人生に於いては純粋な積極的快楽は得られない。ここにおいて彼の出発点の快楽主義は厭世論となる。最高のものはできるだけ少なく不快を感ずる状態、苦痛がないことである。完全な心の平静は、快或いは不快を生む一切のものがわれわれにとって関心外のものとなる時にのみ得られる。何となれば快不快は元来物にあるのではなく、これを掴む仕方、すなわちわれわれの気分にあるのであるから、幸福は不可能であり、人生はその悪と苦悩との故に無価値である。賢者にとっては生も死も等しい――という説を立てた。

マインレンデル（Philipp Mainländer）本名 Philipp Batz 一八四一―一八七六。ショーペンハウエルの学徒、厭世主義的主意説を説く。世界過程は分裂せる神の力が次第に弱くなり遂に消滅するに至る道程、神は非有を欲し世界の一切の個体は非有へと努力し相互に戦いつつ力を弱め合い、ついに破滅によってその目的を達する。故にわれわれ人間の自殺は許されるべきのみならず、讃えらるべきであるとし、彼自身自殺を実行した。

主著。"Die Philosophie der Erlösung (1876)"

ハルトマン（Carl Robert Eduard von Hartmann）一八四二―一九〇六。ドイツの哲学者。主にシェリング、ショーペンハウエル、ヘーゲルの哲学を綜合し、帰納的自然科学的方法の下に思弁的哲学体系『無意識哲学』（一八六九）を創《はじ》む。ヘーゲルの弁証法的進展を説き、その終極目的をショーペンハウエルのごとく解脱《げだつ》とする。現実的生活に対しては厭世的であるが、未来に対する進化論的楽天観を持つ。新カント学派の興隆につれて認識研究に入り『物自体』を先験的実在論と呼ぶ。倫理説は宇宙進化論的で幸福を行為の目的とする説に反対し、美学を具体的観念論的に見、美を『無意識』的実在の仮象とし、宗教は解脱を求むる人間の神に対する関係とする。

主著。"Über die dialektische Methode, 1868" "Wahrheit u. Irrthum im Darwinismus"

レオパルディ（Giacomo Leopardi）一七九八―一八三九。イタリア十九世紀最大の抒情詩人。天才的思想家。伯爵。病弱、博学。哲学的著作は多く対話体で、厭世観を盛る。

主著。"Canzoni（1824）" "Pensieri di varia filosofia e di bella letteratura 7 vol. 1898―1900" 等。

ヒポクラテス（Hippokrates）紀元前四六〇年頃生まる。高齢で死す。古代の最も著名な医学者。迷信的医術及び思弁的医学を克服して観察と経験とに基づく科学的医学を創立。患者の一人一人を臨床診察する治療法を彼に因《ちな》んでヒポクラティスムスという。人間の気質を胆汁質、粘液質、黒胆汁質、血液質等四つに分類することはヒポクラテスが唱えだしガレエヌが継承して近代に及んだと一般に言われている。

テオフラストス（Theophrastos）紀元前三七二年のころ、多島海の北隅、小亜細亜《アジア》に近いレスボス島の一市エレソスに生まる。学者が伝えるところによれば、本名をティルタモスと称し、父は洗濯を家業とし資財ゆたかなりしがゆえに、かれは幼少より優れたる教育をうけ、夙《つと》に哲学を志して島内諸家の門にまなび、ついに海をこえて当時学熱の首都たるアデンに遊ぶ。アデンにおいてはプラトンに師事し、あまたの門弟に伍して切磋《せっさ》の功をつんだ。居ること数年、プラトン歿する（三四七年）に及びて、しばらくレスボスに帰臥《きが》し、島政に参与したという。三三四年のころ、アリストテレスが学園を創設するや、テオフラストスは再びそこに学んだ。ともにプラトンの門下における旧知のあいだ柄ともいうべく、加うるに年齢の相違もわずか十二歳ほどにすぎなかった。だから師として教えをうけるとともに、かたわらその助手として研究著作業に功献したもののようである。伝にいう、アリストテレス夙《はや》く彼に話術の才あることをたたえて、本名ティルタモスに代うるにエウフラストス（能弁の意）なる綽名《あだな》をつけたが、その後転訛《てんか》してテオフラストス（霊弁の意）となり、後世まったくこの名によって呼ばれるに至ったという。

紀元前三二三年アリストテレスが讒《ざん》せられてアデンを去るにあたり、テオフラストスをあげて学園の長となし、なお一切の蔵書を彼にゆずったという。テオフラストスはよく先師の衣鉢《いはつ》をつたえ、その学風の特色を失うことなく、求真一途をもって哲学科をつらぬき、孜々《しし》として後進の指導と自己の研鑽とに従い名声が大いにあがった。ペリパトス学派（一名逍遙学派）を主宰し、大体師説を保持し、ただ論理学では仮言的論法を三段論法に加え、倫理学では幾分外的価値を師より重んじ、また植物学の祖となった。なお古来の哲学説の歴史的研究をした。

彼の著とされている比較的多くの作の中、『自然論者の説』（Phusikôn doxai）はギリシア哲学史に重要な材料を提供するものである。

ブリア・サヴァラン（Anthelme Brillat-Savarin）一七五五―一八二六。フランスの食道楽の大家。ベレエに生まる。一七八九年代議士となり、一七九三年ベレエの市長となる。瑞西《スイス》に亡命し、後アメリカに渡る。アメリカではニューヨーク劇場でオーケストラに出た。それから一七九六年から死ぬまでフランス大審院のメンバーであった。その匿名の著『味覚生理学』(Physiologie du goût) は、文体の美しさで非常な賞讃を博した。

セネカ (Lúcius Annaeus Seneca) 紀元前四年頃—後六十四年頃まで。ローマのストア学派の哲学者。スペインのコルドバに生まる。ローマで教養され特に修辞学を学ぶ。ドミティウス(後のネロ帝)の師となったが後このローマ皇帝に疑われその命に従い自殺した。本来のストア学派よりもその人生観に於いて厳格の度を弛《ゆる》めたが世界観は純ストア的で、哲学は『智慧の愛』(Sapientiae amor) で処世の学とした。多くの著書が伝えられ中世の識者に愛読された。主著。"Naturalium quaestionnum libri. VII." "Dialogorum libri. XII." 等。

ボールハーヴ (ブールハーフェ Herman Boerhaave) 一六六八—一七三八。十八世紀最大の医学者。オランダのヴォールホウトに生まる。一六八二年ライデンに赴き、そこの大学で神学、東洋語学を学び一六八九年、哲学博士の学位を得たが、一六九〇年、医学研究を志し、一七〇一年ライデンで医学の講筵《こうえん》を主宰し、一七〇五年、医学と植物学の教授となる。九年後には更に化学の講座をも加え、その盛名は全欧にひびき、ハルレのホフマンを凌ぎ、各国の秀才が風を望んでその膝下に集まった。その『花柳病論』(Aphrodisiacus) と、"Institutiones Medicoe (1708)" と "Aphorismi de Cognoscendis et Gurandis Morbis (1709)" とが特に有名である。化学に関するものとしては "Elementa Chemioe (1724)" が当時の斯学界のレベルをぬいて光っていた。

カリオストロ (Count Alessandro Di Cagliostro) 一種の香具師《やし》。一七四三年パレルモで生まれた。両親は貧しかった。本名

Giuseppe Balsamo. 十三歳の時学校を逃亡した。その後カルタジォーネの僧院に送られた。そこで薬局助手をさせられ化学と医学の貧弱な知識をつけるや、もう修院が住むにたえないものに思えて来たので一七六九年、幸運を求めるべくギリシアの学者アルトタスと共にギリシア、エジプト、アジアを遍歴して歩き、後ローマで絶世の美人ロレンツァ・フェリチアーニと結婚し、一七七一年夫婦そろって遍旅に立ちドイツ、ロンドン、パリ、スペイン、クールランド、聖ペテルスブルグ、ワルシャワその他諸処をめぐり歩いた。医者、哲学者、錬金術師、降神術師、『不死のえりきしる』『不老長寿の霊薬師』、という何でもござれの触れ込みで怪しげな仕事をつづけ金をもうけて歩く。そしてエジプト人結社のフリーメーソンというものを創立し、一七八五年パリで『ダイヤモンドの頸飾《くびかざ》り』にからむインチキが暴露しバスチーユの牢獄に入れられ、一七八九年ローマを訪問、十二月二十日宗教裁判にかけられ、『エジプト人結社の幽霊』を出したというかどで罪せられ投獄されフリーメーソンの故に死刑を宣告された。とにかく、稀有のインチキ師として文献にのこっている男である。

ハルス (Frans Hals) 一五八〇―一六六六。肖像及び浮世絵師。オランダのメクリンに生まる。ハールレムに住まい、妻を虐待のかどで幾度か捕わる。乱酔生活に身を持ちくずす。晩年、孜々勉強のかいなく赤貧に陥る。オランダの浮世絵画風の創始者として有名。

ルヌヴィエー (Charles Renouvies) 一八一五―一九〇三。フランスの哲学者。モンペリエに生まる。数学、哲学、経済学等を学び、その多くの著述は十五世紀フランス思想界に重きをなし且つ影響するところが大きい。新カント学派を代表するも、コント、ハミルトン、ライプニッツ等の思想要素をとりいれ、本来のカント哲学と間隔を有《も》つ。自説を新批判説と呼び、これは現象論的で、本自体、絶対者等を一切みとめず、現わるるものは表象結合のみ、存在はその合法的関係とする。

その倫理説はカントの考えを社会的に適用したもの。

主著。"Essais de critique général 4 vol.（1854）""La nouvelle monadologie（1899）"等。

フンボルト（Karl Wilhelm von Humboldt）一七六七―一八三五。ドイツの人文主義を代表し、言語学者、政治家として著《あらわ》る。研究は言語学、古典文学、哲学、美学、教育学、考古学、歴史、法律、政治の諸科にわたる。ヘルデル、カント、シラー、ゲエテ、フィヒテ等の思想の影響を受けまたゲエテ、シラー等とまじわる。駐外公使や国務大臣となり、プロシアとその文化とにつくすところ多かった。言語は思想の表現で、その発達は思想のそれに繋がる。言語によりて個人は社会と結合し、国語は国民性の表現と述べている。人文主義とは心身の美的調和、自然の霊化、人間性の開発の謂《いい》なりとした。これを目標とする歴史は偉人によって方向を与えられるという。

主著。"Ideen zu einem Versuch, die Grenzen der Wirksamkeit des Staates zu bestimmen.（1792）"

レナウ（Nikolaus Lenau　本名 Niembsch von Strehlenau）一八〇二―一八五〇。ドイツの詩人。ハンガリーのツアタードに生まる。ヴィエナ（ウィーン）で法律と医学を修む。悲痛にまで致命的な詩的不満の故に一生を不幸に終わった。一八四四年病気にかかりヴィエナの近くで死す。短い抒情詩に珠玉の逸什《いつじゅう》多く、その長詩には"Faust（1836）""Savonarola（1837）""Die Albigenser（1842）"がある。

レルモントフ（Mickhail Iurievitch Lermontov）一八一四―一八四一。ロシアの詩人。コーカシアに住み、決闘で死す。美しいコーカシアの作品が多く『悪魔』『初心者』『イズマイル・ベイ』等が有名である。

その長編『時代の英雄』(一八三九)が、死の決闘を誘致したといわれている。あくまでも厭世的な作家である。

プーシュキン (Alexander Pushkin) 一七九九—一八三九。ロシアの詩人。一八一七年政府の役人となる。が、そのリベラリズムが祟り南露に左遷され、プシュコフに幽棲閑地(閑職)につく。決闘によりて死す。ロシアの代表的詩人であり、作品が甚だ多い。

主著。『ユージェニー・オネーギン(一八二八)』『コーカシアの俘虜(一八二二)』『ジプトー(一八二九)』等。

ブラウン・セカール (Edoward Brown-Séquard) 一八一七—一八九四。生物学者。巴里《パリ》に学び一八四六年学位を受く。生涯を生物学の研究に捧ぐ。血液、筋炎、動物熱、脊髄、神経組織等に関する多くの研究により多くの賞を受く。一八六九年ハーヴァード大学の生物学教授たり。後年巴里に帰り医学校で病理学を教授す。コレージュ・ド・フランスでクロード・ベルナールの後任として実験医学の講座を受け持つ。

主著。"Lectures on Physiology and Pathology of the Nervous System (1860)" "Paralysis of the Lower Extremities (1860)" 等。

カンドール (Claude Achille de Candolle) 一七七八—一八四一。スイスの植物学者。巴里及びジュネーヴで化学、物理、植物学を学ぶ。コレージュ・ド・フランスで一八〇四年に植物学の講義をしたのを皮切りに逐次『フランス分布植物誌』を出し、一八〇六—一三年イタリア及びフランス政府の命によりて植物、農業研究の目的で巡遊し、植物学上多大の貢献をのこした。

主著。"Regni Vegetabilis Systema Naturale (Vols. 1—2. 1818—21)" "Lbid. (17 vol. 1824—73)" 等。

リービッヒ (Justus Freiherr von Liebig) 一八〇三—一八七三。ドイツの有名な化学者。ボン及びエルランゲンに学び、一八二二年巴里でゲーリュサックに師事し化学を研究。一八二四年ギーゼン大学化学教授となり、一八五二年ミュンヘン大学に化学教授となる。リイビッヒは十九世紀最大の化学者の一人であって応用化学の端を開いた人である。有機化学に道を開き、動物化学、アルコール等の研究に顕著な功績をのこす。農業化学の創始者であり、クロラールとクロロフォルムの発明者。

主著。"Animal Chemistry (1842)" "Organic Chemistry (1843)" "Research on Flesh and its Preparation (1847)" "Chemische Briefe (1844)" 等。

ライリー (James Whitcomb Railey) 一八五四—一八九一。インディアナのグリーンフィールドに生まれた『遊歴詩人』。童詩、少年詩が有名である。

ハラー (Albrecht von Haller) 一七〇八—一七七七。スイスの植物学者、生物学者、解剖学者、詩人。ベルリンに生まる。一七三六年ゲッチンゲン大学教授となり植物園、解剖博物館、劇場を組織し、同時に産科学校を設立、科学大学創立に助力し、数多の解剖学および生物学書を書く。

詩をよくし、特にリリカルなものにすぐれた作品あり。

フーフェラント (Christoph Wilhelm Hufeland) 一七六二—一八三六。プロシアの医学者。イエナ大学医科教授、ベルリン医大教授を歴任した。その『長寿法(一七九六)』すなわち Makrofiotik は世界各国に訳されて著名。

主著。"Enchiridon Medicum (1836)"

フレネル（Augustin Jean Fresnel）一七八八—一八二七。フランスの物理学者。パリの公共事務局に勤め、その光学研究は光波の原理発見となり、各種の有名な光学レンズを発明した。

クラパレード（Edouard Claparède）一八三二—一八七一。スイスの博物学者。ジュネーヴ大学で比較解剖学の教授たり。

バルダッハ（J. J. Bardach）一八五七—一九二七。ロシアの細菌学者、オデッサの教授。

ロイカルト（Rudolf Leuckart）一八二二—一八九八。ドイツの動物学者。ゲッチンゲン、ギーゼン、ライプチヒ等の大学教授。分類法の刷新、寄生虫の生活史等に画期的な功績をあげた。

ブウトルウ（Emile Boutroux）一八四五—一九二一。一八八八年からソルボンヌで教授となっていたフランスの哲学者。アカデミー・フランセーズの会員。

シュリ・プリュドム（René François. Armand Sully-Prudhomme）一八三九—一九〇七。フランスの詩人。一八六五年の処女詩集"Stances et Poèmes"以来名を走《は》せ、サント・ブーヴの賞《ほ》むるところとなる。高踏派の重鎮。一八〇一年ノーベル賞を得。一八八一年アカデミー会員となる。

ハーバート・スペンサー（Herbert Spencer）一八二〇—一九〇三。イギリスの哲学者。ダービーに生まる。初め鉄道技手、一八四八年経済新聞の記者となった。進化論にもとづきベイコン（フランシス）以来のイギリス経済論の総括とも言うべき綜合哲学を建設した。この哲学の特色は物理、心理、社会、倫理等の諸現象に進化の理を普《ひろ》く適用し、また一切学問の共通的根本対象としての不可知者を認めるにある。認識の相対性、したがって絶対者の不可知論を主張し、宗教および科学的世界に発現する力の不可知的なるを説き、この絶対者の認識を断念することによって宗教と諸科学（従って哲学）との争闘は調和せられると考える。彼のこの広汎な哲学はヨーロッパ、アメリカ（また日本にも）多くの所謂スペンサー学徒を得た。

主著。"A System of Synthetic Philosophy" "The Classification of the Sciences" その他。

ジョン・スチュアート・ミル（John Stuart Mill）一八〇六―一八七三。イギリスの哲学者、ジェイムズ・ミルの子。ロンドンに生まれ、父のよき教育を受けまたベンサムの思想に深く影響さる。一八二三年以来ロンドンの東インド会社に入り高位を占め、その後五六年以来研究著述に没頭（一時国会議員になった）。彼はイギリス哲学の主流をなす思想、近代経験論（コントと異なる実証論）、心理主義を継承している。

主著。"Utilitarianism (1863)" "The Subjection of Women (1869)" "Principles of Political Economy (1848)" その他。

ジョージ・エリオット（George Eliot）一八一九―一八八〇。イギリスの女流作家。『サイラス・マーナー』で有名である。

小引

小引

五頁（1）——ロシア版、ガゼット・メディカル（Gazette Médicale, 1904, p. 50.）

五頁（2）——ドストイエフスキイ全集より。

六頁（3）——ウェスターガルト著『死亡率と罹患率』（Westergardt, "Mortalität und Morbilität", 1901, pp. 653—655.）

七頁（4）——ビアンヴニュ・マルテン著『老齢者救護に関する報告』（Bienvenu Martin, "Rapport sur l'assistance aux vieillards, etc." 1903, p. 5.）

ア・リヴィヨン著、同前（A. Rivillion, "L'assistance aux vieillards", 1906, p. 33.）

一〇頁（5）——尿は一九〇五年一月に、二十四時間で排泄されたものを調査し分析して見ると、容量が五〇〇立方センチメートルで、密度が一〇一九であり、蛋白および糖を含まず。尿素は一リットルにつき一一・五グラムあり、塩化物は九グラム、燐酸塩は一・一五グラムある。沈殿物は尿酸の結晶を含み、扁平上皮細胞《セリュル・ド・レピテリウム》があり、腎臓の細管の細胞は稀で、硝子《ガラス》様円壔《えんとう》（尿円壔の）と白血球とがあった。

一三頁（6）——『象に関する論文』（Traités sur les éléphants 一九〇四年版 p. 8.）

一五頁（7）——Extinct Animals.（ロンドン・一九〇五年発行）pp. 28, 29.

一六頁（8）——レンディコンティ・リンチェイ・アカデミー版（Rendiconti Accad. d. Lincei, 1906, t. XIV, pp. 351, 390.）

一六頁（9）——『生理的退行変性に関するイエナ版の文献』（Ueb. d. Physiologische Degeneration bei Actinos. Eichhornii. Jena,

1914.)

一九頁（10）——『老衰と若返り』生理学新報（"Senescense and Rejuvenation", Journal of Physiology, 1891, t. XII.)

一九頁（11）——ビオロギッシェ・ツェントラルブラット（Biologische Centralblatt, pp.65, 81, 113.)

二二頁（12）——科学学士院報告（Comptes rendus de l'Académie de Science, 23 avril 1900.)

二二頁（13）——科学公論（Revue générale des sciences, 30 décembre 1904, p.1116.)

二三頁（14）——Le Bulletin Médicale, 1906, p.721. Le cerveau sénile, 1906, pp, 64–69.

二三頁（15）——医学公論（Revue de médicine, nov. 1906, p. 870.)

二三頁（16）——ベルギー王室アカデミーによりて賞与を得、同学会から出版された。（ブリュッセル・一九〇六）

二四頁（17）——結核菌は染色の際、抗酸性であることを利用して、フクシンで赤く染め、他の部分は塩酸アルコールで脱色する。ために赤い標本ができるのである。——訳者

二五頁（18）——パストゥール研究所年報、一九〇六年十月刊（Annales de l'Institut Pasteur, octobre 1906, p. 853.)

三〇頁（19）——Annales de l'Institut Pasteur, 1900, t. XIV, p.113.

三〇頁（20）——『人体組織学的要素』（Élément d'histologie humaine, 1856, p. 222.)

三一頁（21）——（1）『神経系統の生理学に関する課業』（Leçon sur la physiologie du système nerveux, 1866.)

（2）『老年者筋肉の脂肪退行変性について』（De la dégénérecence graisseuse des muscules chez les vieillards, Paris, 1867.)

三五頁（22）——ドマンジュ著『老衰の研究』（Demange, Étude sur la vieillesse, 1886, p.118.)

三六頁（23）——生物学協会報告による。（C. R. de la Société de Biologie, 14 novembre 1903.)

三六頁（24）——クリニカ・メディカ『臨床医学』（Clinica medica, 1905. No. 6.)

三七頁（25）——ブリュッセル王室医科学協会報告による。（Bulletin de la Société royale des Sciences médicales de Bruxelles, 1905.

No. 4, p. 105.)

三八頁（26）——ザルバッハ、外科医学領域に関する報告による。（Sarbach, Mittheilungen a. d. Grenzgeb. d. Med. Chir., t. XV, 1906.)

三八頁（27）——一九〇六年内科医師会議事録より。（Verhandlungen d. Kongr. f. innere Medicin, 1906, pp. 59, 98.)

三八頁（28）——一八八六年神経学記録（Archives de Neurologie, 1886.)

三九頁（29）——『甲状腺の機能』一八九一年フィルヒョウ祝賀記念文書第一巻より。（Die Funktion d. Schildrüse. Virchow's Festschrift, t. 1, 1891, p. 369.)

四〇頁（30）——ヴォワール・アルナール著『老年期の子宮』（Voire Arnal, Ultérus sénile, Paris, 1905.)

四一頁（31）——フッスの『老人弓』、フィルヒョウの報告による。（Fuss, Der Greisenbogen, dans Virchow's Archivo. 1905, t. CLXXII. p. 407.)

一九〇六年巴里《パリ》版、トウフェスコの『水晶体について』（S. Toufesco, Sur le cristallin, Paris, 1906.)

四二頁（32）——エドモン・フールニエー著『遺伝黴毒の萎縮性特徴』（Edmond Fournier, Stigmates dystrophique de l'hérédosyphilis, Paris, 1898, p.4.)

四五頁（33）——『一般博物学と特殊博物学』より。（Histoire naturelle générale et particuliére, t. II, Paris, 1749.)

四六頁（34）——『人間の長寿と地球上の生命の量について』（De la longevité humaine et de la quantité de vie sur le globe. Paris, 1855.)

四六頁（35）——イエナ発行『寿命について』（Uber die Dauer des Lebens. Jena, 1882, p. 4.)

四八頁（36）——『綜合生理学のための記録』ボン版より。（Archiv. für die gesamte Physiologie, Bonn 1903, t. XCV, p. 606.)

五二頁（37）——『自然』（"La nature", 12 mai 1900, p. 378.)

五五頁（38）——エジンバラ生物学協会報告より。（Ashworth et Annandale, Proceedings of the R. Society of Edinburgh, t. XXV, part IV, 1904.）

五六頁（39）——『動物界分類と列序』（Bronn's Klasssen u. Ordnungen des Thierreichs, t. III, p. 466.）

五七頁（40）——ワイスマン著『寿命』より。（Weismann, Dauer d. Lebens, pp. 74, 75.）

五九頁（41）——ウスタレエ著『脊椎動物に於ける長寿』（Oustalet, "La longevité chez les animaux vertébrés"）『自然』一九〇〇年五月十二日版（La Nature, 12 mai 1900, p.378.）

六〇頁（42）——『鳥類の寿命との比較年齢について』（On the comparative Ages to which Birds live）および The Ibis. January 1899, VII ser., t. V, p. 19 より。

六三頁（43）——エヴァンス著『象に関する論文』（Evans, Traités sur les éléphants, 1904, p. 7.）

七〇頁（44）——ジェー・モーミュス著『鳥類の盲腸』（J. Maumus, "Les cœcums des oiseaux", Annuales des Sciences naturelles, 1902.）

七〇頁（45）——ウィーダースハイム著『脊椎動物の比較解剖学要綱』より。（Wiedersheim, Grundriss d. vergl. Anat. d. Wirberthiere, 3e édit. 1893, p.415.）

七一頁（46）——『比較解剖学提要』一九七四年巴里版（Manuel d'anatomie comparée, 1874, p.755.）

七三頁（47）——フィルヒョウの報告より。（Virchow's Archiv, 1869, vol. XLVIII, p. 151.）

七四頁（48）——フィルヒョウの報告より。（Virchow's Archiv, 1874, vol. LIX, p. 161.）

七四頁（49）——臨床医学時報より。（Zeitschrift f. Klinische Medicin, 1887, vol. XII.）

七五頁（50）——（a）既出（Mittheilungen a. d. Grenzgebieten d. Medicin. u. Chirurgie, 1905, vol. XIV.）

（b）内科医学中央誌より。（Aldor, Centralblatt f. innere Medicin, 1898, p. 161.）

七六頁（51）――『ラネ・ビオロジイク』より。（L'année biologique, 7e année, 1902, Paris, 1903, p. 590.）

七八頁（52）――一九〇四年版『病院ガゼット』（Gazette des Hôpitaux, 1904, p.75.）

七八頁（53）――同前。（Gazette des Hôpitaux, 1904, p. 715.）

七八頁（54）――『妊娠、分娩の際及び分娩後の便秘による事故』より。（Accidents dus à la constipation pendant la Grossesse, l'accouchement et les suites des couches.）Thèse, Paris, 1902, p. 32.

八〇頁（55）――巴里科学学士院報告より。（Comptes rendus de l'Académie des sciences, Paris, 1905, 10 juillet, p. 136.）

八〇頁（56）――臨床外科医学報告より。（Archiv. für klinische Chirurgie, 1901, vol. LXIII, p. 773.）

八一頁（57）――コル及びワッサーマン著『病原性微生物提要』より。（Kolle u. Wassermann, Handb. d. pathogenen Mikroorganismen, vol. II, 1903, p.678.）

八二頁（58）――シュミット及びシュトラスブルガー著『人間の糞便』より。（Smidt u. Strasburger, Die Faeces des Menschen, 2e édition, Berlin, 1905, p. 283.）

八二頁（59）――試験食を用いての腸の機能検査（Die Funktionsprüfung des Darmes mittelst der Probekost, Wiesbaden, 1904, p. 56.）

八三頁（60）――衛生学報告より。（Archiv. für Hygiene, vol. LII, p. 179.）

八六頁（61）――フレデリック及びニュエル著『人体生理の要素』より。（Frédéricq et Nuel, Éléments de physiologie humaine, 4è édit. 1899., p.256.）

八六頁（62）――同前。

九一頁（63）――ロシア雑誌『養禽』より。（L'aviculture,（journal bimensuel russe）, 1er octobre, no. 19, p. 13.）

九二頁（64）――Ornis, 1899, t. X, p. 62.

九五頁（65）――Country Life, 1905. より。

九九頁（66）――エプシュタイン述『人間の寿命を延長せしむる方法』（Cité par Ebstein, Die Kunst d. mensch. Leben zu verlängern.）

一〇〇頁（67）――同前。

一〇〇頁（68）――『巴里市に於ける統計年報』より。（Annuaire Statistique de la ville de Paris, 23e année 1904, p. 164—141.）

一〇一頁（69）――オルンシュタイン著『フィルヒョウ報告』より。（Ornstein, Virchow's Archiv. 1891, Vol. CXXV, p. 408.）Ebstein, Die Kunst……（既出）

一〇三頁（70）――プリッチャード著『人類の生理史の探究』より。（Pritchard, Researchs into the physical history of mankind, 1836, t. 1.）

一〇三頁（71）――著者は、シュメン氏が、その旅行によって、十九世紀までの百歳以上の長寿者に関して過去の古い報告に加えて、さらに新しい記録を増補するの便を与えられたことを深く負うものである。

それを公にすべき出版者を見出すことができなかったシュメン氏は余に托するに一八二頁の原稿を以てせられたのである。

一〇八頁（72）――Lejoncourt, p. 93.

一一四頁（73）――この題目については余の前著『人間性の研究』第二版（一九〇四年版）に詳述しておいた。

一一四頁（74）――『一般生理学』より。（Physiologie générale, trad. franc, 1900, p. 381.）

一一六頁（75）――『自然の図表』より。（Tableaux de la nature, trad. française, 1808, t. II, p.109.）

一一六頁（76）――ウェッブ及びベルトロー共著『カナリイ諸島の博物誌』（Webb et Berthelot, Histoire naturelles des iles Canaries, 1839, t. 1, 2e partie, p.97, 98.）

一一七頁（77）――『ジュネーブ万有図書館』より。（Bibliothèque universelle de Genève, 1839, t. XLVI, p.387.）

一一八頁（78）――ミュンヘン版『自然科学的方法の発生と知識』（Entstehung u. Begriff d. naturhistorischen Art, 2e édit, Munich, 1865, p. 37.）

一二〇頁（79）――グリイゼバッハ著『大地の植物』（Griesebach, Die Vegetation der Erde.）

一二〇頁（80）――ルタリン著『アクタ・ホルティ・ペトロポリタアニ』（Rutalin, Acta Horti Petropolitani, Vol. XI, no. 6, 1890, p.289.）

一二〇頁（81）――植物の寿命延長の例についてはユーゴー・ド・フリース教授から特に数々の便宜を与えられた。

一二二頁（82）――エングラーの『植物学年報』ライプチヒ版より。（Engler's Botanische Jahrbücher, Leipzig, 1882, t. II, p.51.）

一二二頁（83）――イエナ版『植物の有機体学』（Organographie der Planzen, Iéna, 1898―1901.）

一二四頁（84）――ブリュッセルの植物園パンフレットより。（Bulletin du jardin botanique de Bruxelles, t. I, n. 6, 1905.）

一二六頁（85）――ユーゴー・ド・フリース著『科学的植物学年鑑』（Hugo de Vries, Jahrbücher für wissensch. Botanik, 1890, t. XXII, p.52.）

一二七頁（86）――訳者註、自家中毒と同類な現象は下等植物の醸母や細菌にも見られ、パストゥールは、その微生物が自ら乳酸の生産者でありながら、ついに生産物過剰のために死滅するのを見た。醸母菌も自体の生産物であるアルコールが、ある程度以上に強くなれば、それに耐えることはできない。かくのごとく植物界は自然死の全然ない場合と、一種の自家中毒による自然死がある場合とを、メチニコフはわれわれに示しているのである。

一二七頁（87）――パストゥール研究所年報より。（Annales de l'Institut Pasteur, 1902, p. 71.）

一二八頁（88）――デュクロオ著『微生物学』より。（Duclaux, Microbiologie, C. III, 1900, p. 460.）

一三三頁（89）――既出。（Archiv. für Anatomie und Physiologie, 1869.）

一三九頁（90）――実験動物学報告より。（Archives de Zoologie expérimentale, 1901, t. IX, p.81.）

一四一頁（91）——既出。(Observation du Dr. Speyer, citée par Weismann, "Über die dauer des Lebens", Iéna, 1882, p.66.)

一四一頁（92）——『カゲロウの自然死について』("Sur la mort naturelle des Éphémères") メチニコフ著『人間性の研究』を参照すべし。

一四三頁（93）——『老衰の臨床的研究』より。(Étude clinique sur la vieillesse, 1886, p.145.)

一四四頁（94）——Revue scientifique, 1877, p. 1173.

一四五頁（95）——Revue scientifique, 1887, 2e semestre, p. 105.

一四五頁（96）——ロイコマイン——いわゆる肉基、すなわち窒素含有の基。キサンチン体、クレアチニン等の如きもの。

一四六頁（97）——既出。(Gabriel Bertrand, Annales de l'Institut Pasteur, 1904, p. 762.)

一四六頁（98）——Therapeutische Monatschrifte, 1904, p. 193.

一四八頁（99）——Müinischen medicinische Wochenschrift, 1904, no. 1.

Verhandlung der physiologischen Geselschaft zu Berlin, 5 décembre 1904.

一四九頁（100）——Archives des sciences physiques et naturelles, Genève, mars 1905, t. XVII.

Archives de psychologie, t. IV, p. 245.

一四九頁（101）——ルヴェルノオ及びメスニル共著『トリパノゾーマとトリパノゾーマ病』より。(Levernau et Mesnil, "Trypanosomes et Trypanosomiases", Paris, 1904, p. 398.)

一五一頁（102）——"La Physiologie du Goût", Paris, 1834, 4e édition, t. II, p. 118.

一五二頁（103）——Revue de metaphisique et morale, mars 1904.

一五七頁（104）——エッジェール著『瀕死者の自我』より。(Egger, "La moi des mourants", Revue Philosophique, 1896, I, p.27.)

一五八頁 (105) ——同前。及び Bulletin de l'Institut Général physichologie, 1903, p.39. より。

一六一頁 (106) ——シセロ (キケロ) 著『テュスクラネス』より。(Cicéron, Tusculanes, Chap. XXVIII.)

一六二頁 (107) —— 代議士ビアンヴニュ・マルテン氏の議会報告より。(Rapport de M. Bienvenu-Martin à la Chambre des députés, Paris, 1903.)

一六七頁 (108) ——ア・レヴィル著『宗教史』より。(A. Réville, Histoire des Religions, Vol. III, Paris, 1889. p.428.)

一六九頁 (109) ——『生物学協会報告』より。(Comptes rendus de la société biologique, 1889, p.415.)

一六九頁 (110) ——Deutsche Medicin, Wochenschrift, 1891, p.1027.

一七一頁 (111) ——British Medical Journal, 1904.——Deutsche mediz. Wochenschrift, 1904, No. 18—21.

一七三頁 (112) ——既出。(Die Lehre von d. Mortaliaet und Morbilitaet, 2e éd., Jéna, 1904.)

一七五頁 (113) ——Medizinische Klinik, 1905, no. 22.

一七六頁 (114) ——クェブラー著『痘瘡史』より。(Kuebler, Geschichte der Pocken, Coler's Bibliothek, II, 190.)

一七八頁 (115) ——『実験的黴毒研究』より。(Die experimentelle Syphilisforschung, Berlin, 1906, p.82.)

一八一頁 (116) ——Annales de l'Institut Pasteur, 1900, pp.369—413.

一八一頁 (117) ——Les sérums hémolytique, Lyon, 1903.

一八五頁 (118) ——Archiv. für experimentelle Pathologie, Vol. XXVIII, p.311.

一八六頁 (119) ——『第六回巴里外科会議』より。(Sexième Congrès de chirurgie, Paris, 1903, p.86.)

一八八頁 (120) ——『自家中毒についての研究』(Leçon sur les auto-intoxications, Paris, 1886.)

一八九頁 (121) ——Zeitschrift für Hygiene, 1892, Vol. XII, p.88.

一八九頁 (122) ——Zeitschrift für Klinische Medicin, 1903, Vol. XLVIII.

一九二頁（123）——この問題の要約はゲルハルト氏の《Ergebnisse der Physiologie》中の腸内腐敗の項を参照されたし。ヴィスバアデン、一九〇四年版、一〇七—一五四頁。

一九三頁（124）——『栄養のA・B・C』（"The A.B.C. of our nutrition," New-York, 1903.）——『食べかた』（Dr. Régnault, 1er nov. "L'art de manger", La Revue, 1906, d. 92.）

一九三頁（125）——Zeitschrift für diätetische u. physikal. Therapie, t VIII, 1904, 1905.

一九七頁（126）——『ケープタウンからニャッサ湖へ』（Du cap au lac Nyassa, Paris, 1807, pp.291—294.）

一九八頁（127）——『衛生局のアルバイト』中のガフキイ及びポークの研究より。（Gafky et Poak, dans "Arbeiten d. k. Gesundheitsamtes."）

一九九頁（128）——Annales de l'Institut Pasteur, 1903.

二〇〇頁（129 1、2）——コルムール・ズーレ著『実際的農業生活二十七年』より。（Cormouls-Houlès, Vingt-sept années d'agriculture pratique, Paris, 1899, pp.57, 58.）

二〇三頁（130）——British Medical Journal, 1807, 25 décembre, p.1898.

二〇三頁（131）——Comptes rendus de la Soc. de Biologie, 1906, 17 mars.

二〇五頁（132）——Dr. Combe, L'auto-intoxication intestinale, Paris, 1906, p.435.
この研究は、この題目についての多くの興味ある記録で満たされている。

二〇五頁（133）——Grundzach, Zeitschrift für klinische Medizin, 1893, p.70 ——Schmitz, Zeitschrift für physiologische Chemie, 1894, Vol. XIX, p.401. ——Singer, Therapeutische Monatschrifte, 1901, p.441.

二〇六頁（134）——Journal für praktische Chemie, 1882, Vol. XXVI, p.43.

二〇六頁（135）——Archiv. für experimentelle Pathologie, 1883, Vol. XVII, p.442.

二〇九頁（136）——申命記第三十三章十四節。ところが、オステルヴァルトの訳には『酸《す》き乳』のかわりに『牛酪』の語がもちいられている。

二一〇頁（137）——フォア著『アフリカ紀行』（Foa, La traversée de l'Afrique, p.75.）

二一二頁（138）——Presse médicale, 1904, p.619.

二一三頁（139）——ジェイムズ・ライリー著、エス・アンドルウス・アンド・サン版『一八一五年八月アフリカ西部海岸に於けるアメリカ商船乗組員の種々なる遭難に関する権威ある叙述及び史的地理学的観察』（"An authentic narrative of the loss of the American big commerce, wrecked on the western coast of Africa, in the month of August 1815, with an account of the sufferings of the surviving officers and crew, who enslaved by the wandering Arabs on the African desert, Op Zaharah, and observations Historical, Geografical, etc." by James Railey, S. Andrews and son, 1854.）

二一六頁（140）——Arbeiten a. d. k. Gesundheitsamte, 1889, Vol. V, pp.297—304.

二一七頁（141）——『可動性牛酪酸桿菌』グラスベルガー及びシャッテンフロー氏の研究による。（P. ex. le bacille butyrique mobile, d'après Grasberger et Schattenfroh, —Archiv. für Hygiene, 1902, Vol. XLII, p.246.）

二一八頁（142）——Annales de l'Institut Pasteur, 1902, p.65.

二一八頁（143）——Revue médicale de la Suisse romande, 1905, p.716.

二一八頁（144）——Comptes rendus de la Soc. Boc. Biol, 17 mars 1906.

二三〇頁（145）——酸乳は一日のうちいつでも、食事中でも、その他の時でも用いてさしつかえない。

二三二頁（146）——Jahrbuch für Linderheilkunde, N. F. 12, Ergoensungsheft, 1900.

二三三頁（147）——Annales de l'Institut Pasteur, 1905, p.295. Tribune médicale, 24 février 1906.

二三五頁（148）——『人生及び楽観主義哲学』（La nature humaine et la philosophie optimiste, Paris, 1904.）

二三六頁 (149)――Archiv. Anatom. und Physiolog. Anatom. Abtheil. 1903, p.205.

二三六頁 (150)――『宇宙と生命』より。(L'univers et la Vie. p.592.)

二三六頁 (151)――メナゴー著『哺乳類』より。(Ménagaux, Les Mammifères, p.24.)

二三八頁 (152)――『感動の表示』より。(Expression des émotions, trad. fr. p.71.)

二四二頁 (153)――Biologisches Centralblatt. 1904, p.445.

二四二頁 (154)――ジェ・ド・フォントネル著『新水泳提要』より。(J. de Fontenelle, Nouveau manuel complet des nageurs. Paris, 1837, p.2.)

二四二頁 (155)――『水泳と水浴』より。(La natation et les bains, Paris, 1887.)

二四四頁 (156)――ビートル教授の講義中『ヒステリーの臨床講義』一八九一年、第一巻参照。

二四五頁 (157)――ブールヌヴィル・ルニャール共著『硝石製造所の写真肖像集』(Bourneville et Regnard, Iconographie photographique de la Salpêtrière. 1879―1880, t. III, p.50.)

二四七頁 (158)――ステファーヌ・フェンケン著『夢遊病について』より。(Stéphane Feinkind, Du somnambulisme dit naturel, Paris, 1893, p.55.)

二五二頁 (159)――既出。(Feinkind, pp.106―112.)

二五三頁 (160)――『不自然の眠り』より。(Du sommeil non naturel, Paris, 1886.)

二五七頁 (161)――一九〇六年六月二十八日国際医学協会で発表された記録。

二六〇頁 (162)――オルトビオーズとは正常なる生活圏ということで、メチニコフはこのオルトビオーズを完全せんがためには大いに吾人の生活法を改善し、すべては合理的な科学思想によって導かれねばならぬと説き、この目的にむかって押し進んで行けば道徳の基礎にまで影響するに至るであろうとなし、オルトビオーズは人類がもっと知的に向上し、もっと良心的となり、もっと責任感がつよくなり、社会状態がもっと穏やかになった上でなくては総ての人のものとなるわけにはゆかないであろうと言っている。そしてその暁には人類はもはや祖先より自然的に継承したもののみをもっては満足しないであろう。人はその不調和を矯正するために盛んにそれに手を加えるに到るであろう。「動物や植物の本性を変更せしめたと同様に、人類は自らの本性を矯正して、より調和あらしむべく努力するであろう。」と説き、一つの新しい品種を得んがためには、まずこれから変改しようとする生物についての想を頭に描かねばならぬ。「人間性を矯正するにあたっても同様に、まず以て達成せんとする理想を定め、然《しか》る後その結果を持ち来すために、ありとあらゆる科学的知識をつくすべきである。もし、未来の宗教とも言うべきものをもって、人類を統一することができるという理想が可能であるならば、それは科学的原則の上に土台を据えるものでなければならない。そして、しばしば言われるように、信仰なしには生き得ないということが真であるならば、それは科学の威力への信仰を措《お》いて外にはないのである。」――以上の言葉をもってメチニコフは人間性に関する彼の著書をむすんでいるが、大衆や多くの批評家はメチニコフの思想の深い全般的な意義を理解しなかった。

彼らはそれをもって十分に高くない理想をかかげるものとして彼を非難した。彼らは、晩《おそ》く老衰し、もっと長寿を保ちたい欲求以外の何ものをも彼の論説の中に認めようとしなかったのである。

それが完全への熱望であり、また、すべての人類がただに肉体的のみならず、精神的にも苦しまねばならぬところの天性の不調和に対する反逆であることを彼らは理解しなかった。そして、その目的を達成するには人類文化と社会状態との根本的な改善が必要であり、したがって多様な道徳と強いエネルギーと偉大な自制とがなければならないということを彼らは考慮しなかったのである。

また単に生活の仕方ばかりでなく人の本性そのものの完成を冀求《ききゅう》する理想が如何に高くまた力強いかが彼らに

はわからなかったのである。

彼らはまた、かかる戦闘的計画の勇壮なる美《うるわ》しさも、人間の意志と精神とは掲げられたる理想に従って悪を変じて善となしえるものであるとの確信より来る祝福をも理解しなかったのである。

けれども知識の全能と、「苦しめる（苦しんでいる）人類にむかって救いの道を示し得るものは科学のみである」との信念を抱いてメチニコフは静かに研究をつづけて行ったのである。

二六一頁（163）――モアは、ニュージーランドの北島には四〇〇年前まで、南島には三〇〇年前まで棲んでいた。一八三九年にR・オーウェンがニュージーランドから一八センチメートルの大腿骨の中部を獲《え》て巨大の鳥の存在を予言し、ディオルニスと命名、身長四メートル、沼地の植物を食し火事のために絶滅した。モアとは元来この鳥の名ではなく、この鳥とともに棲んでいた小鳥（マオリー語コカコ）の鳴き声モーアから来たものである。

エピオルニスはアラビアンナイト中のシンドバッドの冒険から来た名前で、卵はニワトリの卵の一四八倍の容積、大きさが三三×二四センチメートルあり、デュマレルにマダガスカルの土人が巨大な酒樽位の卵を持ち、ラム酒をもらいに来たとの話を一八四八年十月にH・E・ストリックランドが聞いたことを一八四九年に出版した。一八五一年一月二七日にイジドア・ジェオフロイ・セント・ヒレアが巴里《パリ》のアカデミーで、一八五〇年にアパディの発見した二個の卵を前々日に手に入れたと供覧し、エピオルニス・マクシムスと命名した。

ドド（Dodo, Didu）ポルトガル語の doudo（＝愚鈍の転化）モーリス島に産した。一六八七年七月に最後のものを見たという。油絵はロンドンの自然科学博物館に、水彩画はモントリアルのブラック・ライブラリイにある。

リチナ・ステレリ＝すなわちセタセ（チェタチェアー Cetacea くじら目）一八二六年にC・E・ベヤが、初めて潮吹きを呼気と言い出したもの。耳骨の化石をCetatoliteという。腎臓は小塊に分かれ、マメワタという。

二七六頁（164）――S・コワレウスキイ女史の幼年時代の思い出による。

二八二頁（165）——オルデンベルグ著『仏陀』（Oldenberg, Paris, 1894, p.214.）
二八二頁（166）——ペ・レイニオ著『ブラマン教の厭世思想』（P. Régnaud, "Le pessimisme brahmanique" dans Annales du Musée Guimet, 1880, 1, pp.110—111.）
二八三頁（167）——ギヨオ著『エピキュールのモラル』（Guyau, la morale d'Epicure, 1904, p.116.）
二八三頁（168）——同前、一五頁。
二八五頁（169）——Leopardi, Poésies et œuvres morales, 1880, p.49.
二八七頁（170）——この資料はウェスターガルトの著書より与えられたものである。
二八八頁（171）——ディユドネ著『文化史のための記録』（Dieudonné, Archiv. für Kulturgeschichte, 1903, t. 1, p.357.）
二九〇頁（172）——この句はいずれもジェームス・サリーの著作より引用した。《Le pessimisme》Paris, 1882, pp.23, 24, 11.
三〇二頁（173）——Medicinische Klinik, 1906, No. 25 et 26.
三〇二頁（174）——『生命の価値』（"Der Werth des Leben"）
三一二頁（175）——『ショーペンハウエルについて』（"Uber Schopenhauer, Leipzig, 1899.）
三一三頁（176）——メービウス著『ゲエテ』より。（Mæbius, Goethe, Vol. I, Leipzig, 1903.）
三一五頁（177）——V. Kunz, Zur Blindenphysiologie, Wiener medecin, Wochenschrift, 1902, No.21.
三一五頁（178）——『読むことと書くこととの生理学』より。（Physiologie de la lecture et de l'écriture, Paris, 1905.）
三一七頁（179）——『盲人の群の中』より。（Entre Aveugles, Paris, 1903.）
三一七頁（180）——『盲友』より。（Der Blindenfreund, 15, fev. 1906.）
三二三頁（181）——Goethe's Werke. Edition de Geiger, Vol. V. 1883.

三二六頁(182)――Miscellanées, Vol. 1, p.272, Cité par Lewes.
三二七頁(183)――Briefwechsel zwischen Goethe und Zelter, Lettre du 3 dec. 1812.
三二七頁(184)――Cité par Mœbius, Goethe, II, p.80.
三三〇頁(185)――Bielschowsky, Goethe.
三三三頁(186)――これは『第五ローマ悲歌』からぬいたものであって、ゲエテ伝の中でG・H・レエヴェスはこれらの詩は、ゲエテの妻クリスティーネに関するものだと言っている。けれどもそれは間違っている。これらがいずれもファウスティーネに対するものなること、前後の事情を通じてあらそえないところである。(この点についてはビールショウスキイの研究を参照)。
三三七頁(187)――Bode, "Goethe's Lebenskunst", Berlin, 1905.
三三八頁(188)――Ueber die Wirkungen d. Castration, Halle, 1903, p.82.
三四九頁(189)――Comptes rendus de la Soc. de Biologie, 1889, p.420.
三六七頁(190)――マニ教は二四二年頃ペルシャに起こった東方宗教で、その創始者マニはバビロニアに生まれ、神的啓示によって教えを説きインドまで伝道したが、ペルシャ王に迫害されて死んだと伝えられている。その教えはペルシャのバビロニアの宗教思想とキリスト教グノーシス説との要素を含み、善なる光の神と物質的なる悪の世界との対立を認める。そして宇宙および人類の歴史は両者の闘争であり、善神の勝利がその救いを意味し、イエスおよびマニは神よりつかわされた予言者と考えられている。この二元的信仰の結果禁欲的倫理が要求され、また、断食、祈祷、讃歌より成る単純な儀式がおこなわれる。
四世紀頃アジア・アフリカに広く拡まり、アウグスチヌスも一時熱心な信徒であった。中世のカタリ派はこの教派の流れを汲んでいるとされている。

四〇一頁（191）――"La Revue", 1906, no. des 15 novembre et 1er décembre.

四一三頁（192）――Revue philosophique, No.7, p.1.

四一四頁（193）――Critique de la raison pratique. Grundlegung zur Metaphysik der Sitten.

四一七頁（194）――Essai de philosophie critique, Paris, 1864.

四一九頁（195）――System der Ethik, 7e et 8e édit. t. 1, p.199, Berlin, 1906.

四二〇頁（196）――Origine et développement de la morale.

四三一頁（197）――Mes Mémoires, 1903.

四三四頁（198）――De Vries, "Biologisches Centralblatt", 1906, 1er Sept.

四四〇頁（199）――『生命の終わり』（Dr. Grasset）哲学雑誌一九〇三年八月一日。

四四二頁（200）――"Morale et biologie", Revue philosophique, 1904.

索引

索引

ヤ

ユ

ヨ

ラ

リ

ル

ヘ

ホ

フ

ハ

ヒ

ソ

タ

サ

シ

索引

ク

ケ

コ

キ

索　引

ア

イ

訳者あとがき

本書は、ÉLIE METCHNIKOFF 著『ESSAIS OPTIMISTES』（楽観論者のエッセイ）、PARIS. A. MALOINE 一九〇七年版の完訳であります。

〝華を去り実に就《つ》く〟とは古くから言いならわされてきた言葉ですが、そして、一日も永生きしたいと願う心は誰しも同じですが、本書こそ、そうした金言や、切々たる本能的欲求に心ゆくまで明瞭な回答と、具体的な解決を与えてくれる貴重な書物です。

特に人的資源を無限に必要とする今日の我が国にとって、メチニコフの『オルトビオーズ』は不可欠の資料です。

訳者としては、この書物にとびついて下さる皆様の顔色を、だまって、然《しか》し、大きな期待をもって、うかがっていればいいのです。

長寿については古今東西を問わず、随分いろいろな研究がなされていますが、いずれも軌を一にして『自然の食物』の摂取ということが、いろいろな角度から共通した題目にとりあげられているようです。ここでは、あらためて、メチニコフには触れませんが。

ごく最近では、アメリカの『Scientific Monthly』に、カリフォルニア大学のフェイ・モーガン女史の発表している意見を面白いと思いました。

原始時代の人間の食物、(たとえば木の芽、動物の内臓、虫、などの自然の食物、そして現今の人間は到底食えないものだと考えています)の方が、われわれの美事に調理された食物よりもはるかに人間の寿命を支えるものであると女史は言っています。そしてこの結論は彼女がヴィタミンB_1複合体の研究によりて得たものです。そして彼女はその論文の中で次の二つの問いを提出しています。すなわち、アドレナル腺、甲状腺、その他の腺は、食物の不足に比例して不活発になるものであろうか? また老衰という現象の或るものはこの不活発に起因するものであろうか? 早老や老衰をもたらす長期の軽い食物不足というものが果たしてあるであろうか?

そしてモーガン女史はそれに対して自ら回答をあたえ、こう言っています。——老年というものは無限に延ばすことはもちろんできない。けれども、現今の人間の生活を眺めるに、彼らは、必要以上に早く老年期に入ってしまう。これは我々が現在食べている食物よりも、原始人が食べていた食物の中に、より多くの、必要なる要素が含まれていた、ということになる。

***

エドウィン・ティールは「空腹なるものこそ永生きをする。」と発表し、「造物主は私たちをつくるのに、ぬかりはなかった。しょせんぜいたくは敵である。」と述べています。みなさんの毎日の献立を眺めることによって、みなさん方の寿命を測ることがもし可能であるならば、それの出来る人は唯《ただ》一人、コーネル大学のクライヴ・M・マッケイ博士だけでしょう。博士は八年間もの間『食事と寿命』という、この特異な問題をとりあげて、先駆的な研究を行ったのです。その結論として、博士は次の様な事実を発見しました。すなわち――《空腹なる人々が最も長命である。但し、過度に空腹なる人々は別であるが……》――これです。人間が必要とする凡《すべ》ての要素を含む食事を多量に摂取する代りに、少量だけ摂取することが、昔の途方もない長生きをした祖先は別として、人間の長寿を保つ最良の方法だと言うのです。で、言わば、人間の胃袋を、《半ば飢餓》の状態に置き肉体を《痩せた、但し痩せすぎでない》状態に置くことが、この世の空気をより長く吸うための秘訣だという論旨を実証するために、マッケイ博士のコーネル研究所で、二、五〇〇匹以上の白鼠をつかって実験し、見事に成功しました。

佐々木貞高（文政十一年、為永春水と改名）の『閑《かん》窻《そう》瑣《さ》談《だん》前編』を繙《ひもと》きますと、この人も亦《また》、長寿について相当達識なことを書いています。

日本の一戯作者がのこした述懐として興味あるものと思いますので、移し記します。

《老子曰《いはく》、人生れて百歳を以て限《かぎり》とす。節護者《ほどよくまもるもの》は千歳に至るべし。人事をもつて意を累《わずら》はさず、淡然として無為なれば神気自《おのづか》ら満《みち》て不死の薬となると。亦、彭祖《ほうそ》が曰、人心虚無なれば、衣を思はず、食を思はず、思ひなければ心労せず、神極《きはま》らずして千歳を得べきなりと。かくはあれども、なかなかに仙を学ぶの人ならずば、いかで思慮なく活業《よをわた》られんや。また神気を労せずとも、生得虚弱なる者は、病の為に神心散じて天寿を保《たもつ》の術なからん。すでに拙老多病にして、中年に至るまで春花秋月を籠居《こもりゐ》に看もせぬことの多かりき。されば愁眉をひらく由なく、一向《ひたすら》針灸薬餌をもとめ、病苦を忘れんとするのみなりしを、或人一方の良薬を教へたまはりしより、今は三十余年来病を忘れて平安せり。そもそもその薬といふは、いとやすき一品にて、製するもまたかたからず。世の人一統にこれを知る枸杞《くこ》を煎じて常に服用せば、かならず延寿の妙剤なり。わづかに服して腹を和らげ益すこと神のごとし。されば拙子は枸杞の枝葉を一連に刻み、蔭干にして貯え置《おき》、焙爐《ほいろ》に乾し、日ごとにこれを茶のかはりとなせしより、三四年にして持病を忘れ、五六年にして壮健なること、正に還暈の気力を覚え、枸杞にて齢をやすらかに方今六十余歳を保ちたり。生を貪る所為《わざ》にはあらねど、病を除《のぞか》れしうれしさに、世に在る人の親疎を論ぜず、この枸杞を服して補天精盛の功を得せしめ、自然《おのずから》万病の愁ひを除き、天寿を保ちたまはんことを願ふ。拙子が丹誠の老婆心を、普《あまね》く十方に告《つげ》たてまつるのみ。》

果たして枸杞がどのような効き目あるものかは専門以外の訳者には一向見当がつかないのを残念に思いますが、しかし、則天去私の心がまえは、そこにもメチニコフと共通するものあるを見のがせません。

さらに、幕臣天野政徳はその随筆の中で、これもまた、華を去り実に就く天然を楽しむの生活を天寿成就の秘法として説き、さまざまの長寿者例をあげています。

《我国の太古は人皆多寿也。そは欲うすく質朴にして、飲食に美味なく、天然を楽《たのし》むゆゑ、おのづから多寿ならん。太平日久しく風俗驕りをほしいままにして、美味にあき美酒に沈酔し、婦女を愛して天然を損すること多し。ゆゑに今の世も貴人はことに寿すくなし。かしこくも天皇の御寿を考《かんがふ》るに、神武帝百二十七歳、綏靖帝八十四歳、安寧帝五十七歳、懿徳帝七十八歳、孝照帝百十四歳、孝安帝百三十七歳、孝霊帝百二十八歳、孝元帝百十七歳、開化帝百十一歳、崇神帝百二十歳、垂任帝百四十一歳、景行帝百四十歳、成務帝百八歳、仲哀帝五十二歳〔割註〕是《これ》は熊襲《くまそ》を征し給ひて矢にあたりて崩じたまふ、神功皇后百歳、応神帝百十一歳、仁徳帝百十歳、是より以下は今の御世まで百歳に至り給ふはましまさず。和漢合運にのする処、神武帝より仁徳帝迄の御代の御寿通千八百三十五年也。いと長きといふべし。晋書〔割註〕唐太宗之撰也、巻十七、四夷列伝六十七倭人の条に、死有レ棺無レ槨封レ土為レ塚。初喪哭泣不レ食レ肉。已葬挙レ家入レ水澡浴自絜。以除二不祥一。其挙二大事一輙灼レ骨以占二吉凶一。不レ知二正歳四節一。但計二秋収之時一以為二年紀一。人多寿百年。或八九十。国多二婦女一不レ淫不レ如無二争訟一。と見ゆ。是を見ても、上古の人は多寿なる事明《あきら》けし。此頃宋銭希白が洞徹志といふ書を見るに、太平興国季守忠承レ旨奉便過レ海至二瓊州界一。道逢二一翁一。自称二揚遐挙一。年八十一。邀二守忠一詣二所居一見二其父一曰。叔蓮年一百二十二。又見二其祖一曰。宋卿年一百九十五。語次見二梁上一。鶏窠中有二一小児頭一。下二視宋卿一曰。此吾前代祖也。不レ語不レ食不レ知二其年一。朔望取下子孫列拝而己と見ゆ。かかる長寿も世にはあるかうけがたし。若此《もしこれ》事実にあらば、我国武内宿彌三百十七歳、何ぞあやしとせんや。あながちに論ずべからず。因《ちなみ》に云《いふ》、晋書にいはゆる、葬られ、後家人皆水に入《いり》て澡浴《そうよく》して自絜《じけつ》とすといふは、伊邪那岐命筑紫日向の橘の小門の阿波岐原に至りまして、禊祓《みそぎはらひ》なし給ひし事見ゆれば、是太古のならはしならん。又大事をあぐるに、灼レ骨占二吉凶一。と見ゆるは、鹿の肩骨を焼《やく》事、古事記に見ゆ。是も太古の風なり。灼骨には樺の皮もてやくといへり。》

『楽天論』の翻訳には東大医学部研究室の気賀正己氏の手を非常に煩わしたことを付記します。

**

この書が一人でも多くの人に読まれて、明るい健康と、大東亜建設のための永遠に逞しい意志とエネルギーとをしっかりと把握していただけたならば、訳者の望みは十二分に満たされるでしょう。

二六〇二・六・七

郊外三河島青宋居にて

平野威馬雄

メチニコフと父の奮闘日記

平野レミ

私の父（平野威馬雄）のお父さんはヘンリー・P・ブイというアメリカ人です。語学に強い人だったらしく、日本に来ると日本語をすぐに覚えたし、フランス語は堪能、エスペラントも研究していたそうです。父はブイさんから英語もフランス語も教えられました。

十九歳の父はすでにフランス語をマスターしていて、「モーパッサン選集」を日本で初めて訳し、新潮社から出版しています。

父は好奇心が強くて、国の内外を問わず、優秀な文学者や科学者に興味を持ちました。有名な人も無名な人も。南方熊楠のことを本に書いたのも熊楠がまだあまり知られていなかった頃のことだと思います。

私の家はいつもお客さんで一杯でした。父は自分が興味を持った人のことをどんどんお客さんに話します。まだ幼かった私も耳から覚えて、ファーブル、メーテルリンク、パスツール、南方熊楠、井上円了、宮武外骨などの名前はおなじみでした。メチニコフもその一人です。

特に父はメチニコフの影響で昔からヨーグルトに関心があり、月火水とラベルを貼った壜でヨーグルトを作って毎日順番に食べ、食べず嫌いの私たちには「馬鹿だな、こんないいものをどうして食べないんだ」と言っていました。

父は若い頃から毎日欠かさず日記を書いていました。昭和十七年一月七日の日記には「終日、メチニコフ校正行ひ、夕刻、一部を送稿せり」とあります。その前年に科学主義工業社発行の『長寿の科学的研究』の翻訳を終えていたわけですね。その年の日記があれば翻訳している時のことが書かれている筈ですが見つかりません。空襲で家を焼かれていますので、その時に灰になってしまったのかとも思います。

一月十日「ドイツ童話をやっている最中ドカーンと科工のメチニコフ校正来たので、一先づ猫の話だけを送って置き、校正にかかる」

一月十一日「終日、メチニコフの校正をやり原稿は約九百三四十枚までやる」

一月十二日「ていさい、すべてが思う様になってゐないので、メチニコフについて、がっかりしてしまった」

一月二十七日「人名註と索引をこしらへる必要がある。どうしても三校をとらねば索引はできない」

一月二十九日「今日は終日、人名註のため動物ジテンとチェムバーと、哲学ジテンをひいてゐた。とっても沢山あるので相当なものができる」

一月三十日「朝のうち人名註、午後から夜中まで序と後書きとを全部で約八十枚書上げた。終日夢中になってやっていた。他になに事もなく一人の来訪者もなく、とてもいいコンディションであった」
一月三十一日「壷井君の速達で赤字あまり入れぬ事と、改行こまると云って来たが、それはこっちが困る。たとへ何がどうあっても、こっちのやる通りの校正をしてくれねば本出さぬつもり也」
二月九日「山口光君、メチニコフこっちの考へ通りにすると云ってきて安心」
三月七日「夜になって、科工校正ドカーンと山の様に来た。いい軍国カヨーをきゝ乍ら、索引をつくったり校正をしたりした。新潮社の仕事一寸中絶の有様、これはいたしかたがあるまい。それにしても、科工で小引うけとらぬといふ壷井君の手紙に少々アタマ、ミダレた」
三月八日「どうもこの、索引という奴は、肩がはってやりきれぬ。…が、途中客などあったので、とても今日中にはダメだと思ってたら、夜十二時までがんばったら出来上った。ホッとした」
三月九日「赤い字の小引スッタモンダで、青くなったり赤くなったりの末、つひに壷井氏の机の上から見つかった。ほっとした」
四月一日「科工へ午後二時ゆく。小引の頁などの打合せ。六百頁になりさうゆえ、あるひは四圓位の本になるやも知れずとのこと也」
六月七日「科工の校正すっかり終へた。明日出さう」
その頃、父はいくつかの仕事を並行してやっていて、ドイツ童話の翻訳をしながら校正をしたらしいです。ほかの日にはファーブルやリルケ、コペルニクスの名前も出てきます。「科工」というのは科学主義工業社のこと。壷井さんや山口光さんは出版社の方でしょう。「赤い字の小引」は赤インクで原稿を書いたのだと思います。日記もときどき赤インクで書いてありますから。

日記には「シンガポール陥落」という言葉や「空襲のサイレンが鳴ったが誤報だった」ということも出てきて、戦争も初めの頃だったことを思わせます。もっと戦局がきびしくなっていたら、フランスから出版された本の翻訳などできなかったのではないでしょうか。

メチニコフに関することを拾い読みすると、父が編集の方ともめたりしていてはらはらするけれど、七月十八日の日記を読むと嬉しくなります。

七月十八日「メチニコフ出来上り。科工へゆく。よく出来上ってゐた。見本一冊もらってくる。なかなかすばらしい」

後記

腸内細菌学会の開催を主催し、腸内細菌学雑誌を発行している当財団は今年四月に設立二十五周年を迎えます。また、長寿との関係において腸内細菌の重要性を真っ先に指摘した Metchnikoff の不朽の著書“Etudes optimists sur Vieillesse, Longévité, et Morts naturelle”が出版されて百年目、この節目の年に、その翻訳書『長寿の科学的研究』を改題し、『長寿の研究―楽観論者のエッセイ―』として復刊することに当財団が関わったことは偶然の出会いからでありますが、そこに運命的なものも感じます。

その企画を進めた当財団に対して今日までご協力いただいた方々を謝意をこめてここにご紹介します。

一九〇八年に出版された原著の英語版が二〇〇三年に米国で復刻出版され、その情報がカルピス（株）執行役員 高野俊明氏から光岡前理事長に伝えられたのは二〇〇四年で、それが本企画を提起するきっかけとなりました。前理事長は当初示唆に富む同書の邦訳出版を考えられました。その後の当財団の理事会・評議員会においてそれを話題にしましたところ、出席者の一人であったビオフェルミン製薬（株）常務取締役 内田慎輔氏から原著書の翻訳書『長寿の科学的研究』（平野威馬雄訳、一九四二年 科学主義工業社発行）を同社が所蔵しているとの連絡をいただき、資料が送られてきました。その後、玉川大学元教授 清澤功博士が上記とは別の翻訳書『不老長寿論』（中瀬古六郎訳、一九一九年 大日本文明協会発行）を所有されていることを総務局員が知り、同氏から参考としてそれを拝借しました。

図らずも原著書には出版の時期が異なる二種類の翻訳書があることを知るところとなりました。特に中瀬氏の訳本には当時の侯爵 大隈重信公の序文が巻頭にあり、長寿への関心の高さが伺えました。また、その発行年代から考えて、同書はわが国における乳酸菌製剤事業、発酵乳製造事業等の創業あるいは事業の継続に影響を及ぼしたことでありましょう。

本書の復刊にあたっては現代文に近い平野氏の翻訳書を取上げることにしました。当財団の意向を聞き、翻訳書の著作権を調査し、さらに翻訳者のご息女である平野レミ氏にその企画を伝えて、当初に大方のご了解を得ることで協力いただいたのは学芸員と司書の両資格をもち、共立製薬（株）の顧問でもある井上雅弘氏でありました。その際、レミ氏は内意として、ご夫君和田誠氏による装丁をご希望との報告がありました。ご父君による翻訳書の復刊をご承認いただいたことで、本企画は実現に向けて大きく前進しました。レミ氏の即断に改めて深謝します。

出版社の決定までに少々時間を要しましたが、食品産業戦略研究所主席研究員 難波勝氏の仲介で、幸書房出版部長 夏野雅博氏に本企画による復刊の意義評価を託することができました。翻訳書を通読された同部長は出版の意義を早々に理解され、ご協力いただくことになって、今回の出版が実現しました。

当財団の理事会及び評議員会においてご承認を得た本企画を進めるにあたって、当初、それをどのように運ぶか道筋が全く不明でありましたが、右記した各協力者のあたかもリレーのような結びつきがあって、順調にゴールまでたどり着くことができましたことは無上の喜びであります。
ご協力いただきました方々に改めて深甚の謝意を表します。

二〇〇六年五月

財団法人日本ビフィズス菌センター
常務理事　総務局長　檀原宏文
総務局主幹　川島拓司

凡例

（一）原文は旧仮名づかいであるため、これを現代仮名づかいに改めた。ただし、原文が文語文の場合は旧仮名づかいのままとした。

（二）送り仮名は原則として現在行われているものに改めたが、一部の漢字および文語文については原文のままとし、その過不足を振り仮名によって処理した。

（三）旧字体の漢字は新字体に改め、また常用漢字への書き換えを行ったが、一部のものについては訳者の意図を考慮し、原文のままとした。

（四）訳者の付した振り仮名のほか、読みの難しい漢字語や送り仮名を原文のままとした漢字語には振り仮名を付した。

（五）漢字語のうち、代名詞・副詞・接続詞などの一部を平仮名に書き換えた。

（六）外国の人名、地名（国名・都市名）で現在と表記の異なっているものがあるが、原文のままとした。また漢字表記のものについては振り仮名を付した。

（七）生理学、動植物学上等の用語で、現在では用いられていないものや表記の異なるものがあるが原文のままとした。

（八）本書の出版された時局の影響もあり、誤植、欠字、行や文節の入れ替わっている箇所があり、これは編者の責任で訂正、補足したが、一部不明の箇所はそのままとした。

（九）今日の人権擁護の見地に照らして不適切と思われる表現が見られるが、原著および訳書の出版された時代を斟酌し、止むを得ないものと考え原文のままとした。

■原　書

ESSAIS OPTIMISTES　1907年
ELIE METCHNIKOFF　著

■訳　書

『長寿の科学的研究』　昭和17年7月20日
平野威馬雄　訳
科学主義工業社 刊

〈復刊〉
長寿の研究　楽観論者のエッセイ

2006年6月15日　復刊　初版第1刷発行

著　者　E. メチニコフ
翻訳者　平野威馬雄

復刊編集責任　(財)日本ビフィズス菌センター

「メチニコフと父の奮闘日記」　平野レミ
装　丁　和田　誠

発行者　桑野知章
発行所　株式会社　幸書房
〒101-0051　東京都千代田区神田神保町3-17
TEL 03-3512-0165　FAX 03-3512-0166
URL：http://www.saiwaishobo.co.jp

印　刷：シナノ

ISBN4-7821-0269-0　C1047